高等职业教育"十二五"规划教材

生物药物检测技术

赵　丽　陈红英　主编

中国轻工业出版社

图书在版编目（CIP）数据

生物药物检测技术/赵丽，陈红英主编．—北京：中国轻工业出版社，
2015.3
高等职业教育"十二五"规划教材
ISBN 978 - 7 - 5184 - 0213 - 7

Ⅰ. ①生…　Ⅱ. ①赵…　②陈…　Ⅲ. ①生物制品—检测—高等职业
教育—教材　Ⅳ. ①R927.1

中国版本图书馆 CIP 数据核字（2015）第 019527 号

责任编辑：王　朗
策划编辑：江　娟　　责任终审：张乃柬　　封面设计：锋尚设计
版式设计：王超男　　责任校对：燕　杰　　责任监印：张　可

出版发行：中国轻工业出版社（北京东长安街 6 号，邮编：100740）
印　　刷：三河市万龙印装有限公司
经　　销：各地新华书店
版　　次：2015 年 3 月第 1 版第 1 次印刷
开　　本：720×1000　1/16　印张：14
字　　数：277 千字
书　　号：ISBN 978 - 7 - 5184 - 0213 - 7　定价：29.00 元
邮购电话：010 - 65241695　传真：65128352
发行电话：010 - 85119835　85119793　传真：85113293
网　　址：http://www.chlip.com.cn
Email：club@ chlip.com.cn
如发现图书残缺请直接与我社邮购联系调换
120900J2X101ZBW

编写人员

主　　编　赵　丽（河南牧业经济学院）

　　　　　陈红英（河南农业大学）

副 主 编　李小康（河南科技大学）

　　　　　赵玉丛（河南牧业经济学院）

参编人员　（按姓氏笔画排序）

　　　　　卞玉斌（乾元浩郑州生物药厂）

　　　　　文英会（河南牧业经济学院）

　　　　　方忠意（河南省兽药监察所）

　　　　　卢婷婷（河南牧业经济学院）

　　　　　刘占通（河南省兽药监察所）

　　　　　刘守川（普莱克生物工程有限公司）

　　　　　闵亚杰（普莱克生物工程有限公司）

　　　　　李秀梅（洛阳莱普生信息技术有限公司）

　　　　　郑兰兰（河南农业大学）

　　　　　夏　彬（郑州大学第二附属医院）

主　　审　班付国（河南省兽药监察所）

　　　　　刘永录（河南牧业经济学院）

前　　言

新形势下高职高专院校以培养高素质技能型专门人才为核心，以"就业为导向、能力为本位、学生为主体"的指导思想和原则，按照生物制药专业的培养目标，根据生物药物质量检测岗位实际工作任务需要的知识、能力、素质要求，以真实药品检测工作的任务及药品质量检测的过程，与企业联合确立了课程的教学内容，并出版《生物药物检测技术》。

本书融"教、学、做"为一体，改革了课程体系和教学内容，以提高课程教学质量，突出学生职业能力的培养。同时，本着高职高专教育对教材的要求，不仅要能用，还要注重今后的岗位需求，在编写过程中注重以够用、实用、适用为原则，体现了高职高专教育的特色，突出工学结合，满足生物制药及相关专业的需要，有效融合了药物检验工职业资格考试的相关内容，为学生获取职业资格证书并顺利就业奠定了基础。

本书打破原有教材的章节结构，将生物药物检测内容分为基础篇和实践技能操作篇两个模块，共七个项目和九个实训，在每个项目中设计了相应的技能和理论知识，力求反映生物药物检测技术领域的新技术和新进展。同时，本书还将企业生物药品检测项目引入到教学环节，使学生在生物药品检测过程中，全面了解企业生物药物质量检测的标准，掌握生物药品质量检测工作过程的综合职业技能。

本书既可作为高职高专生物制药及药学类相关专业的教学用书，又可作为药品检验工作人员岗位培训教材和参考用书，也可供从事药品检验相关工作的科技人员参考。

在编写过程中，我们参考了相关方面的优秀书籍、《中国药典》和《中国兽药典》。这里谨向所有参考书籍的作者们致以深深的谢意。本书在编写过程中，得到了河南牧业经济学院、河南农业大学、河南科技大学、河南省兽药监察所、普莱克生物工程有限公司、乾元浩郑州生物药厂等多家单位领导和企业一线员工及老师的大力支持，在此深表感谢！

由于编者水平有限，教材难免存在一些缺点和不足，敬请有关专家和广大读者批评指正。

编者
2014 年 12 月

目　　录

模块一　基　础　篇

随着生物技术的不断发展，人类健康越来越离不开生物药物，而生物药物检测技术也越来越受到人们的重视。本模块简要介绍了生物药物检测的基本技术、质量标准及常用生物药物检测技术，要求学生重点掌握生物药物的基本检测技术和常用生物药物的检测技术，了解生物药物的常用检测方法、检测新技术和新方法。

项目一　生物药物检测基本要素

由于生物药物种类繁多，应用和涉及面很广，因此学习生物药物检测技术，首先要认识和了解生物药物及检测技术。通过本项目的学习，要能够了解生物药物的性质、应用及分类，了解生物药物分析检验的特点，了解《中国药典》及生物药物的质量标准，熟悉生物药物检验工作的基本程序及内容，了解常用生物药物检测技术及方法。

任务一　了解生物药物

一、生物药物及其分类

生物药物是利用生物体、生物组织或其成分，综合应用生物学、生物化学、微生物学、免疫学、物理化学和药学等多门学科的原理与方法，采用现代生物技术加工、制造而成的一大类用于预防、诊断、治疗的药物。

生物药物按其发展过程大致可分为三代，第一代生物药物是利用生物材料加工制成的含有某些天然活性物质与混合成分的粗提物制剂，如胎盘制剂、脑垂体后叶制剂、肾上腺提取物、眼制剂、混合血清等；第二代生物药物是利用近代生化技术从生物材料中分离、纯化获得的有针对性治疗作用的生物活性物质，如纯化胰岛素、前列腺素 E、尿激酶、肝素钠、人丙种球蛋白、转铁蛋白、狂犬病免疫球蛋白等；第三代生物药物是利用生物工程技术生产的天然生理活性物质，以及通过生物工程手段改造的具有比天然物质更高药理活性的新物质，为新型的生物药物，其种类繁多。

生物药物按其来源和生产方法可大致分为三类。

（1）生化药物　一般是指从动物、植物及微生物中提取的，也可用于生物化学半合成或用现代生物技术制得的生命基本物质及其衍生物、降解物、大分子结构修饰物等，如氨基酸、多肽、蛋白质、酶、辅酶、多核苷酸、糖、脂类等。

（2）生物合成药物　由微生物代谢所产生的药物和必须利用微生物代谢及其酶转化反应共同完成的半合成药物，如醇酮类、有机酸、氨基酸、核苷酸、维生素、生物碱、甾体激素、抗生素、酶和辅酶类等。

（3）生物制品　凡是从微生物、原虫、动物或人体材料直接制备或用现代生物技术、化学方法制成，作为预防、治疗、诊断特定传染病或其他疾病的制剂，统称为生物制品，如疫苗、免疫血清、血液制剂、免疫调节剂（各种细胞因子、转移因子、胸腺肽、免疫核糖核酸）、诊断试剂等。

以上三类药物之间并无明显的界限。随着现代生物制药技术的发展和应用，上述三者正在彼此交叉、相互融合，因而统称为生物药物。

生物药物按其化学本质和化学特性可分为如下几类。

（1）氨基酸及其衍生物类药物　包括天然的氨基酸和氨基酸混合物，以及氨基酸衍生物。

（2）多肽和蛋白质类药物　多肽和蛋白质的化学本质是相同的，性质也相似。多肽类药物有催产素、降钙素、胰高血糖素等。蛋白质类药物有血清白蛋白、丙种球蛋白、胰岛素等。

（3）酶与辅酶类药物　酶类药物按其功能可分为消化酶类、消炎酶类、心脑血管疾病治疗酶类、抗肿瘤酶类、氧化还原酶类等。辅酶种类繁多，结构各异，一部分辅酶也属于核酸类药物。

（4）核酸及其降解物和衍生物类药物　包括核酸（DNA，RNA）、多聚核苷酸、单核苷酸、核苷、碱基等，以及人工化学修饰的核苷酸、核苷、碱基等的衍生物，如 5 - 氟尿嘧啶、6 - 巯基嘌呤等。

（5）糖类药物　以黏多糖为主。多糖类药物的特点是具有多糖结构，由糖苷键将单糖连接而成。但由于单糖结构中糖苷键的位置不同，因而多糖种类繁多，药理功能各异。

（6）脂类药物　脂类药物具有相似的性质，能溶于有机溶剂而不易溶于水，在化学结构上差异较大。主要有脂肪和脂肪酸类、磷脂类、胆酸类、固醇类、卟啉类等。

（7）细胞生长因子类　细胞生长因子是人类或动物的各类细胞分泌的具有多种生物活性的因子。细胞生长因子类药物是近年来发展最迅速的生物药物之一，也是生物技术在该领域应用最多的产品，如基因工程白细胞介素（IL）、红细胞生成素（EPO）等。它们对人类或动物体内细胞的生长与分化起重要的调节作用。近十年来，人们广泛研究的有干扰素、白细胞介素、肿瘤坏死因子、集落刺激因子四大系列十几种细胞生长因子。

（8）生物制品类　从微生物、原虫、动物或人体材料直接制备或用现代生物技术、化学方法制成的预防、治疗、诊断特定传染病或其他疾病的制剂，统称为生物制品。

二、生物药物的性质

1. 生物学特性

（1）化学构成上　生物药物十分接近于人体内的正常生理物质，进入人体后也更易被机体吸收利用，并参与人体的正常代谢与调节。

（2）药理学上　生物药物具有更高的生化机制合理性和特异治疗有效性。如细胞色素 C 为呼吸链的一个重要成员，用它治疗因组织缺氧所引起的一系列疾病，效果显著。

（3）医疗上　生物药物具有药理活性高、针对性强、毒性低、副作用小、疗效可靠、营养价值高等特点。像蛋白质、核酸、糖类、脂类等生物药物可直接供给机体，对人体不仅无害，而且还是重要的营养物质。

（4）生物药物的原料中有效成分含量低，杂质含量相对比较高，生理副作用常有发生。不同生物，甚至相同生物的不同个体之间的活性物质的结构都有很大差异，这种差异致使在应用生物药物时表现出副作用，如免疫反应、过敏反应等。

2. 在生产、制备、检验中的特殊性

（1）原料中有效物质含量低　如胰腺中胰岛素含量仅为 0.002%，还含有多种酶、蛋白质等杂质，提纯工艺很复杂。

（2）稳定性差　生物药物的分子结构中一般具有特定的活性部位，生物大分子药物是以其严格的空间构象来维持其生物活性功能的，其空间构象一旦遭到破坏，就会失去其药理作用。引起活性破坏的因素有温度、压力、重金属、pH、自身酶水解等。

（3）易腐败　由于生物药物原料及产品均为营养高的物质，因此极易染菌、腐败，从而造成有效物质被破坏，失去活性，并且产生热原或致敏物质等。因此生产过程中要求低温、无菌操作等。

（4）注射用药有特殊要求　生物药物由于易被胃肠道中的酶所分解，所以主要给药途径是注射用药，对药品制剂的均一性、安全性、稳定性、有效性等都有严格要求。其制造工艺设计与质量标准的制定也应与一般化学药物有较多区别。

（5）检验的特殊性　对生物药物有效成分的检测，除应用一般化学方法外，更应根据制品的特异生理效应或专一生化反应拟定其生物活性检测方法。

三、生物药物分析与检验的特点

（1）需进行相对分子质量的测定　生物药物除氨基酸、核苷酸、辅酶及甾体激素等属化学结构明确的小分子化合物外，大部分为大分子物质（如蛋白质、多肽、核酸、多糖类等），其相对分子质量一般为几千至几十万。对大分子的生物药物而言，即使组分相同，往往由于相对分子质量不同而产生不同的生理活性。所以生物药物常需进行相对分子质量的测定。

（2）需检查生物活性　在制备多肽类或蛋白质类药物时，有时因工艺条件的变换，导致活性多肽或蛋白质失活。因此对这类生物药物除了用通常的理化法检验外，尚需结合生物检定法检定其生物活性。

（3）需做安全性检查　由于生物药物的性质特殊，生产工艺复杂，易引入特殊杂质，故生物药物常需做安全性检查，如热原检查、过敏试验、异常毒性试验等。

（4）需做效价测定　生化药物多数可通过含量测定以表明其主药的含量。但对某些药物需进行效价测定或酶活力测定，以表明其有效成分含量的高低。

（5）要用生化法确证结构　在大分子生物药物中，由于有效结构或相对分子质量不确定，其结构的确证很难沿用元素分析、红外、紫外、核磁、质谱等分析方法加以证实，往往还要用生化法如氨基酸序列分析等方法加以确证。

四、生物药物的应用

（1）作为治疗药物　对许多常见病、多发病，生物药物都有较好的疗效。对目前危害人类健康最严重的一些疾病如恶性肿瘤、艾滋病、糖尿病、心血管疾病、乙型肝炎、内分泌障碍、免疫性疾病、遗传病等，生物药物发挥着其他药物不可比拟的治疗作用。

按其药理作用主要有以下几大类：①内分泌障碍治疗剂；②维生素类药物；③中枢神经系统药物；④血液和造血系统药物；⑤呼吸系统药物；⑥心血管系统药物；⑦消化系统药物；⑧抗病毒药物；⑨抗肿瘤药物；⑩抗辐射药物；⑪计划生育用药；⑫生物制品类治疗药。

（2）作为预防药物　许多疾病尤其是传染病的预防比治疗更为重要。通过预防，许多传染病得以控制，直到根绝。常见预防用生物药物有菌苗、疫苗、类毒素及冠心病防治药物等。

（3）作为诊断药物　生物药物用作诊断试剂是其最突出又独特的另一临床用途，具有速度快、灵敏度高、特异性强等特点。绝大多数临床诊断试剂都来自生物药物。

诊断用药有体内（注射）和体外（试管）两大使用途径。主要有：①免疫诊断试剂；②酶诊断试剂；③器官功能诊断药物；④放射性核素诊断药物；⑤单克隆抗体（McAb）诊断试剂；⑥基因诊断药物。

（4）用作其他生物医药用品　生物药物应用的另一个重要发展趋势就是渗入到生化试剂、生物医学材料、保健品、营养品、食品、日用化工和化妆品等各个领域。

任务二　生物药物的质量及其控制

一、生物药物质量控制的重要性与特殊性

生物药物是一类特殊的商品，它除用于临床治疗和诊断以外，还用于健康人特别是儿童的预防接种，以增强机体对疾病的抵抗力。生物药物的质量与人们的生命密切相关，质量好的制品可增强人的免疫力，治病救人，造福于人类；质量差的制品不但不能保障人类的健康，还可能危害人的生命。如许多基因工程药物，特别是细胞因子药物都可参与人体机能的精细调节，在极微量的情况下就会产生显著的效应，任何性质或数量上的偏差，都可能贻误病情，甚至造成严重危害。因此，对生物药物及其产品进行严格的质量控制就显得十分必要。

为了保证用药的安全、合理和有效，在生物药物的研制、生产、供应以及临床使用过程中都应该进行严格的质量控制和科学管理，并采用各种有效的分析检测方法对生物药物进行严格的分析检验，从而对各个环节进行全面控制、管理，以提高药品的质量，实现药品的全面质量控制。

二、生物药物的质量标准

药品的质量标准是国家对药品质量、规格及检验方法所做的技术规定，是药品生产、供应、使用、检验和监督管理部门共同遵循的法定技术依据，也是药品生产和临床用药水平的重要标准。为确保药品的质量，应遵循国家规定的药品质量标准（药典、部颁标准、地方标准）进行药品检验和质量控制工作。国家卫生行政管理部门的药政机构和药品检验机构代表国家行使对药品的管理和质量监督。《中华人民共和国药品管理法》规定药品必须符合国家药品标准。《中华人民共和国标准化法实施条例》规定药品标准属于强制性标准。

药品质量标准包括国家标准和企业标准。药典是一个国家关于药品标准的法典，是国家管理药品生产与质量的依据，和其他法令一样具有约束力。凡属药典的药品，其质量不符合规定标准的均不得出厂、不得销售、不得使用。

《中华人民共和国药典》为我国药典的全称，简称《中国药典》，其后以括号注明是哪一年版，如最新版药典可以表示为《中国药典》（2010 年版）；如用英文表示则为 Chinese Pharmacopoeia（缩写为 Ch. P）。新中国成立以来，我国已经出版了 9 版药典（1953 年版、1963 年版、1977 年版、1985 年版、1990 年版、1995 年版、2000 年版、2005 年版、2010 年版）。

《中国药典》（2010 年版）经过第九届药典委员会执行委员会审议通过，并经国家食品药品监督管理局批准颁布，自 2010 年 10 月 1 日起执行。本版药典分为一部、二部和三部。一部包括中药材、中药饮片、中药提取物、中药成方及单味制剂等；二部包括化学药品、抗生素、生化药品、放射性药品、药用辅料等；

三部为生物制品。

药典的内容一般分为凡例、正文、附录和索引四部分。

《中国药典》的内容分为：凡例、正文（名称、性状、鉴别、含量测定、类别、剂量、注意、规格、贮藏、制剂）、附录和索引，还有配套的《药品红外光谱集》和《临床用药须知》。

1. 凡例部分

"凡例"是解释和使用《中国药典》正确进行质量检定的基本原则，并把与正文品种、附录及质量检定有关的共性问题加以规定，避免在全书中重复说明。"凡例"中的有关规定具有法定的约束力。"凡例"的分类项目有名称及编排、标准规定、检验方法和限度、标准品和对照品、计量、精确度、试药、试液、指示剂、动物实验、包装和标签等，以便于查阅和使用。主要项目如下：

（1）名称及编排　正文收载的中文药名是按照《中国药品通用名称》命名均为法定名称。

英文名采用国际非专利药品。药品化学结构式采用世界卫生组织推荐的"药品化学结构式书写指南"书写。

有机药物化学名称根据中国化学会编撰的《化学命名原则》命名，母体的选定与《化学文摘》（CA）系统一致。此条规定保证了药品只有一个法定名，避免了药品名称的混乱以及同物异名或同名异物的问题。

（2）标准规定　溶解度测定方法规范化，使同一药品对指定溶剂的溶解度在不同研制单位均能得到相同结果；另外还规定了化工原料作为药用时，必须制定药用的标准，并需经国家食品药品监督管理局部门批准。

（3）检验方法和限度　本版药典收载的原料药及制剂，均应按规定的方法进行检验，若采用其他方法，应该做检验分析，但在仲裁时应该以药典方法为准。

（4）标准品和对照品　除对标准品、对照品的制备、标定、供应等做了规定外，还规定标准品须用国际标准品进行标定，并规定凡标准品与对照品的建立或变更其原有活性成分和含量时，应与原标准品、对照品或国际标准品进行对比。

标准品是指用于生物检定、抗生素或生化药品中含量或效价测定的标准物质，按效价单位（或 μg）计，以国际标准品进行标定。对照品是指用于生物制品理化等方面测定的特定物质，须由国家药品鉴定机构审查认可，除另有规定外，均按干燥品（或无水物质）进行计算后使用。

（5）计量　温度以摄氏度（℃）表示：水浴温度，98～100℃；热水，70～80℃；室温，10～30℃；冷水，2～10℃；冰浴，2℃以下；放冷至室温。

液体的滴，是指20℃时，以 1.0mL 水为 20 滴进行换算。

溶液后记录的（1→10），是指固体溶质 1.0g 或液体溶质 1.0mL 加溶剂使成

10mL 的溶液，未指明用何种溶剂时，均是指水溶液；两种或两种以上液体的混合物，品名间用半字线"－"隔开，其后括号内所示的"："符号，是指各液体混合时的容量比例。

（6）精确度　药典规定取样量的准确度和试验的精密度。

试验中供试品与试药等"称重"或"量取"的量，均以阿拉伯数字表示，其精确度可根据数值的有效数位来确定，如称取"0.1g"是指称取量可为0.06～0.14g；称取"2g"是指称取量可为 1.5～2.5g；称取"2.0g"是指称取量可为 1.95～2.05g；称取"2.00g"是指称取量可为 1.995～2.005g。

"精密称定"是指称取质量应准确至所取质量的千分之一；"称定"是指称取质量应准确至所取质量的百分之一；"精密量取"是指量取体积的准确度应符合国家标准中对该体积移液管的精度要求；"量取"是指可用量筒或按照量取体积的有效数位选用量具。取用量为"约"若干时，是指取用量不得超过规定量的 ±10%。

恒重，除另有规定外，是指供试品连续两次干燥或炽灼后的质量差异在0.3mg 以下的质量。干燥至恒重的第二次及以后各次称重均应在规定条件下继续干燥 1h 后进行；炽灼至恒重的第二次称重应在继续炽灼 30min 后进行。

（7）试药、试液、指示剂　试验用水除另有规定外均是指纯化水。酸碱度检查所用水均是指新沸并放冷至室温的水。乙醇未指明浓度时，均是指 95% 体积分数的乙醇。

2. 正文部分

正文是药典的主要内容，为所收载药品或制剂的质量标准。每一品种项下根据品种和剂型的不同，按顺序可分别列有：①品名（包括中文名，汉语拼音名与英文名）；②来源；③基本要求；④制造；⑤鉴定（鉴别、检查、含量测定）；⑥使用说明等。

3. 附录部分

附录部分记载了制剂通则、通用检测方法、一般鉴别试验、一般杂质检查方法、有关物理常数测定、试剂配制法等内容。

4. 索引部分

《中国药典》采用"汉语拼音索引"和"英文名称索引"这两个索引，与药典正文前的"品名目次"相配合可快速查询有关药物品种。

目前世界上已有数十个国家编制了国家药典。另外尚有区域性药典及世界卫生组织（WHO）编制的《国际药典》。在药物分析工作中可供参考的国外药典主要有：《美国药典》（The United States Pharmacopoeia，USP）、《英国药典》（British Pharmacopoeia，BP）、《日本药局方》（Japanese Pharmacopoeia，JP）、《欧洲药典》（European Pharmacopoeia，Ph. Eur）、《国际药典》（The International Pharmacopoeia，Ph. Int）等。

三、生物药物质量管理规范

一个有科学依据、切合实际的药品质量的控制涉及药物的研制、生产、供应、临床以及检验等诸多环节，需要多方面、多学科的密切配合。我国陆续公布了以下对药品质量控制的全过程具有指导性作用的法令文件。

《药品非临床研究管理规范》（Good Laboratory Practice，GLP）：非临床研究是指为了评价药品的安全性，在实验室条件下，用实验系统进行的各种毒性试验，包括单次给药的毒性试验、生殖毒性试验、致突变试验、致癌试验、各种刺激性试验、依赖性试验以及与评价药品安全性有关的其他毒性试验。实验系统是指用于毒性试验的动物、植物、微生物和细胞等。GLP正是为提高药品非临床研究的质量，确保实验资料的真实性、完整性和可靠性，保障人民用药安全，根据《中华人民共和国药品管理法》制订的，主要适用于为申请药品注册而进行的非临床研究。

《药品临床试验管理规范》（Good Clinical Practice，GCP）：为了保证药品临床试验资料的科学性、可靠性和重现性，涉及新药临床研究的所有人员都应明确责任，必须执行GCP的规定。本规范主要起两个作用：一是为了在新药研究中保护受试者的权益并保障其安全；二是有助于生产厂家申请临床试验和销售许可时，能够提供有价值的临床资料。

《药品生产质量管理规范》（Good Manufacture Practice，GMP）：适用于药品制剂生产的全过程、原料药生产中影响成品质量的关键工序，是药品生产和质量管理的基本准则。GMP是对生产的全面质量管理，即涉及人员、厂房和设备、原材料采购、入库、检验、发料、加工、制品及半成品检验、分包装、成品检定、出品销售、运输、用户意见及反应处理等在内的全过程质量管理。生产企业为了生产出全面符合药品质量标准的药品，必须按照GMP的规定组织生产和加强管理。

《药品经营质量管理规范》（Good Supply Practice，GSP）：为保证经销药品的质量，保护用户、消费者的合法权益和用药安全有效而制订的规定。主要内容包括医药商品进、存、销三个环节确保质量所必需的硬件设施，人员资格及职称，质量管理程序和制度及文件管理系统等。

除了药品研究、生产、供应和临床各环节的科学管理外，有关药品检验工作本身的质量管理更应重视。分析质量管理（Analytical Quality Control，AQC）即用于检验分析结果的质量。分析质量管理是指对仪器、试剂、方法和操作技术等进行系统的分析质量管理，监督分析质量所处的状况，通过对测定结果的分析，对该次测定结果进行评价并决定取舍。也可发现和分析质量差的原因，以便改进实验设计，提高测定质量。分析质量管理又可分为内部质量管理（Internal QC）和外部质量管理（External QC）。

任务三　生物药物检验的基本程序及内容

一、生物药物质量检验的程序与方法

《中华人民共和国药品管理法》规定药品监督管理部门设置或确定的药品检验机构，承担依法实施药品审批和药品质量监督检查所需的药品检验工作。

国家食品药品监督管理局下属的国家级药品检验所是中国药品生物制品检定所，各省、市、自治区药品检验所均承担各辖区内的药品检验工作。

药品检验工作的根本目的是保证人民用药的安全、有效。药品检验工作的基本程序一般为取样、性状、鉴别、检查、含量测定、写出检验报告。

1. 取样

分析任何药品首先是取样，要从大量的样品中取出少量样品进行分析，应考虑取样的科学性、真实性与代表性。取样的基本原则应该是均匀、合理。必要时用特殊装置，如固体原料药用取样探子取样。

取样量：设样品总件数为 x，当 $x \leqslant 3$ 时，每件取样；当 $x \leqslant 300$ 时，按 $\sqrt{x}+1$ 随机取样；当 $x > 300$ 时，按 $\sqrt{x}/2+1$ 随机取样。

2. 性状

性状项下记述药品的外观、臭、味和一般的稳定性情况、溶解度以及物理常数等。物理常数包括相对密度、馏程、熔点、凝点、比旋度、折射率、黏度、吸收系数、碘值、皂化值和酸值等。测定结果不仅对药品具有鉴别意义，也反映药品的纯度，是评价药品质量的主要指标之一。

例 1 - 1：苯甲酸

[性状] 本品为白色有丝光的鳞片或针状结晶或结晶性粉末；质轻；无臭或微臭；在热空气中微有挥发性；水溶液显酸性反应。

本品在乙醇、氯仿或乙醚中易溶，在沸水中溶解，在水中微溶。

熔点　本品的熔点 [《中国药典》（2010 年版）] 为 121 ~ 124.5℃。

3. 鉴别

依据药物的化学结构、理化性质和生物学特性来确证生物药物的真伪。通常某一项鉴别试验，如官能团反应，焰色反应，只能表示药物的某一特征，绝不能将其作为判断的唯一依据。因此，药物的鉴别不只由一项试验就能完成，而是采用一组（两个或几个）试验项目全面评价一个药物，力求使结论正确无误。例如，《中国药典》在青霉素的鉴别项下除规定了一个母核呈色反应、一个红外吸收光谱特征外，还规定进行青霉素酶法分析。

例 1 - 2：苯甲酸

[鉴别] ①取本品约 0.2g，加 4% 氢氧化钠溶液 15mL，振摇，滤过，滤液中加三氯化铁试液 2 滴，即生成赭色沉淀。

②本品的红外光吸收图谱应与对照的图谱（光谱集 233 图）一致。

4．检查

检查包括有效性、均一性、纯度要求及安全性四个方面。

纯度要求即药物的杂质检查，也称限度检查、纯度检查。药物在不影响疗效及人体健康的原则下，可以允许生产过程和贮藏过程中引入的微量杂质的存在。通常按照药品质量标准规定的项目进行"限度检查"，有一般杂质检查和特殊杂质检查，以判断药物的纯度是否符合限量规定要求。

生物药物应保证无毒、无菌、无热原、无致敏原和降压物质等的一般安全性要求，故需进行下列安全性检查。

（1）异常毒性试验　是用一定剂量的药物按指定的操作方法和给药途径给予规定体重的某种试验动物，观察其急性毒性反应。反应的判断以试验动物死亡与否为终点。

（2）无菌检查　是检查药品及敷料是否染有活菌的一种方法，是药典中较重要的检查项目。由于许多生物药物是在无菌条件下制备的，且不能高温灭菌，无菌检查就更有必要。

（3）热原检查　指将一定剂量的供试品静脉注入家兔体内（家兔法），以其体温升高的程度，判定该供试品中所含热原是否符合规定，是一种限度试验法。

（4）过敏试验　指检查异性蛋白的试验。药物中若夹杂有异性蛋白，在临床使用时易引起病人多种过敏反应，因此有可能存在异性蛋白的药物应做过敏试验。

（5）降压物质试验　指某些药物中含有的能导致血压降低的杂质，包括组胺、类组胺或其他导致血压降低的物质。《中国药典》采用猫（或狗）血压法检查药物中所含的降压物质。

此外，某些生物药物还需要进行药代动力学和毒理学（致突变、致癌、致畸等）的研究。

5．含量（效价）测定

含量（效价）测定是测定药物中主要有效成分的含量，一般采用化学分析方法或理化分析方法，通过测定，确定药物的有效成分是否符合规定的含量标准。生物药物的含量测定方法有两种：一种用百分含量表示，适用于结构明确的小分子药物或经水解后变成小分子的药物；另一种用生物效价或酶活力单位表示，适用于多肽、蛋白质和酶类药物。

判断一个药物的质量是否符合要求，必须全面考虑鉴别、检查与含量测定三者的检验结果。此外，尚有药物的性状也能综合反映药物的内在质量。

6．检验报告

上述药品检验及其结果必须有完整的原始记录，实验数据必须真实，不得涂改，全部项目检验完毕后，写出检验报告，并根据检验结果做出明确的结论。必须有检验人员、复核人员及部门负责人签名或盖章，必要时由检验单位盖章。

结论通常会出现下列四种情况。

（1）全面检验均符合质量标准。例如，本品为"维生素 C"；符合《中国药典》（2010 年版）的规定。

（2）全面检验后有个别项目不符合规定，但尚可药用。例如，本品为"葡萄糖"；检"乙醇溶液的澄清度"不符合规定，其他各项检验均符合《中国药典》（2010 年版）的规定。认为可改作"口服葡萄糖"用，但不得供制备注射剂用。

（3）全面检验后不符合规定，或虽未全面检验，但主要项目不符合规定，不可供药用。例如，本品为"葡萄糖注射液"，其热原检查不符合《中国药典》（2010 年版）的规定，不得供药用。

（4）根据送检者要求，仅做个别项目检验是否合格的结论。例如，本品（维生素 B_{12} 注射液）的 pH 为 5.5，检"pH"符合《中国药典》（2010 年版）的规定。

二、生物制品的质量检验

生物制品质量检定的依据是《生物制品规程》。规程中对每个制品的检定项目、检定方法和质量指标都有明确的规定。生物制品的检定一般分为理化检定、安全检定和效力检定三个方面。

1. 生物制品的理化检定

生物制品中的某些有效成分或无效有害成分，需要通过物理的或化学的方法才能检查出来，这是保证制品安全有效的一个重要方面。近年来由于蛋白质化学、分子生物学和基因工程技术的迅猛发展，纯化菌苗、亚单位疫苗和基因工程产品的不断问世，理化检定更显重要。

（1）物理性状检查

①外观检查：制品外观异常往往会涉及制品的安全和效力，因此，必须认真进行检查。通过特定的人工光源检测澄明度，对外观类型不同的制品（透明液、混悬液、冻干品）有不同的要求。

②真空度及溶解时间检查：冻干制品进行真空封口，可进一步保持制品的生物活性和稳定性。因此，真空封口的冻干制品应进行真空度和溶解时间检查，通常可用高频火花真空测定器检查其真空程度，凡有真空度者瓶内应出现蓝紫色光。取一定量冻干制品，按规程要求，加适量溶剂，检查溶解时间，其溶解速度应在规定时限内。

（2）蛋白质含量测定　类毒素、抗毒素、血液制品、基因工程产品等，需要测定蛋白质含量，以检查其有效成分，计算纯度和比活性。目前常用的测定蛋白质含量的方法有：①半微量凯氏定氮法；②酚试剂法（Lowry）法；③紫外吸收法。

（3）防腐剂含量测定　生物制品在制造过程中，为了脱毒、灭活和防止杂菌污染，常加入适量的苯酚、甲醛、氯仿、汞制剂等作为防腐剂或灭活剂。《生物制品规程》中对各种防腐剂的含量都要求控制在一定限度内，并采用相应的测定方法。①苯酚含量测定（常用溴量法）；②汞类防腐剂（硫柳汞或硝酸苯汞）含量测定（可用双硫腙法）；③氯仿含量测定；④游离甲醛含量测定。

（4）纯度检查　精制抗毒素、类毒素、血液制品及基因工程产品在制造过程中经过精制提纯后，检查其纯度是否达到《生物制品规程》的要求。检查纯度的方法通常采用电泳和色谱法。

①区带电泳：带电粒子在某种固态介质上经过电泳，被分离成各个不同的区带，从而达到分析、鉴定或制备的目的，这种实验技术称为区带电泳。因支持介质的不同，区带电泳有醋酸纤维素薄膜电泳、聚丙烯酰胺凝胶电泳（PAGE）、SDS - 聚丙烯酰胺凝胶电泳（SDS - PAGE）等多种类型。

②免疫电泳：指琼脂电泳与免疫扩散相联合，以提高对混合组分分辨率的一种免疫化学分析技术，应用于可溶性抗原 - 抗体系统的检测。免疫电泳较其他电泳的优点在于具有特异性沉淀弧，即使电泳迁移率相同的组分也能检出。主要有火箭免疫电泳（RIE）技术和对流免疫电泳（CIE）技术。

③凝胶色谱：生物大分子通过凝胶柱时，根据它们在网状凝胶孔隙中分配系数的不同而进行分离的技术称凝胶色谱。它具有操作简便、条件温和、分辨率好、重复性强、回收率高等优点，在蛋白质、多肽、核酸、多糖等药物的应用中日益广泛，而且还可以进行相对分子质量的测定。

（5）其他测定项目

①水分含量测定：冻干制品中残余水分的含量高低，可直接影响制品的质量和稳定性。一些活菌苗和活疫苗含残余水分过高，易造成活菌苗、活疫苗的死亡而失效；含水分过低，使菌体脱水，也可造成活菌苗、活疫苗死亡。冻干血浆、白蛋白、抗毒素等则要求水分越低越好，以有利于长期保存，不易变性。水分测定的方法很多，有烘干失重法、五氧化二磷真空干燥失重法和费休（Fischer）水分测定法，其中后者由于快速、简便、准确而被列为常规法。

②氢氧化铝与磷酸铝含量测定：精制破伤风类毒素、白喉类毒素、流脑多糖菌苗等常用氢氧化铝作吸附剂，以提高制品的免疫原性，因此吸附制剂应测定氢氧化铝的含量。制品的铝含量用配位滴定法测定。

③磷含量测定：流脑多糖菌苗需要测定磷含量，以控制其有效成分的含量。常用的测定方法为钼蓝法。

2. 生物制品的安全检定

生物制品在安全生产过程中须进行安全性方面的检查，排除可能存在的不安全因素，以保证制品用于人体时不致引起严重反应或意外事故。

（1）一般安全性检查

①安全试验：常采用较大剂量的样品注射小鼠或豚鼠，观察是否对动物健康有不良影响。

②无菌试验：生物制品不得含有杂菌，灭活疫苗不得含有活的本菌、本毒。检查方法除有专门规定外，均应按《生物制品无菌试验规程》执行。

③热原质试验：生物制品在制造过程中有可能被细菌或其他物质所污染，可引起热原反应。目前公认的致热物质主要是指细菌性热原质，即革兰阴性细菌内毒素，其本质为脂多糖。目前采用家兔试验法作为检查热原的基准方法。本试验是将一定剂量的供试品静脉注入家兔，在规定期间内观察家兔体温升高的情况，以判定供试品中所含热原质的限度是否符合规定。试验应按《生物制品热原质试验规程》执行。国内外也在致力于研究和推广鲎试验法检测内毒素和热原，因该法灵敏度高、特异性好、简便。

（2）杀菌、灭活和脱毒情况的检查　对灭活疫苗、类毒素等制品，常用甲醛或苯酚作为杀菌剂或灭活剂。这类制品的菌毒种多为致病性强的微生物，如未被杀死或解毒不完善，就会在使用时发生严重事故，因此需要进行安全性检查。

①活毒检查：主要是检查灭活疫苗解毒是否完善，需对原毒种敏感的动物进行试验，一般多用小鼠。如制品中有残留未被灭活的病毒，则注射入小鼠后，能使小鼠发病或死亡。

②解毒试验：主要用于检查类毒素等需要脱毒的制品，要用敏感动物进行检查。

③残余毒力试验：用于活疫苗的检查。生产这类制品的菌毒种本身是活的减毒株，允许有一定的轻微残余毒力存在。

（3）外源性污染检查

①野毒检查：组织培养疫苗有可能通过培养病毒的细胞带入有害的潜在病毒。这种外来的病毒也可在培养过程中同时繁殖，污染制品，因此需要进行野毒检查。

②支原体检查：由于细胞培养的病毒性疫苗不断增多，产生单克隆抗体的杂交瘤大量出现，因此在各种细胞培养液和疫苗生产中支原体污染的问题日益引起人们的关注。检测支原体的方法除培养外，尚有 DNA 荧光染色法、同位素掺入法等。

③乙肝表面抗原（HBsAg）和丙肝抗体（HCAb）检查：血液制品除了对所用的原材料（血浆、胎盘）要严格进行 HBsAg 和 HCAb 检查外，还应对其成品进行检测。较为灵敏的 HBsAg 检测方法是用放射免疫分析（RIA）或酶联免疫法（EIA），检测 HCAb 可用 EIA。

④残余细胞 DNA 检查：由于传代细胞用于疫苗生产和杂交瘤技术的日益开展，特别是基因工程产品的迅速发展，WHO 规程和我国《人用重组 DNA 制品质

量控制要点》规定，必须用敏感的方法检测来源于宿主细胞的残余 DNA 含量，以确保制品的安全性。目前检测手段以分子杂交技术最为敏感和特异，即用宿主细胞 DNA 片段制备探针，然后将待检样品与探针进行杂交，结果应为阴性。

（4）过敏性物质检查　某些生物制品（如抗毒素）采用异种蛋白为原料所制成，因此需要检查其中过敏原的去除是否达到允许限度。此外有些制品在生产过程中可能污染一些能引起机体致敏的物质。上述情况都需要进行过敏性物质的检查。

①过敏性试验：一般采用豚鼠做试验。先用待检品给动物致敏，再以同样待检品由静脉注射或心脏攻击。如有过敏原存在，动物立即出现过敏症状。

②牛血清含量测定：主要用于检查组织培养疫苗，要求牛血清含量不超过 $1\mu g/mL$。牛血清是一种异种蛋白，如制品中牛血清残存量偏高，多次使用能引起机体产生变态反应。检测方法一般采用反向间接血凝法。

③血型物质的检测：白蛋白、丙种球蛋白、冻干人血浆、抗毒素等制品常含有少量的 A 型血或 B 型血物质，可使受者产生高滴度的抗 A、抗 B 抗体，O 型血型的孕妇使用后可能会引起新生儿溶血症。为此，这类制品应检测血型物质含量。

3. 生物制品的效力检定

生物制品是具有生物活性的制剂，它的效力一般用生物学方法测定。生物测定是利用生物体来测定待检品的生物活性或效价的一种方法，它以生物体对待检品的生物活性的反应为基础，以生物统计为工具，运用特定的实验设计，通过比较待检品和相应标准品或对照品在一定条件下所产生的特定生物反应剂量间的差异来测得待检品的效价。

《中国药典》（2010 年版）收载了肝素、绒促性素、胰岛素、缩宫素、硫酸鱼精蛋白、精蛋白锌胰岛素、卵泡刺激素、黄体生成素、降钙素、生长激素、升压素、洋地黄 12 个品种采用生物测定技术的方法来测定其生物活性（效价）。

（1）动物保护力试验　将疫苗或类毒素免疫动物后，再用同种的活菌、活毒或毒素攻击，从而判断制品的保护水平。这种方法可直接观察制品的免疫效果，较之测定动物免疫后的抗体水平为好。保护力试验可分为定量免疫定量攻击法、变量免疫定量攻击法和定量免疫变量攻击法。

（2）活菌苗的效力测定

①活菌数测定：活菌苗多以制品中抗原菌的存活数表示其效力。检测方法是先用比浊法测出制品的含菌浓度，然后做 10 倍稀释，由最后几个稀释度（估计接种后能长出 1 ~ 100 个菌）取一定量菌液涂布接种于适宜的平皿培养基上，培养后计取菌落数，并计算活菌率。

②活病毒滴度测定：活疫苗多以病毒滴度表示其效力，常用组织培养法或鸡胚感染法测定。

（3）抗毒素和类毒素的单位测定

①抗毒素单位（U）测定：目前国际上都采用国际单位（U）表示抗毒素的效价。它的定义是：能与一个致死限量的毒素作用后，注射小鼠仍能使该小鼠在96h 左右死亡的最小抗毒素量，称为一个抗毒素单位。

②絮状单位（Lf）测定：能和一个单位抗毒素首先发生絮状沉淀反应的类毒素（或毒素）的量称为一个絮状单位（Lf），常用絮状单位数表示类毒素或毒素效价。

（4）血清学试验 预防用的生物制品免疫动物或人体后，可刺激机体产生相应抗体。抗体形成水平也是反映制品质量的一个重要方面。用血清学试验可检查抗体或抗原的效价。血清学试验是指体外试验，抗原和抗体在体外结合时，可因抗原的物理性状不同或参与反应的成分不同而出现各种类型的反应，如凝集反应、沉淀反应、中和反应和补体结合反应。以上四种类型反应即所谓的经典血清学反应。在此基础上经过不断的技术改进，又衍生出许多快速而灵敏的抗原－抗体反应，诸如间接凝集试验、反向间接凝集试验、各种免疫扩散、免疫电泳以及荧光标记、酶标记、同位素标记等高度敏感的检测技术。

三、生物药物常用检验方法

1. 酶法

酶法通常包括两种类型：酶活力测定法和酶分析法。酶活力测定法是以酶为分析对象，目的在于测定样品中某种酶的含量或活性，测定方法有取样测定法和连续测定法；酶分析法是以酶为分析工具或分析试剂，测定样品中酶以外的其他物质的含量，分析的对象可以是酶的底物、酶的抑制剂和辅酶活化剂，检测方法可采用动力学分析法和总变量分析法。两者检测的对象虽有所不同，但原理和方法都是以酶能专一而高效地催化某化学反应为基础，通过对酶反应速率的测定或对生成物浓度的测定而检测相应物质的含量。

2. 电泳法

电泳法的基本原理是：在电解质溶液中，带电粒子或离子在电场作用下以不同的速度向其所带电荷相反方向迁移，电泳分离就是基于溶质在电场中的迁移速度不同而进行的。由于电泳法具有灵敏度高、重现性好、检测范围广、操作简便并兼备分离、鉴定、分析等优点，故已成为生物技术及生物药物分析的重要手段之一。电泳法常用方法有纸电泳、聚丙烯酰胺凝胶电泳、醋酸纤维素薄膜电泳、SDS－聚丙烯酰胺凝胶电泳、琼脂糖凝胶电泳等。

3. 理化法

（1）质量法 根据样品中分离出的单质或化合物的质量测定所含成分的含量。根据被测组分分离方法的不同可分为提取法、挥发法、沉淀法。

（2）滴定法 滴定分析法也称容量分析法，是指由滴定管加入已知准确浓度的滴定液至被测物质溶液中，使之与被测物计量反应，根据被测物所消耗标准溶液的体积和浓度，计算出被测物的含量。该法具有精密度好、操作简便、结果准确、快速、无需特殊设备等优点，缺点是灵敏度差、不适用于微量分析。药典中常用的滴定分析法有酸碱滴定法、非水滴定法、沉淀滴定法、配位滴定法和氧化还原滴定法等。

（3）比色法　利用比较溶液颜色深浅的方法来确定溶液中有色物质的含量，这种方法称为比色分析法。比色分析法包括目视比色法和分光光度法。目视比色法是指用眼睛观察比较溶液颜色深浅来确定物质含量的分析方法。虽然目视比色法测定的准确度较差（相对误差为 5% ～20%），但由于它所需要的仪器简单、操作简便，仍然广泛应用于准确度要求不高的一些中间控制分析，更主要的是应用于限界分析中。限界分析是指要求确定样品中待测杂质含量是否在规定的最高含量限界以下。随着近代测试仪器的发展，出现了分光光度法，该法灵敏度高，准确度较高（相对误差为 2% ～5%），适用范围广，几乎所有的无机离子和许多有机化合物都可以直接或间接地用分光光度法测定。

（4）紫外分光光度法　紫外分光光度法是基于物质对紫外光的选择性吸收来进行分析测定的方法。该法可用来对在紫外光区内有吸收的物质进行鉴定和结构分析。紫外分光光度法可以测定在近紫外光区有吸收的无色透明的化合物，而不像可见光光度法需要加显色剂显色后再测定，因此其测定方法简便且快速。同时紫外分光光度法的定量分析具有很高的灵敏度，相对误差可达 1% 以下，在定量分析领域有广泛的应用。

（5）高效液相色谱法（HPLC）　高效液相色谱法是在经典液相色谱的基础上发展起来的，具有高压、高效、高速、高灵敏度的特点，且分离过程中不存在汽化和加热的操作，特别适用于沸点高、相对分子质量大、极性强、具有生物活性、热稳定性差的物质的分析。生物药物分析中常用的高效液相色谱法有反相高效液相色谱法（RP – HPLC）、高效离子交换色谱法（HPIEC）、高效凝胶过滤色谱法（HPGFC）等。

4. 生物检定法

生物检定法是利用药物对生物体（整体动物、离体组织、微生物等）的作用以测定其效价或生物活性的一种方法。它以药物的药理作用为基础，以统计学为工具，运用特定的实验设计，通过供试品和相应的标准品或对照品在一定条件下比较产生特定生物反应的剂量比例，来测得供试品的效价。

常用的生物检定法有以下几种。

（1）胰岛素生物检定法　通过比较胰岛素标准品（S）与供试品（T）引起小鼠血糖下降的作用，以测定供试品的效价。

（2）肝素生物检定法　通过比较肝素标准品（S）与供试品（T）延长新鲜兔血或兔、猪血浆凝结时间的作用，以测定供试品的效价。

（3）抗生素的微生物检定法　利用抗生素在低微浓度下选择性地抑制或杀死微生物的特点，以抗生素的抗菌活性为指标，来衡量抗生素中的有效成分效力的方法。这是国际上通用的、经典的抗生素效价测定方法，在各国药典中被普遍采用。多用于结构十分复杂和多组分的抗生素的含量测定。

（4）生物制品的效力检定　包括动物保护力试验（免疫力试验）、活疫苗的效力测定（活菌数测定、活病毒滴度测定）、类毒素和抗毒素的单位测定、血清学试验（体外抗原－抗体试验）等。

例1-3：肝素生物检定法

肝素是从健康牛、猪、羊等食用动物的肺、肝、肠黏膜中提取的一种黏多糖。肝素的主要药理作用为抗凝血作用，能延长凝血时间。相对分子质量为6000～20000。肝素的效价测定方法虽有化学检验法、紫外分光光度法等，但因测得的效价常不能和生物效价一致，因此仍以生物测定为主。

生物检定原理：根据肝素具抗血凝的药理作用，同时在体外也有抗凝血作用而建立的。该法是比较肝素标准品（S）与供试品（T）延长兔新鲜血或兔、猪血浆凝结时间的作用，以测定供试品的效价。

［知识拓展］

药品取样程序

一、取样指令

（1）当原辅料或包装材料到货时，评价室应收到发自物料部的一份化验申请单、一份厂商的化验证书。成品生产完成后，评价室应收到生产部的化验申请单。评价人员检查过这些资料后根据化验申请单在批化验记录相应位置上填写代号、批号、名称，并将化验申请单和批化验记录发至取样员。对于增补取样，由评价室填写化验申请单，在备注栏内注明"增补取样"。

（2）取样员根据化验申请单所记录的来料包装数量准备留检标签、留样标签和清洁干燥的取样容器（对于无菌罐装产品用原辅料，取样用具灭菌后应保存在密闭的无菌容器内，超过两周应重新灭菌）。粘好留检标签后，即可着手取样。

二、取样方法

（1）对原辅料、半成品（中间产品）、成品、副产品及包装材料、工艺用水都应分别制定取样办法。

（2）对取样环境的洁净要求、取样人员、取样容器、取样部位和顺序、取样方法、取样量、样品混合方法、取样容器的清洗、保管、必要的留样时间以及对无菌及麻毒、精神药品在取样时的特殊要求等应有明确的规定。

（3）原辅料、内包装材料，可在仓储区原辅料取样间或支架式层流罩内取样。

（4）取样环境的空气洁净度级别应与生产要求一致。

（5）中间品、成品取样可以在生产结束时进行，也可以在生产过程的前、中、后期取样。

（6）原则　根据取样计划单进行取样，取样时，应注意样品的代表性。如非均一的物料，（如悬浮物）在取样前应使其均一；如不可能这样做或不了解物料是否均一，则应注意从物料不同部位取样；如取样不能达到物料的所有部位，应随机地在可达到的部位取样；物料表面和物料主体可能会存在差异，抽样时，不应只从表面抽取样品。对于混合样品，如某批号有2个混合样品，则每一个留样样品应由等量的混合样品混合组成。

（7）取样一般由专职取样员进行。也可由车间工人或者中控人员根据相应的BPR或SOP取样，然后由取样员进行收集，但抽样人员必须经过适当的培训和考核，以避免差错，保证抽样的代表性。

（8）一定要做到某一个时间只取一个样品，样品容器在取样前应贴上事先准备好的取样标签，以免发生差错。混合样品及分样，应在符合洁净度要求的取样间进行。对于无菌罐装产品用原辅料的取样，应在取样间的层流台中进行，取样前后，应用70%乙醇消毒层流台。

（9）取过样的包装、取样日期和相应的化验申请单上要做上取样标记。

（10）取过样的包装要重新密封，防止包装内的材料受到污染或在运输或处理过程中散落并造成污染。应贴上取样标签，以使得在重新打开包装时易被观察到。取好样的包装要放回原货位。

三、取样数量

（1）一般原辅料　总件数 $n \leqslant 3$ 时，每件取样；n 为 $4 \sim 300$ 时，取样数为 SQR $+1$，$n > 300$ 时，取样数为 SQR $/2 + 1$。

包装数目	样品的包装数（直接样品）	混合样品数
$1 \sim 5$	X	1
$\leqslant 300$	SQR (X) $+1$	2
>300	SQR (X) $/2+1$	2

直接样品：直接取自物料的样品称直接样品。

混合样品：将一定数目的直接样品混合均匀后获得的样品称为混合样品。

（2）中药材　总件数 $n < 5$ 或为贵细药材时，每件取样；n 为 $5 \sim 99$ 时，取样数为5；n 为 $100 \sim 1000$ 时，按 n 的5%取样；$n > 1000$ 时，超出部分按1%取样。

（3）半成品（中间产品）、成品、副产品、包装材料、工艺用水及特殊要求的原料　按具体情况另行规定。

（4）取样量为全检所需数量的 $1 \sim 3$ 倍，特殊情况另定。

①对于原辅料和成品，原则上为检验用量和法定留样量之和。当检验失败

时，按照增补取样的方式取得。

②对于内包装材料，取样量参照国家标准 GB/T 2828—2003 逐批检查计数抽样程序及抽样表（适用于连续批的检查）

四、取样记录

（1）取样时必须填写取样记录，内容有取样日期、品种、代号或编号、规格、批号、数量、来源、取样件数、必要的抽样说明和取样人签名等。

（2）每件被抽样的容器上要贴上取样证。

五、复检取样

（1）原辅料发放时，发现其有疑问应重新取样复验。

（2）超过规定的贮存期的原辅料，应重新取样复验，合格后方可发放。

（3）每份样品应有标签，标明品名、批号、代号或编号、取样日期、取样人、检验项目等。

六、送样

取样结束后，应将送检样和批化验记录送至各化验室；留样样品送到留样室，并用专门记录本进行留样库入库登记。

项目二　生物药物的杂质与安全检查

生物药物的杂质是指生物药物中存在的无治疗作用或影响生物药物的稳定性和疗效，甚至对人健康有害的物质。药物的纯度是指药物的纯净程度，是药物质量优劣的综合指标，药物中含有杂质是影响纯度的主要因素，如药物中含有超过限量的杂质，就有可能使其理化常数变动，外观性状产生变异，并影响药物的稳定性；杂质增多也使有效成分含量明显偏低或活性降低，毒副作用显著增加。因此，药物的杂质检查是控制药物纯度的一个非常重要的方面，所以药物的杂质检查也可称为纯度检查。

药物的纯度和化学试剂的纯度在要求上不同：药物的纯度主要从用药安全、有效和药物的稳定性等方面来考虑；化学试剂的纯度是从杂质可能引起的化学变化对使用所产生的影响、使用范围和使用目的进行规定的，不考虑杂质对生物体的生理作用及不良反应。药物只有合格品与不合格品；一般化学试剂分为 4 个等级：基准试剂（PT）、优级纯（GR）、分析纯（AR）和化学纯（CP）。因此不可用化学试剂的质量标准代替药用规格，更不可将化学试剂作为药品应用于临床治疗。

随着分离检测技术的提高，通过对药物纯度的考察，能进一步发现药物中存在的某些杂质对疗效的影响或其具有的毒副作用。且随着生产原料的改变及生产方法与工艺的改进，对于药物中的杂质检查项目或限量要求也就有相应的改变或提高。

生物药物中存在的杂质主要有两个来源：一是由生物药物的生产过程中引入；二是生物药物在贮藏过程中受外界条件的影响，引起药物理化性质发生变化而产生。

生物药物在生产过程中引入的杂质，主要是由于原料不符合要求（如化学原料精制不完全、植物原料中相似物分离不彻底、由动物脏器提取时一些组织细胞碎物分离不完全）、部分反应原料及中间产物与反应副产物在精制时未能完全除去、生产中的溶剂与试剂残留及容器所引入。如由哺乳动物睾丸中提取的玻璃酸酶，是一种能水解玻璃黏多糖的酶，若提取不周，易把睾丸中的另一组分组氨酸引入；使用酸性或碱性试剂处理后，可能使产品中带有酸性或碱性杂质；用有机溶剂提取或精制后，在产品中就有可能有残留溶剂存在；在生产中所使用的金属器皿、装置以及其他不耐酸碱的金属工具，则可能引入铅、锌、铁、铜等重金属。生物药物贮藏过程中在温度、湿度、日光、空气等外界条件影响下，或因微生物的作用，引起药物发生水解、氧化、分解、异构化、晶型转变、聚合、潮解和发霉等变化，不仅使药物的外观性状发生改变，更重要的是降低了药物的稳定性和质量，甚至失去疗效或对人体产生毒害。如肾上腺素在光和氧气存在下，发生氧化、聚合而变色；维生素 C 在空气中受光、温度、氧气的影响极易被氧化，甚至内酯环开裂而失效，进一步脱羧转变为糠醛并氧化、聚合变色，对人体表现出毒害作用；胃蛋白酶、淀粉酶、胰酶等吸湿而发霉；脊髓灰质炎活疫苗温度高易变质而失效，低温易冻结而析出沉淀。

药物中的杂质按来源可分为一般杂质和特殊杂质。一般杂质是指在自然界中分布较广，在多种生物药物的生产和贮藏过程中容易引入的杂质，《中国药典》附录中规定了氯化物、硫酸盐、硫化物、铁盐、重金属、砷盐、酸碱度、溶液颜色、易炭化物、炽灼残渣、干燥失重、水分、可见异物等一般杂质检查的项目；特殊杂质是指在个别药物的生产和贮藏过程中引入的杂质，这类杂质随药物的不同而异，如胰蛋白酶中检查糜蛋白酶。

生物药物中存在的杂质不仅可影响药物的质量，还可以反映出生产、贮藏等过程存在的问题。对药物中的杂质进行检查是为了更好地达到用药的安全与有效，考查生产工艺与药品企业的管理。单从杂质的不利影响考虑，杂质应越少越好，但从药物成本来看，除去药物中的所有杂质会引起生产操作上的困难、提高成本，有些杂质在现有技术条件下还无法彻底去除，因此在不影响疗效和不发生毒副作用的原则下，对于药物中可能存在的杂质允许有一定限度。在此限度内，不致对人体有害，不会影响药物的稳定性和疗效。因此药典中规定的杂质检查均为限量检查。

杂质限量是指药物中所含杂质的最大容许量，通常用百分之几或百万分之几来表示。

杂质限量可按下式计算：

$$杂质限量 = 杂质的最大允许量/供试品量 \times 100\%$$

各国药典杂质检查所采用的方法是：取一定量的与被检杂质相同的纯品或对照品（标准品）做对照，与一定量生物药物的供试液在相同条件下处理，比较反应后的结果（比色或比浊），从而确定所含杂质的量是否超过规定。

如果供试品（S）所含杂质的量由容量法测定，杂质限量（L）的计算公式为：

$$杂质限量 = 标准溶液体积 \times 标准溶液浓度/供试品量 \times 100\%$$

或：
$$L = Vc/S \times 100\%$$

例 2-1：检查某药物中的砷盐，取标准砷溶液 2mL（每 1mL 相当于 1μg 的 As）制备标准砷斑，砷盐限量为 0.0001%，应取供试品的量为多少？

已知：

$$c = 1\,\mu g/mL = 1 \times 10^{-6}\,g/mL$$
$$V = 2mL \qquad L = 0.0001\%$$
$$S = \frac{V \cdot c}{L} \times 100\%$$
$$= \frac{2 \times 1 \times 10^{-6}}{0.0001\%} \times 100\%$$
$$= 2.0g$$

例 2-2: 检查维生素 C 中的重金属时, 若取样量为 1.0g, 要求含重金属不得超过百万分之十, 问应吸取标准铅溶液 (每 1mL = 0.01mg 的 Pb) 的体积?

$$V = \frac{V \cdot S}{c}$$

$$= \frac{10 \times 10^{-6} \times 1.0}{10 \times 10^{-6}}$$

$$= 1\text{mL}$$

也有不用标准液对比, 只在一定条件下观察有无正反应出现。

对于一些保持药物稳定性的保存剂或稳定剂, 不认为是杂质, 但需检查是否在允许范围内。

在药典检查项下除杂质检查外, 还包括有效性、安全性两个方面。有效性试验是指针对某些药物的药效需进行的特定的项目检查, 如药物的制酸力、吸着力、疏松度、凝冻度、粒度、结晶度等。安全试验是指某些药物需进行异常毒性、热原、降压物质和无菌等项目的检查。

任务一 一般杂质及其检查技术

一、氯化物检查法

药物的生产过程中, 常用到盐酸或制成盐酸盐形式。氯离子对人体无害, 但它能反映药物的纯度及生产过程是否正常, 因此氯化物常作为信号杂质检查。

1. 原理

药物中的微量氯化物在硝酸酸性条件下与硝酸银反应, 生成氯化银胶体微粒而显白色浑浊, 与一定量的标准氯化钠溶液在相同条件下产生的氯化银浑浊程度比较, 判定供试品中氯化物是否符合限量规定。

$$\text{Cl}^- + \text{Ag}^+ \rightarrow \text{AgCl}\downarrow \text{（白）}$$

2. 检查方法

除另有规定外, 取各药品项下规定量的供试品, 加水溶解使成 25mL (溶液如显碱性, 可滴加硝酸使成中性), 再加稀硝酸 10mL; 置 50mL 纳氏比色管中, 加水使成约 40mL, 摇匀, 即得供试液。另取各药品项下规定量的标准氯化钠溶液, 置 50mL 纳氏比色管中, 加稀硝酸 10mL, 加水使成 40mL, 摇匀, 即得对照溶液。于供试溶液与对照溶液中, 分别加入硝酸银试液 1mL, 用水稀释至 50mL, 摇匀, 在暗处放置 5min, 同置黑色背景上, 从比色管上方向下观察, 比浊。

3. 注意事项及讨论

(1) 药典规定的检查方法中标准氯化钠溶液每 1mL 相当于 10μg 的 Cl^-。测定条件下, 氯化物浓度以 50mL 中含 50~80μg 的 Cl^- 为宜, 相当于标准氯化钠溶液 5~8mL。此范围内氯化物所显浑浊度明显, 便于比较。

(2) 加硝酸可避免弱酸银盐如碳酸银、磷酸银及氧化银沉淀的干扰, 且可加速氯化银沉淀的生成并产生较好的乳浊。酸度以 50mL 供试溶液中含稀硝酸 10mL 为宜。

（3）干扰及排除　供试液如若不澄清，用含有硝酸的水溶液洗净滤纸中的氯化物后滤过。若供试品有色，需经处理后方可检查：①内消色法，即先完全除去被测物，再加入标准溶液，使成对照液，这样就使供试液与对照液颜色相同；②外消色法，即加入一种不干扰检查的试剂使供试液颜色消退，如高锰酸钾中氯化物的检查，可先加乙醇适量，使其还原退色后再依法检查。检查碘化物和溴化物中的氯化物时，由于 I^- 和 Br^- 也能与硝酸银产生沉淀，应分别采用加硝酸与 30% 过氧化氢、加入氨试液与硝酸银试液的方法消除干扰。

二、硫酸盐检查法

微量的硫酸盐杂质，也是一种信号杂质。

1. 原理

药物中微量的硫酸盐在稀盐酸酸性条件下与氯化钡反应，生成硫酸钡微粒显白色浑浊，与一定量标准硫酸钾溶液在相同条件下产生的硫酸钡浑浊程度比较，判定供试品中硫酸盐是否符合限量规定。

$$SO_4^{2-} + Ba^{2+} \rightarrow BaSO_4 \downarrow （白）$$

2. 检查方法

除另有规定外，取供试品，加水溶解成约 40mL，置 50mL 纳氏比色管中，加稀盐酸 2mL，摇匀即得供试溶液；另取标准硫酸钾溶液，置 50mL 纳氏比色管中，加水使成约 40mL，加稀盐酸 2mL，摇匀即得对照溶液。于供试溶液与对照溶液中分别加入 25% 氯化钡溶液 5mL，用水稀释成 50mL，摇匀，放置 10min，同置黑色背景上，从比色管上方向下观察，比浊。

3. 注意事项及讨论

（1）本法适宜比浊的浓度范围为每 50mL 中含 SO_4^{2-} 0.2～0.5mg（相当于标准硫酸钾溶液 2.0～5.0mL）；小于 0.05mg/50mL 时生成的硫酸钡浑浊不明显；大于 1mg/50mL 时生成的硫酸钡浑浊度较大，无法区别，且重现性也不好。

（2）加入盐酸可防止碳酸钡或磷酸钡等沉淀生成，影响比浊。如不澄明，可用含盐酸的水洗涤滤纸中的硫酸盐后滤过。溶液的酸度也能影响硫酸钡的溶解度，以 50mL 供试液中加 2mL 稀盐酸，溶液的 pH 约是 1 为宜。

（3）供试液如有色，采用内消色法处理。

（4）氯化钡溶液的浓度在 10%～25% 范围内生成的硫酸钡浑浊度差别不大，《中国药典》附录采用 25% 氯化钡溶液，呈现的浑浊较稳定，使用时不必新制，经验证放置 1 个月后，反应的效果无明显改变。

三、铁盐检查法

微量铁盐的存在可能会加速药物的氧化和降解，因而要控制铁盐的限量。

1．硫氰酸盐法

（1）原理　铁盐在盐酸酸性溶液中与硫氰酸盐作用生成红色可溶性的硫氰酸铁配离子，与一定量标准铁溶液用同法处理后进行比色。

$$Fe^{3+} + nSCN^- \rightleftharpoons [Fe(SCN)_n]^{3-n} \qquad n = 1 \sim 6 （红色）$$

（2）检查方法　除另有规定外，取各药品项下规定量的供试品，加水溶解使成25mL，移置50mL纳氏比色管中，加稀盐酸4mL与过硫酸铵50mg，用水稀释使成35mL后，加30%硫氰酸铵溶液3mL，再加水适量稀释成50mL，摇匀；如显色，立即与标准铁溶液一定量制成的对照溶液（取各药品项下规定量的标准铁溶液，置50mL纳氏比色管中，加水使成25mL，加稀盐酸4mL与过硫酸铵50mg，用水稀释使成35mL后，加30%硫氰酸铵溶液3mL，再加水适量稀释成50mL，摇匀）比较，即得。

（3）注意事项及讨论

①用$FeNH_4(SO_4)_2 \cdot 12H_2O$（硫酸铁铵）配制标准铁贮备液（加入硫酸防止$Fe^{3+}$的水解），标准铁溶液临用前稀释而成每1mL相当于$10\mu g$的$Fe^{3+}$，50mL溶液中含$10 \sim 50\mu g$的$Fe^{3+}$显色梯度明显，一般取标准铁溶液$1 \sim 5mL$。

②反应需在盐酸酸性条件下进行，且以50mL供试溶液中含稀盐酸4mL为宜。

③加氧化剂过硫酸铵可氧化Fe^{2+}为Fe^{3+}，同时防止光线使硫氰酸铁还原或分解退色。

④若供试液管与对照液管色调不一致，或所呈硫氰酸铁的颜色较浅不便比较时，可分别移入分液漏斗，加正丁醇或异戊醇提取，分取醇层比色。

2．巯基醋酸法

英国药典采用巯基醋酸法检查药物中的铁盐。

（1）原理　巯基醋酸可还原Fe^{3+}为Fe^{2+}，在氨碱性溶液中生成红色配离子，与一定量标准铁溶液经同法处理后产生的颜色进行比较。

$$2Fe^{3+} + 2HSCH_2COOH \rightarrow 2Fe^{2+} + HOOCCH_2SSCH_2COOH + 2H^+$$

$$Fe^{2+} + 2HSCH_2COOH \rightarrow Fe(SCH_2COOH)_2 + 2H^+$$

$$Fe(SCH_2COOH)_2 + 2OH^- \rightarrow [Fe(SCH_2COO)_2]^{2-} （红色） + 2H_2O$$

（2）检查方法　取一定量样品，置纳氏比色管中，加10mL水溶解，加20%柠檬酸溶液2mL和巯基醋酸溶液0.1mL，混合；用氨水（0.1mol）调节至碱性，以水稀释至20mL，放置5min，不得比以10mL标准铁溶液同法制备的对照溶液的色泽深。

（3）注意事项及讨论

①加巯基醋酸前，加入20%的枸橼酸溶液2mL，使与铁生成络离子，以免在氨碱性溶液中产生氢氧化铁沉淀。

②本法检出铁盐的灵敏度较高，但试剂较贵。

四、重金属检查法

重金属是指在实验条件下能与硫代乙酰胺或硫化钠作用显色的金属杂质，如银、铅、汞、铜、锡、铋、锑、砷、镍、钴、锌等。重金属会影响药物的稳定性及安全性。药品生产中遇到铅的机会较多，且铅又易在体内积蓄中毒，所以检查时以铅为代表。《中国药典》附录规定了四种重金属检查方法。

1. 硫代乙酰胺法

本法适用于溶于水、稀酸和乙醇的药物，为最常用的检查方法。

（1）原理 硫代乙酰胺在弱酸性条件下水解，产生硫化氢，与重金属离子生成黄色到棕黑色的硫化物混悬液，与一定量标准铅溶液经同法处理后所呈颜色进行比较。

$$CH_3CSNH_2 + H_2O \xrightarrow{pH3.5} CH_3CONH_2 + H_2S$$
$$Pb^{2+} + H_2S \rightarrow PbS \downarrow + 2H^+$$

（2）检查方法 除另有规定外，取25mL纳氏比色管两支，甲管中加标准铅溶液一定量与醋酸盐缓冲液（pH3.5）2mL后，加水或规定的溶剂稀释使成25mL；乙管中加入供试液25mL。再在甲乙两管中分别加硫代乙酰胺试液各2mL，摇匀，放置2min，同置白色背景，自上而下透视，乙管中显出的颜色与甲管比较，不得更深。

（3）注意事项及讨论

①用硝酸铅配制标准铅贮备液（加硝酸防止Pb^{2+}水解），标准铅溶液临用前稀释而成。标准硝酸铅溶液每1mL相当于$10\mu g\ Pb^{2+}$，适宜比色范围为25mL溶液中含$10 \sim 20\mu g$的Pb^{2+}。

②溶液的pH对金属离子与硫化氢生成的硫化物的呈色影响较大。当pH $3.0 \sim 3.5$时，硫化铅沉淀较完全。酸度增大，重金属离子与硫化氢生成的硫化物呈色变浅，甚至不显色。

③供试品如显色可用外消色法消除干扰。供试品中微量Fe^{3+}的存在，会氧化硫化氢生成单质硫，干扰比色，加入抗坏血酸或盐酸羟胺还原Fe^{3+}为Fe^{2+}，可消除干扰。

2. 炽灼后的硫代乙酰胺法

本法适用于含芳环、杂环以及难溶于水、稀酸及乙醇的有机药物。重金属可与芳环、杂环形成较牢固的价键，可先将供试品炽灼破坏。采用硫酸为有机破坏剂，温度在$500 \sim 600$℃使完全灰化，所得残渣加硝酸进一步破坏，蒸干。加盐酸转化为易溶于水的氯化物，再按硫代乙酰胺法进行检查。

3. 硫化钠法

本法适用于溶于碱性水溶液而难溶于稀酸或在稀酸中即生成沉淀的药物。以硫化钠为显色剂，Pb^{2+}与S^{2-}作用生成PbS微粒混悬液，与一定量标准铅溶液经同法处理后所呈颜色比较。硫化钠对玻璃有一定腐蚀性,应临用新制。

4. 微孔滤膜过滤法

本法适用于含 2~5μg 重金属杂质的检查。重金属限量低时,用纳氏比色管难以观察,改用微孔滤膜滤过,使重金属硫化物沉积于滤膜形成色斑,与标准铅斑比较,可提高检查的灵敏度。

五、砷盐检查法

砷多由药物生产过程中所使用的无机试剂引入。多种药物中要求检查砷盐,砷为毒性杂质,须严格控制其限量。《中国药典》和《日本药局方》均采用古蔡法和二乙基二硫代氨基甲酸银法检查药物中微量的砷盐;《英国药典》采用古蔡法和次磷酸法;《美国药典》采用二乙基二硫代氨基甲酸银法。

1. 古蔡法

(1)原理 金属锌与酸作用产生新生态的氢,与药物中微量砷盐反应生成具有挥发性的砷化氢,遇溴化汞试纸,产生黄色至棕色的砷斑,与一定量标准砷溶液所生成的砷斑比较,判断药物中砷盐的含量。

$$As^{3+} + 3Zn + 3H^+ \rightarrow 3Zn^{2+} + AsH_3 \uparrow$$

$$AsO_3^{3-} + 3Zn + 9H^+ \rightarrow 3Zn^{2+} + 3H_2O + AsH_3 \uparrow$$

$$AsH_3 + 3HgBr_2 \rightarrow 3HBr + As(HgBr)_3 \text{(黄色)}$$

$$2As(HgBr)_3 + AsH_3 \rightarrow 3AsH(HgBr)_2 \text{(棕色)}$$

$$As(HgBr)_3 + AsH_3 \rightarrow 3HBr + As_2Hg_3 \text{(棕黑色)}$$

(2)检查方法

①标准砷斑的制备:精密量取标准砷溶液 2mL,置 A 瓶中(图 2-1),加盐酸 5mL 与水 21mL,再加碘化钾试液 5mL 与酸性氯化亚锡试液 5 滴,在室温放置 10min 后,加锌粒 2g,立即按图 2-1 所示装上导气管 C 密塞于 A 瓶上,并将 A 瓶置 25~40℃水浴中反应 45min,取出溴化汞试纸,即得。

②检查法:取按各药品项下规定方法制成的供试品溶液,置 A 瓶中,照标准砷斑的制备,自"再加碘化钾试液 5mL"起,依法操作。将生成的砷斑与标准砷斑比较,不得更深。

③仪器装置:如图 2-1 所示,A 为 100mL 标准磨口锥形瓶;B 为中空的标准磨口塞;上连导气管 C(外径 8.0mm,内径 6.0mm),全长约 180mm;D 为具孔的有机玻璃旋塞,其上部为圆形平面,中央有一圆孔,孔径与导气管 C 的内径一致,其下部孔径与导气管 C 的外径相适应,将导气管 C 的顶端套入旋塞下部孔内,并使管壁与旋塞的圆孔相吻合,黏合固定;E 为中央具有圆孔(孔径 6.0mm)的有机玻璃旋塞盖,与 D 紧密吻合。

测试时,于导气管 C 中装入醋酸铅棉花(装管高度为 60~80mm),再于旋塞 D 的顶端平面上放一片溴化汞试纸(试纸大小以能覆盖孔径而不露出平面外为

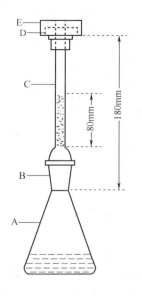

图 2-1 古蔡法检砷装置
A—标准磨口锥形瓶 B—标准磨口塞
C—导气管 D—旋塞 E—旋塞盖

宜），盖上旋塞盖 E 并旋紧，即得。

（3）注意事项及讨论

①五价砷在酸性溶液中也能被金属锌还原为砷化氢，但生成砷化氢的速度较三价砷慢，故在反应液中加入碘化钾及氯化亚锡将五价砷还原为三价砷，碘化钾被氧化生成的碘又可被氯化亚锡还原为碘离子，后者与反应中产生的锌离子能形成稳定的配位离子（ZnI_4），有利于生成砷化氢的反应不断进行。

氯化亚锡与碘化钾还可抑制锑化氢的生成，因锑化氢也能与溴化汞试纸作用生成锑斑。在试验条件下，$100\mu g$ 锑存在不致干扰测定。氯化亚锡又可与锌作用，在锌粒表面形成锌锡齐（锌锡的合金），起去极化作用，从而使氢气均匀而连续地产生。

②锌粒及供试品中可能含有少量硫化物，在酸性液中能产生硫化氢气体，与溴化汞作用生成硫化汞的色斑，干扰试验结果，故用醋酸铅棉花吸收硫化氢。由于砷斑的颜色不够稳定，在反应中应保持干燥及避光，反应完毕后，立即与标准砷斑比较。

③用三氧化二砷配制贮备液，于临用前取贮备液稀释配制标准砷溶液，每 $1mL$ 标准砷溶液相当于 $1\mu g$ 的 As。《中国药典》规定标准砷斑用 $2mL$ 标准砷溶液（相当于 $2\mu gAs$）制备，可得清晰的砷斑，过深或过浅均会影响比色的正确性。药物砷盐限量不同，可按规定限量改变供试品取用量。

④供试品若为硫化物、亚硫酸盐、硫代硫酸盐时，在酸性溶液中生成硫化氢或二氧化硫气体，与溴化汞作用生成黑色硫化汞或金属汞，干扰砷斑检查，可先加 HNO_3 处理，使氧化成硫酸盐，以除去干扰，如硫代硫酸钠中砷盐的检查。

⑤供试品若为铁盐，能消耗碘化钾、氯化亚锡等还原剂，影响测定条件，并能氧化砷化氢干扰测定，需先加酸性氯化亚锡试液，将 Fe^{3+} 还原为 Fe^{2+} 以除去干扰。如柠檬酸铁铵中砷盐的检查。

⑥多数环状结构的有机药物，因砷在分子中可能以共价键形式存在，要先进行有机破坏，否则检出结果偏低或难以检出。常用的有机破坏方法有碱破坏法和酸破坏法。《中国药典》采用碱破坏法，即于供试品中加氢氧化钙或无水碳酸钠，先小火灼烧使炭化，再于 $500\sim600℃$ 炽灼至完全灰化。

⑦含锑药物（如葡萄糖酸锑钠）用古蔡法检查砷时，锑盐也可被还原为锑化氢，与溴化汞试纸作用，产生灰色锑斑，干扰试验结果，因此改用白田道夫法

检查。其原理为氯化亚锡在盐酸酸性条件下能将砷盐还原成棕褐色的胶态砷，与一定量标准砷溶液用同法处理后的颜色进行比较，即可判断供试品的含砷量。

2. 二乙基二硫代氨基甲酸银法（Ag－DDC法）

本法不仅可用于砷盐的限量检查，也可用作微量砷盐的含量测定。

（1）原理　金属锌与酸作用产生新生态氢，与微量砷盐反应生成具挥发性的砷化氢，还原二乙基二硫代氨基甲酸银，产生红色胶态银，与同条件下一定量的标准砷溶液所呈色用目视比色法或在510nm波长处测定吸光度，进行比较。

（2）检查方法

①仪器装置：如图2－2所示。A为100mL标准磨口锥形瓶；B为中空的标准磨口塞，上连导气管C（一端的外径为8mm，内径为6mm；另一端长180mm，外径4mm，内径1.6mm，尖端内径为1mm）；D为平底玻璃管（长180mm，内径10mm，于5mL处有一刻度）。

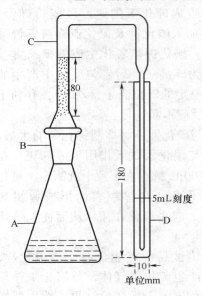

图2－2　Ag－DDC法检砷装置
A—砷化氢发生瓶　B—中空磨口塞
C—导气管　D—平底玻璃管（具5mL刻度）

测试时，于导气管C中装入醋酸铅棉花（装管高度约80mm），并于D管中精密加入二乙基二硫代氨基甲酸银试液5mL。

②标准砷对照液的制备：精密量取标准砷溶液2mL，置A瓶中，加盐酸5mL与水21mL，再加碘化钾试液5mL与酸性氯化亚锡试液5滴，在室温放置10min后，加锌粒2g，立即将导气管C与A瓶密塞，使生成的砷化氢气体导入D管中，并将A瓶置25～40℃水浴中反应45min，取出D管，添加氯仿至刻度，混匀，即得。

③供试液的制备：取照各品种项下规定方法制成的供试溶液置A瓶中，照标准砷对照液的制备，自"再加碘化钾试液5mL"起，依法操作。将所得溶液与标准砷对照液同置白色背景上，从D管上方向下观察、比较，所得溶液的颜色不得比标准砷对照液更深。必要时可将所得溶液转移至1cm吸收池中，照紫外－可见分光光度法［《中国药典》（2010年版）］在510nm波长处以二乙基二硫代氨基甲酸银试液作空白，测定吸光度，与标准砷对照液按同法测得的吸光度比较，即得。

（3）注意事项及讨论

①为使上述反应定量进行，在二乙基二硫代氨基甲酸银溶液中常加入吡啶等

有机碱，其目的是提高检测的灵敏度。如 USP 采用本法检查砷盐，配制成 0.5% Ag – DDC 的吡啶溶液，其检测灵敏度高达 0.5μg/30mL，但缺点是吡啶有恶臭。《中国药典》采用 0.25% Ag – DDC 的三乙胺 – 氯仿（1.8∶98.2）溶液，灵敏度略低于吡啶溶液。

②本法在 25～40℃ 水浴中反应 45min 为宜。但在此温度下有部分氯仿挥发损失。故在比色前应添加氯仿至 5mL，混匀后再进行比色测定。此外，因 Ag – DDC 溶液呈浅黄绿色，应考虑背景补偿，故测定吸光度时，以 Ag – DDC – 三乙胺 – 氯仿液作空白校正。

③供试液中可能存在 As^{5+}，在酸性溶液中也能被金属锌还原为砷化氢，但反应速度较慢。故加入碘化钾和氯化亚锡，使 As^{5+} 还原为 As^{3+}，同时生成碘。

$$AsO_4^{3-} + 2I^- + 2H^+ \rightarrow AsO_3^{3-} + I_2 + H_2O$$
$$AsO_4^{3-} + Sn^{2+} + 2H^+ \rightarrow AsO_3^{3-} + Sn^{4+} + H_2O$$

氧化生成的碘又被氯化亚锡还原为碘离子。

$$I_2 + Sn^{2+} \rightarrow 2I^- + Sn^{4+}$$

溶液中碘离子与反应生成的锌离子形成配位离子（ZnI_4^{2-}），使生成砷化氢的反应不断进行。

④药物中若含有锑盐，在酸性溶液中与初生态氢反应产生锑化氢，可与 Ag – DDC 发生与砷化氢相同的反应。但反应灵敏度低，约 35μg 锑化氢反应后的吸收值与 1μg 的砷化氢反应后所得的吸收值相当。若在反应液中加入 40% 氯化亚锡溶液 3mL、15% 碘化钾溶液 5mL 时，500μg 的锑也不干扰测定。

六、其他检查法

1. 澄清度检查法

澄清度检查是检查药物中的微量不溶性杂质。用作注射剂的原料药，一般应做此项检查。

（1）原理　乌洛托品（六次甲基四胺）在偏酸性条件下可水解产生甲醛，甲醛与肼缩合生成不溶于水的甲醛白色浑浊。可利用硫酸肼与乌洛托品反应制备浊度标准液。将药品配成一定浓度的药品溶液，该溶液的澄清程度或浑浊程度在药典中有规定，并与一定量的浊度标准溶液比较，以判断药品的澄清度合格与否。

（2）方法　将一定浓度的供试品溶液与浊度标准液分别置于 2 支相同的比浊用玻璃管中（内径 15～16mm，平底具塞，以无色、透明、中性硬质玻璃制成），液面的高度为 40mm，在标准浊度溶液制备后 5min，同置黑色背景下，在漫射光下从比色管上方向下观察比较或垂直于伞棚灯下，照度为 1000 lx，从水平方向观察比较，用以检查溶液的澄清度或浑浊程度，不得超过标准浊度溶液。

（3）浊度标准贮备液的制备　称取于 105℃ 干燥至恒重的硫酸肼 1g，置

100mL量瓶中，加水适量使溶解，必要时可在40℃的水浴中温热溶解，并用水稀释至刻度，摇匀，放置4～6h；取此溶液与等容量的10%乌洛托品溶液混合，摇匀，于25℃避光静置24h，即得。本液置冷处避光保存，可在两个月内使用，用前摇匀。

（4）浊度标准原液的制备　取浊度标准贮备液15mL，置1000mL量瓶中，加水稀释至刻度，摇匀，取适量，置1cm吸收池中，照紫外－可见分光光度法，在550nm波长处测定，其吸光度应在0.12～0.15范围内。本液应在48h内使用，用前摇匀。

（5）浊度标准液的制备　取浊度标准原液与水，按表2－1配制，即得。本液应临用时制备，使用前充分摇匀。

表2－1 　　　　　　　　　　　　浊度标准液制备表

级号	0.5	1	2	3	4
标准原液/mL	2.5	5.0	10.0	30.0	50.0
水/mL	97.5	95.0	90.0	70.0	50.0

（6）注意事项及讨论

①浊度标准液的影响因素

温度：在低温（1℃）下反应不能进行，不产生沉淀；在高温形成的浊度稍低。因此药典规定反应温度为（25±1℃）。

放置时间：硫酸肼制备后，应放置4～6h，然后再与乌洛托品反应。若溶液不放置，制得的浊度标准液浑浊不稳定。

湿度：各地的相对湿度不同，而试剂的含水量可直接影响溶液的浓度，因此试剂应先经硅胶干燥剂干燥24h后，使用为佳。

贮存期：应置凉处避光贮存，按上述规定贮存期限内使用，浊度无明显变化。

②判断标准：澄清度分为五级：澄清；轻微浑浊；微浑浊；浑浊；重度浑浊。

品种项下规定的"澄清"，是指供试品溶液的澄清度相同于所用溶剂，或未超过0.5号浊度标准液。"几乎澄清"则指供试品溶液的浊度介于0.5号至1号浊度标准液的浊度。

2. 溶液颜色检查法

溶液颜色的检查是控制生物药物中可能引入的有色杂质限量的方法，药物溶液的颜色与规定颜色的差异在一定程度上反映药物的纯度。《中国药典》（2010年版）对药物溶液的检查法有以下三种：目视比色法、分光光度法和色差计法。以下介绍前两种方法。

（1）目视比色法

①原理：采用与标准比色液对照的方法来判断供试品溶液颜色是否符合要求。

②操作方法：取一定量供试品，加水溶解，置 25mL 纳氏比色管中，加水稀释至 10mL；另取规定色调和色号的标准比色液 10mL，置另一相同的纳氏比色管中，两管同置白色背景上，自上向下透视或平视观察，供试品管呈现的颜色与对照管比较，不得更深。

③注意事项及讨论

a．标准比色液由比色用重铬酸钾液、比色用氯化钴液和比色用硫酸铜液，按一定比例配成黄绿、黄、橙黄、橙红和棕红五种不同色调的贮备液，同加不同量的水稀释制成 10 个色号。检查时，根据供试品所含有色杂质的颜色及对有色杂质的限量要求，选择相应色号的标准比色液作对照。

b．观察方式的选择：溶液色泽较浅时，在白背景上自上向下透视；色泽较深时，白背景前平视观察。操作中应遵循平行原则，比色操作在一定时间内完成。

（2）分光光度法　测定吸光度更能反映溶液颜色的变化。一般制成水溶液于规定波长处测定吸光度，不得超过规定值。供制备注射用的原料药物往往既检查澄清度又检查溶液颜色。

例 2－3：盐酸肾上腺素中酮体（杂质）的检查原理

肾上腺素是由肾上腺酮（简称酮体）经还原合成而制得。在生产过程中，可能混入酮体杂质。该杂质在 310nm 波长处有最大吸收，而肾上腺素在此波长处几乎没有吸收。故《中国药典》（2010 年版）规定用本法进行酮体检查。

3．易炭化物检查法

易炭化物是指药品中夹杂的遇硫酸易炭化或易氧化而呈色的有机杂质。

（1）原理　药物中的杂质遇到浓硫酸（有的药物检查时还加硝酸）易炭化或易氧化而呈色，与一定量的对照液相比较，不得比后者更深，以控制药品中易炭化物的限量。

（2）方法　取内径一致的比色管 2 支，甲管中加供试品项下规定的对照溶液 5mL，乙管中加硫酸（含硫酸 94.5%～95.5%）5mL 后，分次缓缓加入规定量的供试品，振摇使溶解，静置 15min 后，将甲、乙两管同置白色背景前，平视观察，乙管中呈现的颜色不得较甲管深。

（3）注意事项

①供试品为固体时应先研为细粉，以利于溶解、呈色和检查。如需加热，可取供试品与硫酸混合均匀，加热溶解，放冷至室温，再移至比色管中。

②硫酸的浓度、反应温度和时间均影响易炭化物所呈现的颜色，必须按规定严格控制。

例 2 - 4：阿司匹林中易炭化物的检查

取本品 0.5g，依法检查 [《中国药典》（2010 年版）] 与对照溶液（取比色用氯化钴溶液 0.25mL，比色用重铬酸钾溶液 0.25mL 和比色用硫酸铜溶液 0.4mL，加水成 5mL）比较，不得更深。

4. 炽灼残渣检查法

（1）原理　有机药物经炭化或挥发性无机药物加热分解后，加硫酸湿润，低温加热再高温（700~800℃）炽灼，所产生的非挥发性无机杂质的硫酸盐，称为炽灼残渣（BP 称为硫酸灰分）。炽灼残渣检查用于控制有机药物和挥发性无机药物中存在的非挥发性无机杂质。

（2）方法　取供试品 1.0~2.0g，置已知炽灼至恒重的坩埚中，精密称定，缓缓炽灼至完全炭化，放冷。除另有规定外，加硫酸 0.5~1.0mL 使润湿，低温加热至硫酸蒸气除尽后，在 700~800℃炽灼至恒重，即得。

（3）注意事项

①取样量应根据规定的残渣限度来决定，一般应使炽灼残渣的量在 1~2mg。如规定限度为 0.1%，取样量约 1g；如规定 0.05%，以 2g 为宜；1% 者取样可在 1g 以下。

②加热时，必须小心地先用小火加热，以免供试品溅出坩埚外，切不可直接大火加热坩埚的底部，否则供试品全部受热可引起爆沸或燃烧。

③高温炽灼前，务必低温蒸除硫酸，以免腐蚀炉膛造成漏电事故。

④含氟的药物对瓷坩埚有腐蚀，应采用铂坩埚。

5. 干燥失重测定法

干燥失重是指药品在规定的条件下，经干燥后所减失的量，以百分率表示。主要指水分，也包括其他挥发性物质如残留的挥发性有机溶剂等。测定方法主要有以下四种。

（1）常压恒温干燥法　将供试品置相同条件下已干燥至恒重的扁形称量瓶中，于烘箱内在规定温度下干燥至恒重（两次干燥或炽灼后的质量差异在 0.3mg 以下），从减失的质量和取样量计算供试品的干燥失重。

$$炽灼残渣（\%）= （残渣及坩埚质量 - 空坩埚质量）/供试品质量 × 100\%$$

常压恒温干燥法适用于受热较稳定的药物。干燥温度一般为 105℃。干燥时间除另有规定外，根据含水量的多少，一般在达到指定温度 ±2℃后干燥 2~4h，再称至恒重为止。

（2）干燥剂干燥法　将供试品置干燥器中，利用干燥器内的干燥剂吸收供试品中的水分至恒重。常用的干燥剂有硅胶、硫酸和五氧化二磷。适用于受热分解且易挥发的供试品。

（3）减压干燥法　指在一定温度下减压干燥的方法。在减压条件下，可降低干燥温度和缩短干燥时间。适用于熔点低、受热不稳定及难驱除水分的药物。

减压干燥可用减压干燥器或恒温减压干燥箱，减压后的压力应在 2.67kPa（20mmHg）以下。

（4）**热分析法**　在程序控制温度下，测定物质的物理化学变化与温度关系的一类仪器分析方法称为热分析法。该方法具有样品用量少、灵敏、快速等优点，在药物分析中广泛用于物质的熔点、多晶型、纯度、溶剂化物、水分及热解产物的测定。根据测定物理量的不同，热分析法又有不同的名称。药物分析中常用的热分析方法有热重分析法（TGA）、差示热分析法（DTA）、差示扫描量热法（DSC）。

6. 水分测定法

生物药物中的水包括结晶水和吸附水。如果含水过高，不仅可使药物含量下降，还会导致药物发生水解等反应，甚至霉变，影响药物的理化性质与疗效，还可能产生对人体有害的物质。《中国药典》、USP、BP 均收载了费休法和甲苯法测定药物中的水分。

费休法又叫卡尔·费休法，操作简便、专属性强、准确度高，适用于受热易被破坏的药物，属非水氧化还原滴定反应，采用的标准滴定液称费休试液，是由碘、二氧化硫、吡啶和甲醇按一定比例组成。反应需一定量水分参加。

$$I_2 + SO_2 + H_2O \Longrightarrow 2HI + SO_3$$

根据消耗的碘量来计算水分的含量：

$$供试品中水分含量（\%）= (A - B) \times F/W \times 100\%$$

式中　A——供试品所消耗费休试液的体积，mL

　　　B——空白所消耗费休试液的体积，mL

　　　F——每 1 mL 费休试液相当于水的质量，mg

　　　W——供试品的质量，mg。

上述反应可逆，加无水吡啶能定量吸收 HI 和 SO_3 形成氢碘酸吡啶和硫酸酐吡啶，可使反应向右移动。但硫酸酐吡啶不稳定，可与水反应，加入无水甲醇可使其转变成稳定的甲基硫酸氢吡啶。

任务二　特殊杂质及其检查技术

特殊杂质是指在该药物的生产和贮存过程中，根据药物的性质、生产方式和工艺条件，有可能引入的杂质。这类杂质随药物的不同而异。

一、特殊杂质检查方法的依据

1. 物理性质的差异

（1）**颜色的差异**　某些药物无色，而其分解变质产物有色，或从生产中引入了有色的有关物质，可通过检查供试品溶液的颜色来控制其有色杂质的量。例如，维生素 C 为白色结晶性粉末，贮存久后易氧化变成淡黄色。《中国药典》

（2010 年版）规定维生素 C 3g，加水 15mL 溶解后，溶液应澄清无色，滤过后，若有淡黄色，应在 420nm 测定吸收值，不得超过 0.03。

（2）臭味及挥发性的差异　药物中存在的杂质如有特殊臭味，而药物本身无这种特殊臭味，那么利用这种差异即可判断某些药物中是否有特殊杂质存在。例如，乙醇具有酒精的香味，但在制备过程中可能有杂醇油混入，它具有异臭。故《中国药典》（2010 年版）规定，取本品 10mL，加水 5mL 与甘油 1mL，摇匀，分次滴加在无臭的滤纸上，使乙醇自然挥散，始终不得发生异臭。

（3）溶解度的差异　有些药物可溶于水、有机溶剂或酸、碱液中，而杂质不溶；相反某些杂质可溶于水、有机溶剂或酸、碱液中，而药物本身不溶。于是可利用这种差异进行药物的特殊杂质检查。例如，葡萄糖在生产过程中很易有糊精混入，而葡萄糖可溶于乙醇，糊精难溶于乙醇，故《中国药典》（2010 年版）规定葡萄糖的"乙醇不溶物"的检查为：取本品 1g，加 90% 乙醇 30mL，置水浴上加热回流 10min，溶液应为澄清透明；若有糊精混入，则乙醇液就不澄清透明。

（4）旋光性质的差异　利用药物和杂质之间具有不同的旋光性质而进行检查。例如，《中国药典》（2010 年版）规定硫酸阿托品中莨菪碱的检查：取本品适量，加水制成溶液，依法测定，按干燥品计算，旋光度不得超过 − 0.40（硫酸阿托品为消旋体，无旋光性；莨菪碱为左旋体）。

2. 化学性质的差异

（1）酸碱性的差异　药物和杂质之间可利用酸碱性质的差异进行检查。例如，苯巴比妥在合成时可能引入杂质苯基丙二酰脲及其他酸性杂质，药典利用其酸性强于苯巴比妥，故将苯巴比妥供试品加水煮沸，放冷，滤过，弃去苯巴比妥后，取滤液加甲基橙指示液，不得显红色，借以检查苯基丙二酰脲及其他酸性物质是否混入苯巴比妥中。

（2）杂质与一定的试剂产生沉淀或颜色　利用药物中存在的杂质与一定的试剂产生沉淀或颜色来检查药物中存在的杂质。例如，从咖啡中提取咖啡因时，很可能引入其他生物碱（杂质），为了检查咖啡因中是否混有其他生物碱，可根据咖啡因对碘化汞试液不产生沉淀反应，而其他生物碱产生沉淀反应的性质差异进行检查。

（3）杂质与一定的试剂产生气体　某些药物中的氨化合物或铵盐在碱性条件下加热，如有铵盐存在，则可分解放出氨，它遇碱性碘化汞试液显色，而药物本身不显色；又如药物中若有微量硫化物存在，利用其在酸性条件下生成硫化氢气体放出，遇湿的醋酸铅试纸形成棕黑色的硫斑来检查杂质。

（4）利用氧化还原性质的差异　利用药物与杂质在氧化还原性质上的差异进行检查。例如，葡萄糖酸亚铁中含有少量高铁盐，高铁离子具有氧化性，《中国药典》（2010 年版）采用置换碘量法测定其含量，规定不得超过一定量。又如乳酸、葡萄糖酸钙、糊精等采用碱性酒石酸铜试液检查其中的还原糖。

二、特殊杂质检查方法

由于特殊杂质多种多样，检查方法各异，故一般将其分成四大类。

1. 物理法

利用药物与杂质在嗅、味、挥发性、颜色、溶解性及旋光性等的差异，检查所含杂质是否符合限量规定。

2. 化学反应法

当药物中的杂质与药物的化学性质相差较大时，可选择合适的试剂，使之与杂质反应产生颜色（比色法）、沉淀（比浊法）或气体（气体检查法），而药物不发生反应，从而检查杂质的限量。

3. 色谱法

（1）纸色谱法 取一定量供试品溶液和杂质限量对照品溶液，于同一色谱滤纸上点样、展开、检出后，比较杂质斑点的个数、颜色深浅或荧光强度等。通常用于极性较大的药物或放射性药物的检查。该法展开时间长、斑点较为扩散、不能用强酸等腐蚀性显色剂。

（2）薄层色谱法（TLC） 类似纸色谱法，但较简便、快速、灵敏，不需特殊设备，适用于有机杂质的检查。TLC 法按操作方法又分为如下几种方法。

①杂质对照品法：适用于已知杂质并能制备得到杂质对照品的情况。根据杂质限量，取供试品溶液和一定浓度的杂质对照品溶液，分别点样于同一薄层板上，展开，斑点定位，将供试品溶液色谱中除主斑点外的其他斑点与相应的杂质对照品溶液或系列杂质对照溶液色谱中的主斑点进行比较。判断结果：供试品溶液如显与对照品相应的杂质斑点，其颜色与对照品溶液主斑点比较，不得更深。

②供试品溶液自身稀释对照法：当杂质结构不能确定或无杂质对照品时，采用此法。该法仅限于杂质斑点的颜色与主成分斑点颜色相同或相近的情况下使用。先配制一定浓度的供试品溶液，然后将供试品溶液按限量要求稀释至一定浓度作为对照溶液，将供试品溶液和对照溶液分别点样于同一薄层板上，展开，斑点显色，定位。结果判断：供试液所显杂质斑点与对照液主斑点比较，不得更深。

③杂质对照品法与供试品溶液自身稀释对照法并用：当药物中存在多个杂质时，其中有的杂质有对照品时，采用杂质对照品法检查；有的杂质没有对照品或结构未知时，可采用供试品溶液自身稀释对照法检查。

④对照药物法：当无合适杂质对照品，或供试品杂质斑点颜色与主成分斑点颜色有差异、难以判断限量时，可用与供试品相同的药物作为对照品。此对照药物所含待检杂质需符合限量要求，且稳定性好。

（3）高效液相色谱法（HPLC） 本法分离效能高、专属性强、检测灵敏，适用于有机杂质，但更多地用于含量测定。此法检查杂质有五种方法。

①内标法加校正因子测定法：适用于有对照品的杂质，能够测定杂质校正因子的情况。

②外标法测定法：适用于有对照品的杂质，而且进样量能精确控制（以定量环或自动进样器进样）的情况。配制杂质对照品溶液和供试品溶液，分别取一定量注入色谱仪，测定对照品的峰面积和供试品杂质的峰面积，按外标法计算杂质的浓度。

③加校正因子的主成分自身对照测定法：进行杂质检查时，可以不用杂质对照品；但是在建立方法时，需用杂质对照品。

④不加校正因子的主成分自身对照测定法：适用于没有杂质对照品的情况。以供试品溶液的稀释溶液为对照溶液，调节检测灵敏度后，分别进样供试品溶液和对照溶液。除另有规定外，供试品溶液的分析时间应为主成分色谱峰保留时间的2倍，供试品溶液中各杂质的峰面积与对照溶液主成分的峰面积比较，计算杂质含量。

⑤面积归一化法：适用于粗略测量供试品中杂质的含量。取供试品溶液适量，进样，经高效液相色谱分离、测定后，计算各杂质峰面积总和占总峰面积（含药物的峰面积，不含溶剂峰面积）的百分率，不得超过限量。该法简便快捷，但在杂质结构与主成分结构相差较大时可能会有较大的测量误差。

（4）气相色谱法（GC）　主要用于挥发性有机杂质和有机溶剂残留量的检查。方法与高效液相色谱法相同的有内标法加校正因子测定法、外标法测定法和面积归一化法，不同的有标准溶液加入法。标准溶液加入法是将一定量的杂质对照品溶液精密加入到供试品溶液中，根据外标法或内标法测定杂质的含量，再扣除加入的对照品溶液含量，即得供试品溶液中杂质的含量。

4. 光谱法

利用药物与杂质对光选择性吸收性质的差异进行药物的杂质检查。

（1）紫外分光光度法　根据药物与杂质紫外特征吸收的差异进行检查，在药物无吸收而杂质有吸收的波长下测定吸收值，规定测得的吸收值不得超过某一限值。

（2）红外分光光度法　用于药物中无效或低效晶型杂质的检查。某些多晶型药物由于其晶型结构不同，一些化学键的键长、键角等发生不同程度的变化，导致红外吸收光谱中某些特征峰的频率、峰形、强度等出现显著差异。利用这些差异，可以检查药物中低效（或无效）晶型杂质。

（3）原子吸收分光光度法　用于药物中金属杂质的检查，通常采用标准加入法控制金属杂质的限量。检查方法：试样→预处理→原子化器→待检元素的原子蒸气→吸收特定波长的光→检测器→求出待检元素含量。

任务三 安全性检查

一、热原检查法

在注射给药过程中，偶尔会出现发热、寒战、头痛、恶心、呕吐等症状，严重者甚至昏迷、死亡，药物引起的这些不良反应称为热原反应，能引起上述热原反应的物质称为热原质。目前人们普遍认为革兰阴性细菌产生的内毒素（脂多糖）是引起热原反应的主要物质之一。

按《中国药典》（2010版）规定，目前检查生物制品中热原质采用的是家兔热原试验法。

1. 家兔热原试验的基本原理

将一定量的供试品，从静脉注入家兔体内，在规定的时间内观察家兔体温升高的程度，以判断供试品中所含热原的限度是否符合规定。

2. 家兔热原试验的基本步骤

首先按规定选择供试用的家兔，并进行试验前的准备。取正常的家兔三只，测定其正常体温后，于15min内从家兔的耳静脉缓慢注入已预热到38℃的规定剂量的供试品溶液，然后每隔15min测量其体温一次，共测6次，以6次体温中最高的一次减去正常体温，即得到该兔体温升高的温度。如3只家兔中，有1只家兔体温升高0.6℃或0.6℃以上，或3只家兔体温升高均低于0.6℃，但体温升高的总和达1.4℃或1.4℃以上，应另取5只适用的家兔复试，检查方法同上。

3. 结果判断

在初试3只家兔中，体温升高均低于0.6℃，并且3只家兔体温升高总和低于1.4℃；或在复试的5只家兔中，体温升高0.6℃或0.6℃以上的家兔仅有1只，并且初试、复试合并8只家兔的体温升高总和为3.5℃或3.5℃以下，均认为供试品的热原检查符合规定。

二、细菌内毒素检查法

本法是利用鲎试剂来检测或量化由革兰阴性细菌产生的细菌内毒素，以判断供试品中细菌内毒素的限量是否符合规定的一种方法。细菌内毒素检查包括两种方法，即凝胶法和光度测定法，可使用其中任何一种方法进行试验。当测定结果有争议时，除另有规定外，以凝胶法结果为准。

1. 试管凝胶法

试管凝胶法是通过鲎试剂与细菌内毒素产生凝集反应的原理来检测和半定量细菌内毒素的方法。包括鲎试剂灵敏度复核试验、干扰试验、凝胶限量试验及凝胶半定量试验。

2．光度测定法

光度测定法包括浊度法和显色基质法。浊度法是利用检测鲎试剂和内毒素反应过程中的浊度变化来测定内毒素含量的一种方法。显色基质法是利用检测鲎试剂和内毒素反应过程中产生的凝固酶使特定底物释放出呈色团的多少而测定细菌内毒素的方法。

细菌内毒素检查和家兔热原检查法均为目前采用的控制生物制品质量标准的重要试验，其中细菌内毒素的检查法相对操作较简便，实验成本较低，应用更为广泛。

三、异常毒性及特异性毒性检查法

1．异常毒性检查法

异常毒性试验是生物制品（主要是抗毒素及抗血清、血液制品和重组 DNA 制品等）的非特异性毒性的通用安全试验，是检查制品中是否污染外源性毒性物质，以及是否存在意外的不安全因素的试验。

某些生物药物在制备过程中混入或在贮存过程中分解产生与原药物毒性不同，而且毒性大于原药物的杂质（如在微生物发酵过程中可能产生的一些难以预测的毒素和未知杂质），而这些杂质又难以用理化方法加以控制时，则应采用生物检定的方法，为此使用异常毒性检查法就显得尤为重要。

（1）基本原理　异常毒性试验的原理是利用药物的急性毒性反应，将一定剂量的供试品溶液注入动物体内或口服给药，在规定的时间内观察动物出现的毒性反应和死亡情况，以判定供试品是否符合规定的方法。由于死亡反应作为判断指标比较明确，因此各国药典均以动物死亡为主要判断指标。因此异常毒性试验实际上是一个限度试验，在此剂量条件下，一般供试品不应使试验动物中毒死亡；除动物试验方法存在的差异或偶然差错外，如果出现试验动物急性中毒而死亡，则反映该供试品中含有的急性毒性物质超出了正常水平。

（2）方法　异常毒性试验一般包括小鼠试验和豚鼠试验。

①小鼠试验法　除另有规定外，每批供试品用 5 只小鼠，注射前每只小鼠称体重，应为 18～22g。每只小鼠腹腔注射供试品 0.5mL，观察 7 日。观察期内，小鼠应全部健存，且无异常反应，到期时每只小鼠体重应增加，供试品判为合格。如不符合上述要求，可以用 10 只小鼠复试一次，判定标准同前。

②豚鼠试验法　除另有规定外，每批供试品用 2 只豚鼠，注射前每只豚鼠称体重，应为 250～350g。每只豚鼠腹腔注射供试品 5.0mL，观察 7 日。观察期内，豚鼠应全部健存，且无异常反应，到期时每只豚鼠体重应增加，供试品判为合格。如不符合上述要求，可以用 4 只豚鼠复试一次，判定标准同前。

2．特异性毒性检查法

某些疫苗类的生物制品是由特定的生产用菌种产生的毒素经脱毒制备而成的

生物制品。本法主要是检查某些疫苗类生物制品，是否存在由自身毒素引起的特异性毒性不安全因素。

特异性毒性检查一般采用小鼠或豚鼠进行试验。如《中国药典》（2010 年版）收载的吸附无细胞百白破三联疫苗（百日咳、白喉、破伤风联合疫苗），就规定成品检定要进行特异性毒性检查，包括百日咳、白喉、破伤风疫苗的特异性毒性检查。

（1）无细胞百日咳疫苗　按药典规定应做小鼠体重减轻试验、小鼠白细胞增多试验、小鼠组胺致敏试验等。

（2）白喉和破伤风疫苗　用体重 250～350g 豚鼠，每批制品不少于 4 只，每只腹腔部皮下注射 2.5mL，分两侧注射，每侧 1.25mL，观察 30 日。注射部位可有浸润，经 5～10 日变成硬结，可能 30 日不完全吸收。在第 10 日、第 20 日、第 30 日称重，到期体重比注射前增加，局部无化脓、无坏死、无破伤风症状及无晚期麻痹症者为合格。

四、降压物质检查法

某些生物制品在制备过程中可能混入一些具有使血管扩张而降低血压的活性物质，从而影响药物的疗效以及产生意外不良反应。一些由蛋白质为原料或经发酵法制成的生物制品均可能混入组胺、缓激肽等类组胺样的降压物质，因此，对降压物质的检查是控制生物制品的质量、保证其安全性的重要检测项目之一。

降压物质检查法的原理是利用对猫组胺样物质具有敏感的降压作用。

本实验方法是通过比较组胺对照品（S）与供试品（T）引起的麻醉猫血压下降值，判断供试品中所含降压物质的限度是否符合相关规定。鉴于药品中具有降压作用的物质种类很多，而且有些物质（如组胺）产生降压作用的剂量又很小，故可将降压物质检查法与理化分析方法相结合，以更好地控制药品质量，减少不良反应。

五、过敏反应检查法

过敏反应检查法是将一定量供试品溶液注入豚鼠腹腔或皮内，间隔一定时间后静脉或皮内注射供试品进行攻击，观察动物出现过敏反应的情况，以判断供试品是否引起动物全身过敏反应（动物蜷缩、竖毛、呼吸困难、死亡）。过敏反应检查是一种检查异性蛋白的实验方法。在某些生物制品（如各种器官提取物、植物及微生物的提取物等）的制备过程中，常可能混入一些具有免疫原性的异性蛋白杂质，临床使用这些生物制品时，则容易引起病人出现多种过敏反应，轻者皮肤出现红斑或丘疹；严重者可出现窒息、发热、血管神经性水肿、血压下降，甚至休克和死亡。因此，有可能存在异性蛋白的生物制品应做过敏反应检查。

检查方法：将适量的药物溶液由腹腔或皮内注射给豚鼠，若药物中含有异性蛋白，则在体内产生相应的抗体，这种抗体附着在肥大细胞上，经一段时间后再注射相同的药物时，若药物有致敏性，则与豚鼠体内产生抗体反应，使肥大细胞释放出组胺等物质，产生过敏反应，动物会出现蜷缩、竖毛、呼吸困难，甚至死亡；若药物无致敏性，则动物活动正常。目前常用的有细胞色素 C 溶液的过敏试验和结核菌素纯蛋白衍生物的致敏效应试验等。

任务四 无菌检查

无菌检查法是用于检查药典要求无菌的生物制品、医疗器具、原料、辅料及其他品种是否无菌的一种方法。若供试品符合无菌检查法的规定，仅表明了供试品在该检验条件下未发现微生物污染。

无菌检查应在环境洁净度 10000 级下的局部洁净度 100 级的单向流空气区域内或隔离系统中进行，其全过程应严格遵守无菌操作，防止微生物污染。防止污染的措施不得影响供试品中微生物的检出。单向流空气区、工作台面及环境应定期按《医药工业洁净室（区）悬浮粒子、浮游菌和沉降菌的测试方法》的现行国家标准进行洁净度验证。隔离系统应按相关的要求进行验证，其内部环境的洁净度需符合无菌检查的要求。日常检验还需对试验环境进行监控。

无菌检查人员必须具备微生物专业知识，并经过无菌技术的培训。

一、理解无菌检查的基本原理

无菌检查是利用无菌操作的方法，将被检查的药品分别加入适合需氧菌、厌氧菌和真菌生长的液体培养基中，置于适宜温度下培养一定时间后，观察有无微生物生长，以判断药品是否合格。由于该试验是通过观察培养基中是否有微生物生长来判断样品的无菌性的，从理论上来讲，污染的检出率要比实际产品的污染率要低得多，因此当供试品符合无菌检查法的规定，只表明供试品在该检验条件下未发现微生物污染，也就是说无菌检查法并不能用于保证整批产品的无菌性，但它可以用来确定该批产品符合无菌要求。

二、无菌检查的基本步骤

1. 培养基的制备

培养基可按以下处方制备，也可使用按该处方生产的符合规定的脱水培养基。配制后应采用验证合格的灭菌程序灭菌。制备好的培养基应保存在 2～25℃避光的环境，若保存于非密闭容器中，一般可在 3 周内使用；若保存于密闭容器中，一般可在 1 年内使用。

（1）硫乙醇酸盐流体培养基（用于培养需氧菌、厌氧菌）　酪胨（胰酶水解），15.0g；酵母浸出粉，5.0g，葡萄糖，5.0g；氯化钠，2.5g；L－胱氨酸，0.5g；新配制的 0.1% 刃天青溶液，1.0mL；硫乙醇酸钠，0.5g（或硫乙醇酸

0.3mL）；琼脂，0.75g；水，1000mL。

除葡萄糖和刃天青溶液外，取上述成分混合，微温溶解，调 pH 为弱碱性，煮沸，滤清，加入葡萄糖和刃天青溶液，摇匀，调 pH 使灭菌后为 7.1 ± 0.2。分装至适宜的容器中，其装量与容器高度的比例应符合培养结束后培养基氧化层（粉红色）不超过培养基深度的 1/2，灭菌。在供试品接种前，培养基氧化层的高度不得超过培养基深度的 1/5，否则，需经 100℃ 水浴加热至粉红色消失（不超过 20min）后，迅速冷却。只限加热 1 次，并防止被污染。

（2）改良马丁培养基（用于培养真菌）　酪胨，5.0g；磷酸氢二钾，1.0g；酵母浸出粉，2.0g；硫酸镁，0.5g；葡萄糖，20.0g；水，1000mL。

除葡萄糖外，取上述成分混合，微温溶解，调 pH 约为 6.8，煮沸；加入葡萄糖溶解后，摇匀，滤清，调 pH 使灭菌后为 6.4 ± 0.2，分装，灭菌。

（3）选择性培养基　按上述硫乙醇酸盐流体培养基或改良马丁培养基的处方及制法，在培养基灭菌或使用前加入适宜的中和剂、灭活剂或表面活性剂。

（4）营养肉汤培养基　酪胨，10.0g；氯化钠，5.0g；牛肉浸出粉，3.0g；水，1000mL。

取上述成分混合，微温溶解，调 pH 为弱碱性，煮沸，滤清，调 pH 使灭菌后为 7.2 ± 0.2，分装，灭菌。

（5）营养琼脂培养基（用于培养需氧菌）　按上述营养肉汤培养基的处方及制法，加入 14.0g 琼脂，调 pH 使灭菌后为 7.2 ± 0.2，分装，灭菌。

培养基的无菌性检查：每批培养基随机抽取不少于 10 支（瓶），5 支（瓶）置 30～35℃，另 5 支（瓶）置 20～25℃，培养 14 天，均应无菌生长。

2. 培养基的敏感度检查

（1）菌种　培养基的敏感度检查所用的菌株传代次数不得超过 5 代（从菌种保藏中心获得的冷冻干燥菌种为第 0 代）。试验用菌种应采用适宜的菌种保藏技术进行保存，以保证试验菌株的生物学特性。

菌种包括：金黄色葡萄球菌（*Staphylococcus aureus*）［CMCC（B）26003］、铜绿假单胞菌（*Pseudomonas aeruginosa*）［CMCC（B）10104］、枯草芽孢杆菌（*Bacillus subtilis*）［CMCC（B）63501］、生孢梭菌（*Clostridium sporogenes*）［CMCC（B）64941］、白色念珠菌（*Candida albicans*）［CMCC（F）98001］、黑曲霉（*Aspergillus niger*）［CMCC（F）98003］。

（2）菌液制备　接种金黄色葡萄球菌、铜绿假单胞菌、枯草芽孢杆菌的新鲜培养物至营养肉汤培养基中或营养琼脂培养基上，接种生孢梭菌的新鲜培养物至硫乙醇酸盐流体培养基中，30～35℃ 培养 18～24h；接种白色念珠菌的新鲜培养物至改良马丁培养基中或改良马丁琼脂培养基上，20～25℃ 培养 24～48h。上述培养物用 0.9% 氯化钠溶液制成每 1mL 含菌数小于 100CFU（菌落形成单位）的菌悬液。接种黑曲霉的新鲜培养物至改良马丁琼脂培养基上，23～28℃ 培养

5～7天，加入 3～5mL 无菌的含 0.05%（体积分数）聚山梨酯 80 的 0.9% 氯化钠溶液，将孢子洗脱，然后用适宜的方法吸出孢子悬液至无菌试管内，用无菌的含 0.05%（体积分数）聚山梨酯 80 的 0.9% 氯化钠溶液制成每 1mL 含孢子数小于 100CFU 的孢子悬液。菌悬液在室温下放置应在 2h 内使用，若保存于 2～8℃ 可在 24h 内使用。黑曲霉孢子悬液可保存在 2～8℃，在验证过的贮存期内使用。

（3）培养基接种　取每管装量为 12mL 的硫乙醇酸盐流体培养基 9 支，分别接种小于 100CFU 的金黄色葡萄球菌、铜绿假单胞菌、枯草芽孢杆菌、生孢梭菌各 2 支，另 1 支不接种，作为空白对照，置 30～35℃ 培养 3 天；取每管装量为 9 mL 的改良马丁培养基 5 支，分别接种小于 100CFU 的白色念珠菌、黑曲霉各 2 支，另 1 支不接种，作为空白对照，置 20～25℃ 培养 5 天。逐日观察结果。结果判定空白对照管应无菌生长，若加菌的培养基管均生长良好，判定该培养基的敏感度检查符合规定。

3．无菌检查方法

无菌检查法包括直接接种法及薄膜过滤法。如供试品性状允许，可优先采用薄膜过滤法。

（1）薄膜过滤法　采用封闭式薄膜过滤器，滤膜孔径应不大于 0.45μm，直径约为 50mm。根据供试品及其溶剂的特性选择滤膜材质。使用时应保证滤膜在过滤前后的完整性。

取规定抽检供试品数（如供试品少于 10mL，则先用 100mL 0.9% 无菌氯化钠溶液或无菌稀释液稀释），立即在无菌条件下导入无菌薄膜过滤器内，加压或减压过滤。含汞类防腐剂的供试品，在供试品过滤后，用 0.9% 无菌氯化钠溶液或其他适宜的无菌溶剂冲洗滤膜 3 次，每次 100mL。过滤后，两个滤器加流体硫乙醇酸盐培养基各 100mL，另一个滤器加改良马丁培养基 100mL。一个硫乙醇酸盐培养基的滤器置 30～35℃ 培养，其余置 20～25℃ 培养，同时以 0.9% 无菌氯化钠溶液代替供试品做阴性对照。培养时间不少于 14 天。

（2）直接接种法

①含防腐剂的制品，应先增菌。按成品抽样量及抽验瓶数的要求抽取的供试品按表 2－2 逐瓶取样，并按每 20 支安瓿混合后接种。应接种培养基瓶数依供试品混合量（全部接种）而定。接种量与培养基的比例：用苯酚或氯仿作防腐剂者至少为 1:20，用汞作防腐剂者或制品内含有甲醛、抗生素者至少为 1:50。将混合供试品先按此比例接种于流体硫乙醇酸盐培养基内增菌，增菌培养基不得少于 200mL（扁瓶）。于 20～25℃ 培养 3～4 天后移种至流体硫乙醇酸盐培养基、营养琼脂斜面、改良马丁培养基各 2 管，每管 0.5mL。将流体硫乙醇酸盐培养基、营养琼脂斜面各 1 管置 30～35℃ 培养，其余各管置 20～25℃ 培养，增菌管及移种管培养时间全程不得少于 14 天。

表 2-2	直接接种法的每支（瓶）样品抽验量			
每支（瓶）制品装量 V/mL	$V<0.5$	$0.5\leqslant V<5$	$5\leqslant V<20$	$20\leqslant V<100$
每支（瓶）制品抽验量/mL	全量	0.5	1.0	5.0

②不含防腐剂的制品，不经增菌。按成品抽样量及抽验瓶数的要求抽取的供试品逐瓶取样混合，装量在 5.0mL 以下者（包括 5.0mL）每 10 瓶（安瓿）混合，装量在 5.0mL 以上者每 7 瓶（安瓿）混合，应接种培养基管数依供试品混合量（全部接种）而定。将混合后的供试品直接接种于流体硫乙醇酸盐培养基及改良马丁培养基，接种后的流体硫乙醇酸盐培养基总数的 1/2 置 30~35℃ 培养，其余置 20~25℃ 培养，同时以 0.9% 无菌氯化钠溶液代替供试品，做阴性对照，培养时间不得少于 14 天。

③供试品浑浊和接种后不能判定结果的制品，可按表 2-2 取规定量的供试品，按直接接种的增菌法做无菌检查。

④体外诊断制品，只做半成品无菌检查。即半成品在加防腐剂之前，除菌过滤时留样做无菌检查，用直接接种法，培养 8 天，观察结果。如有菌生长，制品需经除菌处理后再做无菌检查，若再有菌生长应废弃。如半成品已加入防腐剂后除菌，则应留样按含防腐剂制品用直接接种法先增菌再做无菌检查。

（3）结果判定　如硫乙醇酸盐流体培养基及改良马丁培养基均为澄清，或虽显浑浊但经确证无细菌生长，营养琼脂斜面培养基未见菌生长，判供试品符合规定；如硫乙醇酸盐流体培养基、改良马丁培养基、营养琼脂斜面培养基中任何一管显浑浊并确证有菌生长，判供试品不符合规定，除非能充分证明试验结果无效，即生长的微生物非供试品所含。当符合下列至少 1 个条件时方可判试验结果无效。

①无菌检查试验所用的设备及环境的微生物监控结果不符合无菌检查法的要求。

②回顾无菌试验过程，发现有可能引起微生物污染的因素。

③供试品管中生长的微生物经鉴定后，确证是因无菌试验中所使用的物品和（或）无菌操作技术不当引起的。

试验若经确认无效，应重试。重试时，重新取同量供试品，依法检查，若无菌生长，判供试品符合规定；若有菌生长，判供试品不符合规定。

任务五　微生物限度检查

微生物限度检查是检查非规定灭菌制剂及其原料、辅料受微生物污染的程度。检查项目包括细菌数、霉菌数、酵母菌数及控制菌检查。

微生物限度检查应在环境洁净度 10000 级下的局部洁净度 100 级的单向流空

气区域内进行。检验全过程必须严格遵守无菌操作，防止再污染，防止污染的措施不得影响供试品中微生物的检出。单向流空气区域、工作台面及环境应定期按《医药工业洁净室（区）悬浮粒子、浮游菌和沉降菌的测试方法》的现行国家标准进行洁净度验证。

供试品检查时，如果使用了表面活性剂、中和剂或灭活剂，应证明其有效性及对微生物无毒性。除另有规定外，本检查法中细菌及控制菌的培养温度为30～35℃；霉菌、酵母菌的培养温度为 23 ～28℃。检验结果以 1g、1mL、10g、10mL 或 10cm² 为单位报告，特殊品种可以最小包装单位报告。

一、微生物限度检查的基本步骤

1. 检验量

检验量即一次试验所用的供试品量（g、mL 或 cm²）。除另有规定外，一般供试品的检验量为 10g 或 10mL；膜剂为 100cm²；贵重药品、微量包装药品的检验量可以酌减。要求检查沙门菌的供试品，其检验量应增加 20g 或 20mL（其中 10g 或 10mL 用于阳性对照试验）。检验时，应从 2 个以上最小包装单位中抽取供试品，膜剂还不得少于 4 片。一般应随机抽取不少于检验用量（两个以上最小包装单位）的 3 倍。

2. 供试液的制备

根据供试品的理化特性与生物学特性，采取适宜的方法制备供试液。供试液制备若需加温时，应均匀加热，且温度不应超过 45℃。供试液从制备至加入检验用培养基，不得超过 1h。

除另有规定外，常用的供试液制备方法如下。

（1）液体供试品 取供试品 10mL，加 pH7.0 无菌氯化钠－蛋白胨缓冲液至100mL，混匀，作为 1:10 的供试液。油剂可加入适量的无菌聚山梨酯 80 使供试品分散均匀。水溶性液体制剂也可用混合的供试品原液作为供试液。

（2）固体、半固体或黏稠性供试品 取供试品 10g，加 pH7.0 无菌氯化钠－蛋白胨缓冲液至 100mL，用匀浆仪或其他适宜的方法，混匀，作为 1:10 的供试液。必要时加适量的无菌聚山梨酯 80，并置水浴中适当加温使供试品分散均匀。

（3）需用特殊方法制备供试液的供试品

①乳膏和软膏：取供试品 5g（或 5mL），加至含溶化的（温度不超过 45℃）5g 司盘 80、3g 单硬脂酸甘油酯、10g 聚山梨酯 80 无菌混合物的烧杯中，用无菌玻璃棒搅拌成团后，慢慢加入 45℃ 的 pH7.0 无菌氯化钠－蛋白胨缓冲液至100mL，边加边搅拌，使供试品充分乳化，作为 1:20 的供试液。

②油膏及栓剂：取供试品 10g，加至含 20mL 无菌十四烷酸异丙酯和无菌玻璃珠的适宜容器中，必要时可增加十四烷酸异丙酯的用量，充分振摇，使供试品溶解。然后加入 45℃ 的 pH7.0 无菌氯化钠－蛋白胨缓冲液 100mL，振摇 5 ～

10min，萃取，静置使油水明显分层，取其水层作为1∶10的供试液。

③膜剂供试品：取供试品100cm²，剪碎，加pH7.0无菌氯化钠－蛋白胨缓冲液100mL（必要时可增加稀释液），浸泡，振摇，作为1∶10的供试液。

④肠溶及结肠溶制剂供试品：取供试品10g，加pH6.8无菌磷酸盐缓冲液（用于肠溶制剂）或pH7.6无菌磷酸盐缓冲液（用于结肠溶制剂）至100mL，置45℃水浴中，振摇，使溶解，作为1∶10的供试液。

⑤气雾剂、喷雾剂供试品：取规定量供试品，置冰冻室冷冻约1h，取出，迅速消毒供试品开启部位，用无菌钢锥在该部位钻一小孔，放至室温，并轻轻转动容器，使抛射剂缓缓全部释出。用无菌注射器吸出全部药液，加至适量的pH7.0无菌氯化钠－蛋白胨缓冲液（若含非水溶性成分，加适量的无菌聚山梨酯80）中，混匀，取相当于10g或10mL的供试品，再稀释成1∶10的供试液。

⑥具抑菌活性的供试品：当供试品有抑菌活性时，采用下列方法进行处理，以消除供试液的抑菌活性，再依法检查。常用的方法如下。

a. 培养基稀释法：取规定量的供试液至较大量的培养基中，使单位体积内的供试品含量减少，至不具抑菌作用。测定细菌、霉菌及酵母菌的菌数时，取同稀释级的供试液2mL，每1mL供试液可等量分注多个平皿，倾注琼脂培养基，混匀，凝固，培养，计数。每1mL供试液所注的平皿中生长的菌落数之和即为1mL的菌落数，计算每1mL供试液的平均菌落数，按平皿法计数规则报告菌数；控制菌检查时，可加大增菌培养基的用量。

b. 离心沉淀集菌法：取一定量的供试液，3000r/min离心20min（供试液如有不溶性颗粒、沉淀，先以500r/min离心5min，取全部上清液再离心），弃去上清液，留底部集菌液2mL，加稀释液补至原规定量。

c. 薄膜过滤法：适用于各种抑菌、抗菌、防腐等成分的供试品。方法详见细菌、真菌及酵母菌计数部分。

d. 中和法：凡含汞、砷或防腐剂等具有抑菌作用的供试品，可用适宜的中和剂或灭活剂消除其抑菌成分。中和剂或灭活剂可加在所用的稀释液或培养基中。

二、细菌、真菌及酵母菌的计数

1. 计数方法的验证

当建立产品的微生物限度检查法时，应进行细菌、霉菌及酵母菌计数方法的验证，以确认所采用的方法适合于该产品的细菌、霉菌及酵母菌数的测定。若产品的组分或原检验条件发生改变可能影响检验结果时，计数方法应重新验证。

验证时，按供试液的制备和细菌、霉菌及酵母菌计数所规定的方法及下列要求进行。对各试验菌的回收率应逐一进行验证。

（1）菌种　试验用菌株的传代次数不得超过5代（从菌种保藏中心获得的冷冻干燥菌种为第0代），并采用适宜的菌种保藏技术进行保存，以保证试验菌株的生物学特性。

菌种包括：大肠埃希菌（*Escherichia coli*）［CMCC（B）44102］、金黄色葡萄球菌（*Staphylococcus aureus*）［CMCC（B）26003］、枯草芽孢杆菌（*Bacillus subtilis*）［CMCC（B）63501］、白色念珠菌（*Candida albicans*）［CMCC（F）98001］、黑曲霉（*Aspergillus niger*）［CMCC（F）98003］。

（2）菌液制备　接种大肠埃希菌、金黄色葡萄球菌、枯草芽孢杆菌的新鲜培养物至营养肉汤培养基中或营养琼脂培养基上，培养18～24h；接种白色念珠菌的新鲜培养物至改良马丁培养基中或改良马丁琼脂培养基上，培养24～48h。上述培养物用0.9%无菌氯化钠溶液制成每1mL含菌数为50～100CFU菌落形成单位的菌悬液。接种黑曲霉的新鲜培养物至改良马丁琼脂斜面培养基上，培养5～7天，加入3～5mL含0.05%（体积分数）聚山梨酯80的0.9%无菌氯化钠溶液，将孢子洗脱。然后，采用适宜的方法吸出孢子悬液至无菌试管内，用含0.05%（体积分数）聚山梨酯80的0.9%无菌氯化钠溶液制成每1mL含孢子数50～100CFU的孢子悬液。

菌液制备后若在室温下放置，应在2h内使用；若保存在2～8℃，可在24h内使用。黑曲霉孢子悬液可保存在2～8℃，在验证过的贮存期内使用。

（3）验证方法　验证试验至少应进行3次独立的平行试验，并分别计算各试验菌每次试验的回收率。

①试验组：平皿法计数时，取试验可能用的最低稀释级供试液1mL和50～100CFU试验菌，分别注入平皿中，立即倾注琼脂培养基，每株试验菌平行制备2个平皿，按平皿法测定其菌数。薄膜过滤法计数时，取规定量试验可能用的最低稀释级供试液，过滤，冲洗，在最后一次的冲洗液中加入50～100CFU试验菌，过滤，按薄膜过滤法测定其菌数。

②菌液组：测定所加的试验菌数。

③供试品对照组：取规定量供试液，按菌落计数方法测定供试品本底菌数。

④稀释剂对照组：若供试液制备需要分散、乳化、中和、离心或薄膜过滤等特殊处理时，应增加稀释剂对照组，以考察供试液制备过程中微生物受影响的程度。试验时，可用相应的稀释液替代供试品，加入试验菌，使最终菌浓度为每1mL供试液含50～100CFU，按试验组的供试液制备方法和菌落计数方法测定其菌数。

⑤结果判断：在3次独立的平行试验中，稀释剂对照组的菌数回收率（稀释剂对照组的平均菌落数占菌液组的平均菌落数的百分率）应均不低于70%。若试验组的菌数回收率（试验组的平均菌落数减去供试品对照组的平均菌落数的值占菌液组的平均菌落数的百分率）均不低于70%，照该供试液制备方法和计数法测定供试品的细菌、霉菌及酵母菌数；若任一次试验中试验组的菌数回收率低于70%，应采用培养基稀释法、离心沉淀法、薄膜过滤法、中和法（常见干扰

物的中和剂或灭活方法见表2－3）等方法或联合使用这些方法以消除供试品的
抑菌活性，并重新进行方法验证。

表2－3　　　　　　　　　　常见干扰物的中和剂或灭活方法

干扰物	可选用的中和剂或灭活方法
戊二醛	亚硫酸氢钠
酚类、乙醇、吸附物	稀释法
醛类	稀释法、甘氨酸、硫代硫酸盐
季铵类化合物（QACs）、对羟基苯甲酸酯	卵磷脂、聚山梨酯
汞类制剂	亚硫酸氢钠、巯基乙酸盐、硫代硫酸盐
双胍类化合物	卵磷脂
碘酒、洗必泰类	聚山梨酯
卤化物	硫代硫酸盐
乙二胺四乙酸（EDTA）	镁或钙离子
磺胺类	对氨基苯甲酸
β－内酰胺类抗生素	β－内酰胺酶

2. 供试品检查

按《中国药典》（2010年版）的规定，药品细菌计数方法包括平皿法和薄膜
过滤法。检查时，按已验证的计数方法进行供试品的细菌、霉菌及酵母菌菌数的
测定。按计数方法的验证试验确认的程序进行供试液制备。用稀释液稀释成1：
10、1：10^2、1：10^3等稀释级的供试液。

（1）平皿法　根据菌数报告规则取相应稀释级的供试液1mL，置直径90mm
的无菌平皿中，注入15～20mL温度不超过45℃的溶化的营养琼脂培养基或玫瑰
红钠琼脂培养基或酵母浸出粉胨葡萄糖琼脂培养基，混匀，凝固，倒置培养。每
稀释级每种培养基至少制备2个平板。

阴性对照试验：取试验用的稀释液1mL，置无菌平皿中，注入培养基，凝
固，倒置培养。每种计数用的培养基各制备2个平板，均不得有菌生长。

培养和计数：除另有规定外，细菌培养3天，霉菌、酵母培养5天，逐日
观察菌落生长情况，点计菌落数，必要时，可适当延长培养时间至7天进行菌落
计数并报告。菌落蔓延生长成片的平板不宜计数。点计菌落数后，计算各稀释级
供试液的平均菌落数，按菌数报告规则报告菌数。若同稀释级两个平板的菌落平
均数不小于15，则两个平板的菌落数不能相差1倍或以上。一般营养琼脂培养基
用于细菌计数；玫瑰红钠琼脂培养基用于霉菌及酵母菌计数；酵母浸出粉胨葡萄
糖琼脂培养基用于酵母菌计数。

在特殊情况下，若营养琼脂培养基上长有霉菌和酵母菌、玫瑰红钠琼脂培养

基上长有细菌，则应分别点计霉菌和酵母菌、细菌菌落数。然后将营养琼脂培养基上的霉菌和酵母菌数或玫瑰红钠琼脂培养基上的细菌数，与玫瑰红钠琼脂培养基中的霉菌和酵母菌数或营养琼脂培养基中的细菌数进行比较，以菌落数高的培养基中的菌数为计数结果。

含蜂蜜、王浆的液体制剂，用玫瑰红钠琼脂培养基测定霉菌数，用酵母浸出粉胨葡萄糖琼脂培养基测定酵母菌数，合并计数。

菌数报告规则：细菌、酵母菌宜选取平均菌落数小于 300CFU、霉菌宜选取平均菌落数小于 100CFU 的稀释级，作为菌数报告（取两位有效数字）的依据。以最高的平均菌落数乘以稀释倍数的值报告 1g、1mL 或 10cm^2 供试品中所含的菌数。如各稀释级的平板均无菌落生长，或仅最低稀释级的平板有菌落生长，但平均菌落数小于 1 时，以小于 1 乘以最低稀释倍数的值报告菌数。

（2）薄膜过滤法　采用薄膜过滤法，滤膜孔径应不大于 0.45μm，直径一般为 50mm。选择滤膜材质时应保证供试品及其溶剂不影响微生物的充分被截留。滤器及滤膜使用前应采用适宜的方法灭菌。使用时，应保证滤膜在过滤前后的完整性。水溶性供试液过滤前先将少量的冲洗液过滤以润湿滤膜。油类供试品，其滤膜和滤器在使用前应充分干燥。为发挥滤膜的最大过滤效率，应注意保持供试品溶液及冲洗液覆盖整个滤膜表面。供试液经薄膜过滤后，若需要用冲洗液冲洗滤膜，每张滤膜每次冲洗量为 100mL。总冲洗量不得超过 1000mL，以避免滤膜上的微生物受损伤。

取相当于每张滤膜含 1g、1mL 或 10cm^2 供试品的供试液，加至适量的稀释剂中，混匀，过滤。若供试品每 1g、1mL 或 10cm^2 所含的菌数较多时，可取适宜稀释级的供试液 1mL 进行试验。用 pH7.0 无菌氯化钠－蛋白胨缓冲液或其他适宜的冲洗液冲洗滤膜，冲洗方法和冲洗量同"计数方法的验证"。冲洗后取出滤膜，菌面朝上贴于营养琼脂培养基或玫瑰红钠琼脂培养基或酵母浸出粉胨葡萄糖琼脂培养基平板上培养。每种培养基至少制备一张滤膜。

阴性对照试验：取试验用的稀释液 1mL，上述薄膜过滤法操作，作为阴性对照。阴性对照不得有菌生长。

培养和计数：培养条件和计数方法同平皿法，每片滤膜上的菌落数应不超过 100CFU。

菌数报告规则：以相当于 1g、1mL 或 10cm^2 供试品的菌落数报告菌数；若滤膜上无菌落生长，以"＜1"报告菌数（每张滤膜过滤 1g、1mL 或 10cm^2 供试品），或"＜1"乘以稀释倍数的值报告菌数。

三、控制菌检查

1. 控制菌检查方法的验证

当建立药品的微生物限度检查法时，应进行控制菌检查方法的验证，以确认所采用的方法适合于该药品的控制菌检查。若药品的组分或原检验条件发生改变可能影响检验结果时，检查方法应重新验证。

验证时，依各品种项下微生物限度标准中规定检查的控制菌选择相应验证的菌株。验证大肠菌群检查法时，采用大肠埃希菌作为验证菌株。验证试验按供试液的制备和控制菌检查法的规定及下列要求进行。

（1）菌种　对试验菌种的要求同计数培养基的适用性检查。

菌种包括：大肠埃希菌（*Escherichia coli*）［CMCC（B）44102］、金黄色葡萄球菌（*Staphylococcus aureus*）［CMCC（B）26003］、乙型副伤寒沙门菌（*Salmonella paratyphi* B）［CMCC（B）50094］、铜绿假单胞菌（*Pseudomonas aeruginosa*）［CMCC（B）10104］、生孢梭菌（*Clostridium sporogenes*）［CMCC（B）64941］、白色念珠菌（*Candida albicans*）［CMCC（F）98001］。

（2）菌液制备　接种大肠埃希菌、金黄色葡萄球菌、乙型副伤寒沙门菌、铜绿假单胞菌的新鲜培养物至营养肉汤培养基中或营养琼脂培养基上，接种生孢梭菌的新鲜培养物至硫乙醇酸盐流体培养基中，培养18～24h；接种白色念珠菌的新鲜培养物至改良马丁培养基中或改良马丁琼脂培养基上，培养24～48h。用0.9%无菌氯化钠溶液制成每1mL含菌数为10～100CFU的菌悬液。

（3）验证方法

①试验组：取规定量供试液及10～100CFU试验菌加入增菌培养基中，依相应控制菌检查法进行检查。当采用薄膜过滤法时，取规定量供试液，过滤，冲洗，试验菌应加在最后一次冲洗液中，过滤后，注入增菌培养基或取出滤膜接入增菌培养基中。

②阴性菌对照组：设立阴性菌对照组是为了验证该控制菌检查方法的专属性。方法同试验组。验证大肠埃希菌、大肠菌群、沙门菌检查法时的阴性对照菌采用金黄色葡萄球菌；验证铜绿假单胞菌、金黄色葡萄球菌、梭菌检查法时的阴性对照菌采用大肠埃希菌。阴性对照菌不得检出。

③结果判断：阴性对照组不得检出阴性对照菌。若试验组检出试验菌，按此供试液制备法和控制菌检查法进行供试品的该控制菌检查；若未检出试验菌，应采用培养基稀释法、离心沉淀法、薄膜过滤法、中和法等方法或联合使用这些方法消除供试品的抑菌活性，并重新进行方法验证。验证试验也可与供试品的控制菌检查同时进行。

2.检查法

供试品的控制菌检查应按已验证的方法进行。阳性对照试验方法同供试品的控制菌检查，对照菌的加菌量为10～100CFU。阳性对照试验应检出相应的控制菌。阴性对照试验取稀释液10mL照相应控制菌检查法检查，作为阴性对照。阴性对照组应无菌生长。

（1）大肠埃希菌（*Escherichia coli*）　取供试液10mL（相当于供试品1g、

1mL、10cm²），直接或处理后接种至适量（不少于100mL）的胆盐乳糖培养基中，培养18～24h，必要时可延长至48h。

取上述培养物0.2mL，接种至含5mL 4-甲基伞形酮葡糖苷酸（MUG）培养基的试管内，培养，于5h、24h在366nm紫外光下观察，同时用未接种的MUG培养基作本底对照。若管内培养物呈现荧光，为MUG阳性；不呈现荧光，为MUG阴性。观察后，沿培养管的管壁加入数滴靛基质试液，液面呈玫瑰红色，为靛基质阳性；呈试剂本色，为靛基质阴性。本底对照应为MUG阴性和靛基质阴性。

如MUG阳性、靛基质阳性，判供试品检出大肠埃希菌；如MUG阴性、靛基质阴性，判供试品未检出大肠埃希菌；如MUG阳性、靛基质阴性，或MUG阴性、靛基质阳性，则应取胆盐乳糖培养基的培养物划线接种于曙红亚甲蓝琼脂培养基或麦康凯琼脂培养基的平板上，培养18～24h。

若平板上无菌落生长或生长的菌落与表2-4所列的菌落形态特征不符，判供试品未检出大肠埃希菌；若平板上生长的菌落与表2-4所列的菌落形态特征相符或疑似，应进行分离、纯化、染色镜检和适宜的鉴定试验，确认是否为大肠埃希菌。

表2-4　　　　　　　　　　大肠埃希菌菌落形态特征

培养基	菌落形态
曙红亚甲蓝琼脂	紫黑色、浅紫色、蓝紫色或粉红色，菌落中心呈深紫色或无明显暗色中心，圆形，稍凸起，边缘整齐，表面光滑，湿润，常有金属光泽
麦康凯琼脂	鲜桃红色或微红色，菌落中心呈深桃红色，圆形，扁平，边缘整齐，表面光滑，湿润

（2）大肠菌群（*Coliform*）　取含适量（不少于10mL）乳糖胆盐发酵培养基的试管3支，分别加入1：10的供试液1mL（含供试品0.1g或0.1mL）、1：100的供试液1mL（含供试品0.01g或0.01mL）、1：1000的供试液1mL（含供试品0.001g或0.001mL），另取1支乳糖胆盐发酵培养基管加入稀释液1mL作为阴性对照管，培养18～24h。

乳糖胆盐发酵管若无菌生长或有菌生长但不产酸产气，判该管未检出大肠菌群；若产酸产气，应将发酵管中的培养物分别划线接种于曙红亚甲蓝琼脂培养基或麦康凯琼脂培养基的平板上，培养18～24h。

若平板上无菌落生长，或生长的菌落与表2-5所列的菌落形态特征不符或为非革兰阴性无芽孢杆菌，判该管未检出大肠菌群；若平板上生长的菌落与表2-5所列的菌落形态特征相符或疑似，且为革兰阴性无芽孢杆菌，应进行确证试验。

表 2 – 5　　　　　　　　　　　　大肠菌群菌落形态特征

培养基	菌落形态
曙红亚甲蓝琼脂	紫黑色、紫红色、红色或粉红色，圆形，扁平或稍凸起，边缘整齐，表面光滑，湿润
麦康凯琼脂	鲜桃红色或粉红色，圆形，扁平或稍凸起，边缘整齐，表面光滑，湿润

确证试验：从上述分离平板上挑选 4 ~ 5 个疑似菌落，分别接种于乳糖发酵管中，培养 24 ~ 48h。若产酸产气，判该乳糖胆盐发酵管检出大肠菌群，否则判未检出大肠菌群。根据大肠菌群的检出管数，按表 2 – 6 报告 1g 或 1mL 供试品中的大肠菌群数。

表 2 – 6　　　　　　　　　　　　可能的大肠菌群数

各供试品量的检出结果			可能的大肠菌群数
0.1g 或 0.1mL	0.01g 或 0.01mL	0.001g 或 0.001mL	$N/$（个/g 或 个/mL）
+	+	+	$> 10^3$
+	+	−	$10^2 < N < 10^3$
+	−	−	$10 < N < 10^2$
−	−	−	< 10

注：+代表检出大肠菌群；−代表未检出大肠菌群。

（3）沙门菌（*Salmonella*）　取供试品 10g 或 10mL，直接或处理后接种至适量（不少于 200mL）的营养肉汤培养基中，用匀浆仪或其他适宜方法混匀，培养 18 ~ 24h。

取上述培养物 1mL，接种于 10 mL 四硫磺酸钠亮绿培养基中，培养 18 ~ 24h 后，分别划线接种于胆盐硫乳琼脂（或沙门、志贺菌属琼脂）培养基和麦康凯琼脂（或曙红亚甲蓝琼脂）培养基的平板上，培养 18 ~ 24h（必要时延长至 40 ~ 48h）。若平板上无菌落生长或生长的菌落不同于表 2 – 7 所列的特征，判供试品未检出沙门菌。若平板上生长的菌落与表 2 – 7 所列的菌落形态特征相符或疑似，用接种针挑选 2 ~ 3 个菌落分别于三糖铁琼脂培养基高层斜面上进行斜面和高层穿刺接种，培养 18 ~ 24h，如斜面未见红色、底层未见黄色，或斜面黄色、底层无黑色，判供试品未检出沙门菌。否则，应取三糖铁琼脂培养基斜面的培养物进行适宜的鉴定试验，确认是否为沙门菌。

表 2 – 7　　　　　　　　　　　　沙门菌菌落形态特征

培养基	菌落形态
胆盐硫乳琼脂	无色至浅橙色，半透明，菌落中心带黑色或全部黑色或无黑色
沙门、志贺菌属琼脂	无色至淡红色，半透明或不透明，菌落中心有时带黑褐色
曙红亚甲蓝琼脂	无色至浅橙色，透明或半透明，光滑湿润的圆形菌落
麦康凯琼脂	无色至浅橙色，透明或半透明，菌落中心有时为暗色

（4）铜绿假单胞菌（*Pseudomonas aeruginosa*）　取供试液 10mL（相当于供试品 1g、1mL、10cm²），直接或处理后接种至适量（不少于 100mL）的胆盐乳糖培养基中，培养 18～24h。取上述培养物，划线接种于溴化十六烷基三甲铵琼脂培养基的平板上，培养 18～24h。

铜绿假单胞菌典型菌落呈扁平、无定形、周边扩散、表面湿润，灰白色，周围时有蓝绿色素扩散。如平板上无菌落生长或生长的菌落与上述菌落形态特征不符，判供试品未检出铜绿假单胞菌。如平板生长的菌落与上述菌落形态特征相符或疑似，应挑选 2～3 个菌落，分别接种于营养琼脂培养基斜面上，培养 18～24h。取斜面培养物进行革兰染色、镜检及氧化酶试验。

氧化酶试验：取洁净滤纸片置于平皿内，用无菌玻棒取斜面培养物涂于滤纸片上，滴加新配制的 1% 二盐酸二甲基对苯二胺试液，在 30s 内若培养物呈粉红色并逐渐变为紫红色，为氧化酶试验阳性，否则为阴性。若斜面培养物为非革兰阴性无芽孢杆菌或氧化酶试验阴性，均判供试品未检出铜绿假单胞菌。否则，应进行绿脓菌素试验。

绿脓菌素（*Pyocyanin*）试验：取斜面培养物接种于 PDP 琼脂培养基斜面上，培养 24h，加氯仿 3～5mL 至培养管中，搅碎培养基并充分振摇。静置片刻，将氯仿相移至另一试管中，加入 1mol/L 盐酸试液约 1mL，振摇后，静置片刻，观察。若盐酸溶液呈粉红色，为绿脓菌素试验阳性，否则为阴性。同时用未接种的 PDP 琼脂培养基斜面同法作阴性对照，阴性对照试验应呈阴性。

若上述疑似菌为革兰阴性杆菌、氧化酶试验阳性及绿脓菌素试验阳性，判供试品检出铜绿假单胞菌；若上述疑似菌为革兰阴性杆菌、氧化酶试验阳性及绿脓菌素试验阴性，应继续进行适宜的鉴定试验，确认是否为铜绿假单胞菌。

（5）金黄色葡萄球菌（*Staphylococcus aureus*）　取供试液 10mL（相当于供试品 1g、1mL、10cm²），直接或处理后接种至适量（不少于 100mL）的亚碲酸钠（钾）肉汤（或营养肉汤）培养基中，培养 18～24h，必要时可延长至 48h。取上述培养物，划线接种于卵黄氯化钠琼脂培养基或甘露醇氯化钠琼脂培养基的平板上，培养 24～72h。若平板上无菌落生长或生长的菌落不同于表 2－8 所列特征，判供试品未检出金黄色葡萄球菌。

表 2－8　　　　　　　　　　金黄色葡萄球菌菌落形态特征

培养基	菌落形态
甘露醇氯化钠琼脂	金黄色，圆形凸起，边缘整齐，外围有黄色环，菌落直径 0.7～1mm
卵黄氯化钠琼脂	金黄色，圆形凸起，边缘整齐，外围有卵磷脂分解的乳浊圈，菌落直径 1～2mm

若平板上生长的菌落与表 2－8 所列的菌落特征相符或疑似，应挑选 2～3 个

菌落，分别接种于营养琼脂培养基斜面上，培养 18～24h。取营养琼脂培养基的培养物进行革兰染色，并接种于营养肉汤培养基中，培养 18～24h，做血浆凝固酶试验。

血浆凝固酶试验：取灭菌小试管 3 支，各加入血浆和无菌水混合液（1∶1）0.5mL，再分别加入可疑菌株的营养肉汤培养物（或由营养琼脂培养基斜面培养物制备的浓菌悬液）0.5mL、金黄色葡萄球菌营养肉汤培养物（或由营养琼脂培养基斜面培养物制备的浓菌悬液）0.5mL、营养肉汤或 0.9% 无菌氯化钠溶液 0.5mL，即为试验管、阳性对照管和阴性对照管。将 3 管同时培养，3h 后开始观察直至 24h。阴性对照管的血浆应流动自如，阳性对照管血浆应凝固，若试验管血浆凝固为血浆凝固酶试验阳性，否则为阴性。如阳性对照管或阴性对照管不符合规定，应另制备血浆，重新试验。若上述疑似菌为非革兰阳性球菌、血浆凝固酶试验阴性，判供试品未检出金黄色葡萄球菌。

（6）生孢梭菌（*Clostridium*） 取供试液 10mL（相当于供试品 1g、1mL、10cm²）2 份，其中 1 份置 80℃保温 10min 后迅速冷却。上述 2 份供试液直接或处理后分别接种至 100mL 的生孢梭菌增菌培养基中，置厌氧条件下培养 48h。取上述每一培养物 0.2mL，分别涂抹接种于含庆大霉素的哥伦比亚琼脂培养基平板上，置厌氧条件下培养 48～72h。若平板上无菌落生长，判供试品未检出生孢梭菌；若平板上有菌落生长，应挑选 2～3 个菌落分别进行革兰染色和过氧化氢酶试验。

过氧化氢酶试验：取上述平板上的菌落，置洁净玻片上，滴加 3% 过氧化氢试液，若菌落表面有气泡产生，为过氧化氢酶试验阳性，否则为阴性。若上述可疑菌落为革兰阳性梭菌，有或无卵圆形或球形的芽孢，过氧化氢酶试验阴性，判供试品检出生孢梭菌，否则判供试品未检出生孢梭菌。

（7）白色念珠菌（*Candida albicans*） 取供试液 10mL（相当于供试品 1g、1mL、10cm²）直接或处理后接种至适量（不少于 100mL）的沙氏葡萄糖液体培养基中，培养 48～72h。取上述培养物划线接种于沙氏葡萄糖琼脂培养基平板上，培养 24～48h（必要时延长至 72h）。白色念珠菌在沙氏葡萄糖琼脂培养基上生长的菌落呈乳白色，偶见淡黄色，表面光滑有浓酵母气味，培养时间稍久则菌落增大、颜色变深、质地变硬或有皱褶。若平板上无菌落生长或生长的菌落与上述菌落形态特征不符，判供试品未检出白色念珠菌。如平板上生长的菌落与上述菌落形态特征相符或疑似，应挑选 2～3 个菌落分别接种至念珠菌显色培养基平板上，培养 24～48h（必要时延长至 72h）。若平板上无绿色或翠绿色的菌落生长，判供试品未检出白色念珠菌。

若平板上生长的菌落为绿色或翠绿色，挑取相符或疑似的菌落接种于 1% 聚山梨酯 80－玉米琼脂培养基上，培养 24～48h。取培养物进行染色、镜检及芽管试验。

芽管试验：挑取 1% 聚山梨酯 80 - 玉米琼脂培养基上的培养物，接种于加有一滴血清的载玻片上，盖上盖玻片，置湿润的平皿内，于 35 ~ 37℃ 培养 1 ~ 3h，置显微镜下观察孢子上有否长出短小芽管。若上述疑似菌为非革兰阳性菌，显微镜下未见厚膜孢子、假菌丝、芽管，判供试品未检出白色念珠菌。

四、结 果 判 断

供试品检出控制菌或其他致病菌时，按一次检出结果为准，不再复试。

供试品的细菌数、霉菌和酵母菌数其中任何一项不符合该品种项下的规定，应从同一批样品中随机抽样，独立复试两次，以 3 次结果的平均值报告菌数。

若供试品的细菌数、霉菌和酵母菌数及控制菌三项检验结果均符合该品种项下的规定，判供试品符合规定；若其中任何一项不符合该品种项下的规定，判供试品不符合规定。

五、微生物限度标准

非无菌药品的微生物限度标准是基于药品的给药途径及对患者健康潜在的危害而制订的。药品的生产、贮存、销售过程中的检验，原料及辅料的检验，新药标准制订，进口药品标准复核，考察药品质量及仲裁等，除另有规定外，其微生物限度均以本标准为依据。

（1）制剂通则、品种项下要求无菌的制剂及标示无菌的制剂应符合无菌检查法规定。

（2）口服给药制剂

细菌数：每 1g 不得过 1000CFU，每 1mL 不得过 100CFU。

霉菌和酵母菌数：每 1g 或 1mL 不得过 100CFU。

大肠埃希菌：每 1g 或 1mL 不得检出。

（3）局部给药制剂

①用于手术、烧伤及严重创伤的局部给药制剂应符合无菌检查法规定。

②耳、鼻及呼吸道吸入给药制剂

细菌数：每 1g、1mL 或 $10cm^2$ 不得过 100CFU。

霉菌和酵母菌数：每 1g、1mL 或 $10cm^2$ 不得过 10CFU。

金黄色葡萄球菌、铜绿假单胞菌：每 1g、1mL 或 $10cm^2$ 不得检出。

大肠埃希菌：鼻及呼吸道给药的制剂，每 1g、1mL 或 $10cm^2$ 不得检出。

③阴道、尿道给药制剂

细菌数：每 1g、1mL 或 $10cm^2$ 不得过 100CFU。

霉菌数和酵母菌数：每 1g、1mL 或 $10cm^2$ 应小于 10CFU。

金黄色葡萄球菌、铜绿假单胞菌、白色念珠菌：每 1g、1mL 或 $10cm^2$ 不得检出。

④直肠给药制剂

细菌数：每1g不得过1000CFU，每1mL不得过100CFU。

霉菌和酵母菌数：每1g或1mL不得过100CFU。

金黄色葡萄球菌、铜绿假单胞菌：每1g或1mL不得检出。

⑤其他局部给药制剂

细菌数：每1g、1mL或10cm²不得过100CFU。

霉菌和酵母菌数：每1g、1mL或10cm²不得过100CFU。

金黄色葡萄球菌、铜绿假单胞菌：每1g、1mL或10cm²不得检出。

（4）含动物组织（包括提取物）的口服给药制剂　每10g或10mL另不得检出沙门菌。

（5）有兼用途径的制剂　应符合各给药途径的标准。

（6）霉变、长螨者　以不合格论。

（7）原料及辅料　参照相应制剂的微生物限度标准执行。

项目三　生物制品的质量检定

生物制品是人类用于预防、治疗和诊断疾病的有力武器，是由微生物（细菌、病毒、立克次体等）、寄生虫及其代谢产物、动物毒素、人或动植物主要组织经纯化或现代生物技术加工制成的产品，在预防各种传染性疾病、治疗和诊断疾病发挥了重要作用。其质量具有自身的特殊性和重要性。有效控制药品质量，需要在药品研发、生产、贮存、供应及使用过程中严格贯彻药品质量标准，就生物制品而言，主要是《中国生物制品规程》。通过本项目的学习，要求掌握生物制品原辅材料质量检定、半成品质量检定、成品质量检定的原理方法和结果的判断，了解常见生物制品的检定实例。

任务一　生物制品概述

一、生物制品的定义

生物制品指以微生物、寄生虫及其代谢产物或免疫应答产物（血清）、动物毒素、生物组织作为原料，采用生物学、生物化学、基因工程、细胞工程、蛋白质工程、发酵工程等技术加工制成的，用于传染病或其他有关疾病的预防、诊断和治疗的生物制剂。

二、生物制品的分类

生物制品由于微生物种类、制备方法、菌（毒）株性状及应用对象等的不同而品种繁多，只能按生物制品的性质、用途和制法等进行粗略的归类。

生物制品按其性质，可分为如下几类。

（1）疫苗　利用病原微生物、寄生虫及其组分或代谢产物制成的，用于人工主动免疫的生物制品称为疫苗。通过接种疫苗，刺激动物体产生免疫应答，从而抵抗特定病原微生物或寄生虫的感染，以达到预防疾病的目的。根据疫苗抗原的性质和制备工艺，又可分为活疫苗、死疫苗和基因疫苗3类。

（2）类毒素　又称脱毒毒素，是指细菌生长繁殖过程中产生的外毒素，经化学药品（甲醛）处理后，成为无毒性而保留免疫原性的生物制剂。接种动物后能产生自动免疫，也可用于注射动物制备抗毒素血清。

（3）诊断制品　利用微生物、寄生虫及其代谢产物，或动物血液、组织，根据免疫学和分子生物学的原理制备，可用于诊断疾病、群体检疫、监测免疫状态和鉴定病原微生物等的一类生物制剂，包含诊断菌液、毒液或抗原、诊断血清和定型血清、标记抗体、诊断用毒素和菌素以及核酸探针和PCR诊断液等。

（4）抗病血清　又称高免血清，为含有高效价特异性抗体的动物血清制剂，能用于治疗或紧急预防相应病原体所致的疾病，所以又称为被动免疫制品。

（5）微生态制剂　又称益生素、活菌制剂或生菌剂，是用非病原性微生物，如乳酸杆菌、蜡样芽孢杆菌、地衣芽孢杆菌或双歧杆菌等活菌制剂，口服治疗畜禽正常菌群失调引起的下痢。

（6）副免疫制品　该类制剂是通过刺激动物机体，提高特异性和非特异性免疫力的免疫制品，从而使动物机体对其他抗原物质的特异性免疫力更强更持久。如脂多糖、多糖、免疫刺激复合物等。

生物制品按照制造方法和物理性状又可分为如下几类。

（1）普通制品　指一般生产方法制备的、未经浓缩或纯化处理，或者仅按毒（效）价标准稀释的制品。

（2）精制生物制品　将普通制品（原制品）经物理或化学方法除去无效成分，进行浓缩和提纯处理制成的制品，其毒（效）价均高于普通制品，从而效力更好。

（3）液状制品　与干燥制品相对而言的湿性生物制品，多数既不耐高温和阳光，又不宜低温冻结或反复冻融，否则其效价会受到影响，故只能在低温冷暗处保存。

（4）干燥制品　生物制品经冷冻真空干燥后能长时间保持其活性和抗原效价，无论活疫苗、抗原、血清、补体、酶制剂和激素制剂均如此。

（5）佐剂制品　为了增强疫苗制剂诱导动物机体的免疫应答反应，以提高免疫效果，往往在疫苗制备过程中加入适量的佐剂（免疫增强剂或免疫佐剂），制成的生物制剂即为佐剂制品。

三、生物制品质量检定的意义

生物制品除用于临床治疗和诊断以外，还用于健康宿主的预防接种。但许多生物制剂在极微量的情况下就会产生显著的效应或者副反应，任何性质或数量上的偏差都可能造成严重的危害。因此，在生物制品的研制、生产、供应以及临床使用过程中，对其进行严格的质量控制，保证其安全、合理和有效，是十分必要的。质量是生产出来的，但实验室及临床检定可客观地反映产品的质量水平，使产品质量指征更具科学性和可靠性，进而也促进了生产技术的改进和提高。生物制品的质量检定主要具有以下两点作用。

（1）有助于提高生物制品的质量，保证动物和人类的身体健康，这是最根本最重要的一点。

（2）可以辅助控制、改进工艺，加快新产品的问世。

任务二　生物制品质量检定的内容

生物制品不同于一般的药品，更不同于一般工业产品。生物制品生产涉及生物材料和生物学过程，有其固有的生物易变性和特殊性，其质量必须具有理想的安全性、有效性和可接受性，从原材料投产到产品出厂、供应和使用过程中，都需要严格贯彻质量标准，只有从原辅材料的质量控制、生产过程的质量控制、纯化工艺过程的质量控制、最终产品的质量控制等方面按照国家及行业规定标准进行检定，才能生产出安全有效的生物制品。

一、生物制品原辅材料的质量检定

1. 无机和有机类材料质量检定

（1）生产用水　根据适用范围不同，可将生物制品的生产用水分为饮用水、纯化水、注射用水及灭菌注射用水。

①原水：通常为饮用水，为天然水经净化出来所得的水，可用于生物制品生产用具的初次漂洗。

②纯化水：饮用水经蒸馏、离子交换法、反渗透法或其他适宜方法制备的生产用水。不含任何附加剂，其质量标准应符合《中国药典》标准。可作为配制普通试剂用的溶剂或试验用水，细菌性疫苗、病毒性疫苗等所用的中间品的提取溶剂，口服制剂配制用溶剂或稀释剂，非灭菌制剂或灭菌制剂用器具的精洗用水，不得用于注射剂的配制。

③注射用水：纯化水经蒸馏所得的水，应符合细菌内毒素试验要求。注射用水必须在防止内毒素产生的条件下生产、贮藏。其质量应符合《中国药典》标准，可作为配制注射剂的溶剂或稀释剂及用于注射用容器的精洗。

④灭菌注射用水：主要用作注射剂的稀释剂。质量应符合灭菌注射用水的规定。

（2）化学试剂　在生产之前，企业的质检部门必须按照《中国药典》药用辅料部分的要求进行质量检验，未纳入国家标准的化学试剂应不低于化学纯。

2. 生物材料质量检定

胃蛋白酶、胰蛋白酶、琼脂、蛋白胨、水解乳蛋白、干酪素（酪蛋白）、人胎盘、人血浆、牛血清、保护用人白蛋白、明胶、单克隆抗体、全脂奶粉、酵母提取物、奶油等生物试剂材料应从正规厂家购买合格试剂，符合现行《中国药典》药用辅料部分的要求。

3. 菌毒种质量检定

微生物菌种和毒种是国家的重要生物资源，是生物制品生产、检验与研究必不可少的物质基础。因此，生产用菌种和毒种是生物制品生产的关键，也是生物制品质量的直接保证。选用的菌毒种需要满足以下要求。

（1）菌毒种背景清晰，资料完整　作为菌（毒）种，有关其来源、分离和传代的历史、生物学特性、免疫学特性、安全性与效力检验等资料，有关审批单位的鉴定、结论等材料均应清楚。

目前，我国兽医生物制品菌（毒）种的管理有三种情况：①中国兽医药品监察所（中监所）统一保存、分发；②各地菌种由中监所统一鉴定，各分离单位保管，如大肠杆菌、沙门菌；③委托有关单位代管，一般均为条件较好的毒种的原研制单位。如哈尔滨兽医研究所：马传贫、猪丹毒 GC42、布氏杆菌 5 号；兰州兽医研究所：口蹄疫 O 型、Ⅱ系疫苗株；新疆畜牧兽医研究所：口蹄疫 A 型；黑龙江兽药一厂：禽霍乱 G109 - E40。

（2）菌毒种有鲜明的生物学性状　菌毒种的形态特征、培养特性（菌落形态、蚀斑特征、细胞病变特征等）、血清免疫学特性等均较明显；菌（毒）种人工感染后动物的临床表现、病理变化特征等，均应符合标准。

（3）菌毒种遗传上的相对统一性和稳定性　种毒在保存、传代和使用过程中，会受到不同因素的影响，会发生遗传性状的改变，因此，要求生物制品用菌（毒）种的这种改变越小越微细越好，则纯一性和稳定性越好。遗传性状的改变表现在形态特征、毒力和免疫原性等方面，为提高和保持菌（毒）种的纯一性和稳定性，就需要经常定期地进行传代、筛选、纯化或克隆化等工作。

（4）菌毒种良好的抗原性和免疫原性　优良的反应原性与免疫原性是衡量菌（毒）种的主要指标。反应原性高，就是微量抗原物质进入机体即能产生强烈的免疫反应，在血清学反应时会出现很强的特异性反应。优良的免疫原性物质能使免疫动物产生尽可能完整的免疫应答反应，从而获得坚强的免疫力和较好的免疫保护效果。

（5）菌毒种的毒力　用于制造弱毒疫苗的毒种，在保持良好免疫原性的前提下，毒力要尽可能弱些，必须明确其致死和不致死实验动物的范围及对被接种动物的安全程度；而其他制品（血清、灭活苗、攻毒用毒种）用的则要求是强毒力毒种，且抗原性要尽量高，需要确定其对本动物及实验动物的致死剂量。

4. 实验动物质量检定

按照实验动物的微生物质量控制程度，一般将实验动物分为五个等级，对于不同等级的动物有不同的检测要求。

（1）普通动物［conventional（CV）animal］　普通级动物是未经严格的微生物学控制，饲养在开放系统中的动物。不携带所规定的人兽共患病病原和动物烈性传染病的病原。

（2）清洁动物［clean（CL）animal］　除普通动物应排除的病原外，不携带对动物危害大和对科学研究干扰大的病原，饲养在屏障系统中。清洁级动物比普通级动物要求排除的微生物和寄生虫多，但比无特定病原体动物少。

（3）无特定病原体动物［specific pathogen free（SPF）animal］　除清洁动物

应排除的病原外，不携带主要潜在感染或条件致病和对科学实验干扰大的病原，饲养在屏障系统中。是指动物体内无特定的微生物和寄生虫存在，但带有非特定的微生物和寄生虫的动物。

（4）无菌动物［germ free（GF）animal］　无可检出的一切生命体的动物，饲养在隔离系统中。即用现有的检验技术在动物体内外的任何部位均检不出任何活的微生物和寄生虫。

（5）悉生动物［Gnotobiotic（GN）animals］　是指在无菌动物体内植入已知病原的动物，饲养在隔离系统中。悉生动物与无菌动物属于同一级别。

（6）检测要求　包括外观指标、病原菌指标、病毒指标、寄生虫指标等。

5. 细胞质量检定

用于生物制品生产的细胞系/株均需通过全面检定，需具有如下相应资料，并经国务院药品监督管理部门批准。

（1）细胞库的建立　细胞库的建立可为生物制品的生产提供已标定好的、细胞质量相同的、能持续稳定传代的细胞种子。

①原材料的选择：建立细胞库的各种类型细胞的供体均应符合本规程"细胞的检定"中的相关规定。神经系统来源的细胞不得用于生物制品生产。

细胞培养液中不得使用人血清，如需使用人血白蛋白，则需使用有批准文号的合格制品。

消化细胞用胰蛋白酶应进行检测，证明其无细菌、真菌、支原体或病毒污染。特别应检测胰蛋白酶来源的动物可能携带的病毒，如细小病毒等。

用于生物制品生产的培养物中不得使用青霉素或 β – 内酰胺（β – Lactam）类抗生素。配制各种溶液的化学药品应符合《中国药典》或其他相关国家标准的要求。

②细胞操作的环境要求：细胞培养的操作应符合中国《药品生产质量管理规范》的要求。生产人员应定期检查身体。在生产区内不得进行非生产制品用细胞或微生物的操作；在同一工作日进行细胞操作前，不得操作或接触有感染性的微生物或动物。

③建立细胞库：细胞库为三级管理，即原始细胞库、主细胞库及工作细胞库。如为引进的细胞，可采用主细胞库和工作细胞库组成的二级细胞库管理。在某些特殊情况下，也可使用主细胞库（MCB）一级库，但须得到国务院药品监督管理部门的批准。

a. 原始细胞库（PCB）：由一个原始细胞群体发展成传代稳定的细胞群体，或经过克隆培养而形成的均一细胞群体，通过检定证明适用于生物制品生产或检定。在特定条件下，将一定数量、成分均一的细胞悬液，定量均匀分装于安瓿，于液氮或 –130℃ 以下冻存，即为原始细胞库，供建立主细胞库用。

b. 主细胞库（MCB）：取原始细胞库细胞，通过一定方式进行传代、增殖后均匀混合成一批，定量分装，保存于液氮或 -130℃ 以下。这些细胞必须按其特定的质控要求进行全面检定，应合格。主细胞库用于工作细胞的制备，每个生产企业的主细胞库最多不得超过两个细胞代次。

c. 工作细胞库（WCB）：工作细胞库的细胞由 MCB 细胞传代扩增制成。由 MCB 的细胞经传代增殖，达到一定代次水平的细胞，合并后制成一批均质细胞悬液，定量分装于安瓿或适宜的细胞冻存管，保存于液氮或 -130℃ 以下备用，即为工作细胞库。每个生产企业的工作细胞库必须限定为一个细胞代次。冻存时细胞的传代水平必须确保细胞复苏后传代增殖的细胞数量能满足生产一批或一个亚批制品。复苏后细胞的传代水平应不超过批准的该细胞用于生产的限制最高限定代次。所制备的 WCB 必须经检定合格（见本规程"细胞检定"中有关规定）后，方可用于生产。

（2）生产管理

①细胞库管理：每种细胞库均应分别建立台账，记录放置位置、容器编号、分装及冻存数量，取用记录等。细胞库中的每支细胞安瓿或细胞冻存管均应注明细胞系/株名、代次、批号、编号、冻存日期、贮存容器的编号等。

冻存前细胞活力应在 90% 以上，复苏后细胞存活率应不低于 85%。冻存后的细胞，应至少做一次复苏培养并连续传代至衰老期，检查不同传代水平的细胞生长情况。

主细胞库和工作细胞库分别存放。非生产用细胞应与生产用细胞严格分开存放。

②细胞生产质量管理：细胞培养操作必须按照药品生产质量管理规范（GMP）要求，防止污染。在生产区内不能进行非生产用细胞、微生物的操作，生产人员要定期检查身体。在同一工作日进行细胞操作之前，不得操作或接触有感染性的微生物或动物。用于制品生产的培养物中不准加青霉素类抗生素，虽允许少量使用其他抗生素，但最好不使用任何抗生素。

（3）细胞培养的检定　正确的起始细胞是实现良好生产的前提和基础。检定的目的是为了确认经过初步筛选建库的细胞符合预期设计要求，没有微生物污染和混杂其他细胞，能够直接扩增贮备或者应用于生产，包括细胞种子、细胞库细胞的各项检查。细胞检定主要包括以下几个方面：细胞鉴别、外源因子和内源因子的检查、致瘤性检查等。必要时还必须进行细胞染色体核型检查。这些检测内容对于 MCB 细胞和 WCB 细胞及生产限定代次细胞均适用。

细胞检定的基本要求见表 3-1。细胞库建立后应至少对 MCB 细胞及生产终末细胞进行一次全面检定。每次从 MCB 建立一个新的 WCB，均应按规定项目进行检定。

表 3 - 1　　　　　　　　　　　　细胞检定项目要求

检测项目	MCB	WCB	生产终末细胞①
细胞鉴别	+	+	+
无菌检查	+	+	+
支原体检查	+	+	+
病毒污染检查			
外源病毒			
体外培养法	+	+	+
体内接种法	+	−	+
种属特异性病毒	+	−	+
逆转录病毒	+	−	+
细胞致瘤性	+		+

注：①生产终末细胞是指按生产规模制备的终末代次细胞。

（4）生产用细胞培养和细胞龄的计算　生产用原材料的选择和细胞操作环境应符合本规程"细胞库的建立"中的有关规定。取出冻存的工作细胞库中一个或多个安瓿，混合后培养，传递一定代次后供生产制品使用。其代次不得超过对该细胞用于生产的最高限制代次。从工作细胞库取出的细胞种子增殖出来的细胞，不能再回冻保存和再用于生产。

二倍体细胞龄的计算：二倍体细胞龄以细胞群体倍增计算，以每个培养容器细胞群体细胞数为基础，每增加一倍作为一世代，即 1 瓶细胞传 2 瓶再长满瓶为一世代；1 瓶传 4 瓶为二世代；1 瓶传 8 瓶则为三世代。生产用细胞龄限制在细胞寿命期限的前 2/3 内。传代细胞系则以一定稀释倍数进行传代，每传一次为一代。依据每个细胞系的实践经验数据，确保细胞质量及安全，确定生产使用细胞最后限制代次。有的原始细胞可以传少数几代（一般不应超过 5 代），尚可用于生产，但要以该细胞的生长特性及对病毒繁殖的敏感性不发生改变为基础。

6. 包装材料质量检定

包装材料是指用于制造包装容器、包装装潢、包装印刷、包装运输等满足产品包装要求所使用的材料，它即包括金属、塑料、玻璃、橡胶、陶瓷、纸、竹本、野生蘑类、天然纤维、化学纤维、复合材料等主要包装材料，又包括涂料、黏合剂、捆扎带、装潢、印刷材料等辅助材料。目前生物制品包装材料常用的有安瓿瓶、橡胶瓶塞、管制瓶、模制瓶、包装袋、包装瓶、铝盖等，需符合现行《中国药典》标准，一般具备以下特征。

（1）一定的机械性能　包装材料应能有效地保护产品。因此应具有一定的规格尺寸、强度、韧性和弹性等，以适应压力、冲击、振动等静力和动力因素的影响。

（2）阻隔性能　根据对产品包装的不同要求，包装材料应对水分、水蒸气、气体、光线、芳香气、异味、热量等具有一定的阻挡，有良好的密封性，耐酸碱，且不与包装内物品发生相互作用。

（3）良好的安全性能 包装材料本身的毒性要小，以免污染产品和影响人体健康；包装材料应无腐蚀性，并具有防虫、防蛀、防鼠、抑制微生物等性能，以保护产品安全。

（4）合适的加工性能 包装材料应宜于加工，易于制成各种包装容器；应易于包装作业的机械化、自动化，以适应大规模工业生产；应适于印刷，便于印刷包装标志。

（5）较好的经济性能 包装材料应来源广泛、取材方便、成本低廉，使用后的包装材料和包装容器应易于处理，不污染环境，以免造成公害。

二、生物制品半成品的质量检定

1. 效价检定

指生物制品活性（数量）高低的标志或某一物质引起生物反应的功效单位，通常采用生物学方法和理化方法测定，生物学效价的测定往往需要进行动物体内实验或通过细胞培养进行体外效价测定。应根据不同的生物制品，采取相应程序进行检测。如针对疫苗，多采用病原体的浓度、保护性蛋白的含量检定；针对抗体类物质，多采用血凝抑制单位、中和能力、蛋白含量等检定。

2. 蛋白质含量测定

蛋白质的含量测定是生命学科最常涉及的分析内容，也是生物制品质量检测的重要指标。测定蛋白质含量的方法较多，基本上都是根据蛋白质的理化性质和生物学活性建立起来的。几种常见的测定方法详见项目五相关内容。

3. 纯度检定

测定样品纯度的方案应根据蛋白质本身所具有的理化性质和生物学特性来设计。可选用的方法有醋酸纤维素薄膜电泳、SDS－PAGE（SDS－聚丙烯酰胺凝胶电泳）、等电聚焦、各种高效液相色谱法（HPLC）、质谱、毛细管电泳等。

从蛋白质制剂中检测出少量的污染蛋白质是很困难的，因为污染蛋白质的量可能低于很多测定方法的检测下限。当用一种方法测定蛋白质纯度时，可能有两种或更多的蛋白质表现出相似的行为，这种类似的行为可能会导致本来是混合物的样品也被认为是均一物质的错误结论。只用一种方法作为纯度试验的标准是很不可靠的，必须选择多种测定纯度的方法。最好的纯度标准是建立多种分析方法，从等电点、相对分子质量、疏水性等不同的角度来证明蛋白质样品的均一性。纯度最终取决于所用方法的类型和分辨力，低分辨率方法检测合格的样品改用高分辨力方法时就有可能证明它是不纯的。没有一个真正的检验纯度的方法，只有检测样品不纯或非均一的方法。

（1）非还原型 SDS－PAGE 用银染法染色（加样量不低于 5μg）或考马斯

亮蓝 R-250 染色（加样量不低于 10μg）后，样品在 SDS-PAGE 上显现出一条带，是纯度的一个指标，同时应无明显杂蛋白出现。经扫描仪扫描，蛋白质含量应不低于 90.0% 或 95.0%。

（2）HPLC 法 色谱柱以适合分离相应分子质量蛋白质的色谱用凝胶为填充剂，选择合适的流动相和上样量，于波长 280nm 处检测。按面积归一化法计算，主峰面积应不低于总面积的 95.0%。

（3）醋酸纤维素薄膜电泳法 取醋酸纤维素薄膜，裁成 2cm×8cm 膜条，将无光泽面向下，浸入巴比妥缓冲液（pH8.6）中，待完全浸透，取出夹于滤纸中，轻轻吸去多余的缓冲液后，将膜条无光泽面向上，置含巴比妥缓冲液的电泳槽架上，通过滤纸桥浸入巴比妥缓冲液。于膜条上距负极端 2cm 处，条状滴加蛋白含量约为 5% 的供试品溶液 2~3μL，在 0.4~0.6mA/cm［总电流量＝电流量（mA/cm）×每条膜的宽度（cm）×膜条数］电流条件下电泳；同时取新鲜人血清作对照，电泳时间以清蛋白与丙种球蛋白之间的电泳展开距离约 2cm 为宜。电泳完毕，将膜条取下浸于氨基黑染色液中，2~3min 后，用漂洗液浸洗数次，直至脱去底色为止。将洗净并完全干燥的膜条浸于透明液中，待全部浸透后，取出平铺于洁净的玻璃板上，干燥后即成透明薄膜，可供测定纯度和作标本长期保存。将干燥的醋酸纤维素薄膜用色谱扫描仪采用反射（未透明薄膜）或投射（已透明薄膜）方式在记录器上自动绘出各蛋白组分的曲线图，以人血清作对照，按峰面积计算各蛋白组分的含量。

4. 分子质量检定

提纯的蛋白质制品如清蛋白、丙种球蛋白等，在必要时需要测定其单体、聚合体或裂解片段的分子质量及其分子的大小；提纯的多糖体菌苗需测定多糖体的分子大小及其相对含量，常用还原型十二烷基磺酸钠-聚丙烯酰胺凝胶电泳（sodium dodecyl sulfate polyacrylamide gel electropheresis，SDS-PAGE）和凝胶过滤法测定，方法详见项目五相关内容。

5. 其他含量测定

除了蛋白质含量的测定外，有时还需要对生物制品半成品中的一些化学成分做出检测。如含氮量的测定（参考蛋白含量测定中的凯氏定氮法）、硫酸铵含量的测定、铝含量的测定、氯化钠含量的测定、苯酚含量的测定、汞含量的测定、氯仿含量的测定、甲醛含量的测定、水分含量的测定、亚硫酸氢钠含量的测定等。

除菌半成品还需要做无菌检定和热原质检定，方法详见项目二相关内容。

三、成品的质量检定

（一）理化检查

1. 外观及包装

（1）经质量检定部门检定和综合审评符合质量标准的制品才能进入包装车

间（有专门规定者除外）。

（2）同一车间有数条包装生产线同时进行包装时，各包装线之间应有隔离设施。外观相似的制品不应在相邻的包装线上包装。每条包装线均应标明正在包装的制品名称、批号。

（3）熔封后的安瓿，须经破漏检查。破漏检查可采用减压或其他方法。用减压法时，应避免把安瓿泡入液体中。真空熔封的冻干制品，应测定真空度。充氮熔封的冻干制品，应测定氮气含量。

（4）制品在包装前必须按照各制品制造及检定规程中的要求做外观检查。制品透视要求和标准如下：

①透视灯光尽量采用20W日光灯，其背景按制品的颜色调整。

②凡制品颜色、澄明度异常，浓度过浓或过淡，有异物、摇不散的凝块、结晶析出、安瓿封口不严，有黑头、裂纹等应全部剔除（有专门规定者应按该制品制造及检定规程执行）。

（5）包装前应按质量检定部门开出的包装通知单所载有效期准备瓶签、盒签或印字戳。瓶、盒签上字迹要清楚。

瓶签上应载明制品名称、批号及亚批号、有效期；抗血清、抗毒素及诊断血清应注明单位数或效价。在盒签上须载明制品名称、批号及亚批号、规格、有效期、保存温度、注意事项、生产单位名称、注册商标及批准文号。

（6）在包装时要与质量检定部门发出的包装通知单仔细核对批号是否相符，防止包错包混。在包装过程中如发现制品的外观异常、容器破漏或有异物者应剔除。

（7）包装制品应在25℃以下进行（有专门规定者应按该制品制造及检定规程执行）。

（8）瓶、盒签要求贴牢，直接印字的制品要求字迹清楚，不易脱落或模糊。

（9）每盒制品应附有说明书。各种制品的瓶、盒签及说明书，最好用不同颜色或式样，以资识别。

（10）包装后制品装箱时，箱外要注明制品名称、批号、规格、数量、有效期、生产单位名称、保存及运输中应注意事项。

2. 真空度

冻干制品进行真空封口，可进一步保持制品的生物活性和稳定性。因此真空封口的冻干制品应进行真空度检查，通常可用高频火花真空测定器测定真空程度，凡有真空度者瓶内应出现蓝紫色辉光。

3. 装量

各种装量规格的制品，应通过容量法测试，其实际装量不得少于标示量（黏度计量瓶除外）。

4. 溶解度检查

冻干制品应抽样测定溶解度，将稀释液加入制品中，观察溶解时间及溶解后的性状，其溶解速度应在规定时限以内。

5. 其他理化检查

除了上述检查之外，还包括鉴别试验、pH、水分、酸碱度测定、蛋白质含量测定、分子质量测定、纯度检查等，方法详见半成品检定。

（二）安全性检定

1. 一般安全试验

（1）无菌检查　生物制品不得含有杂菌（有专门规定者除外），灭活疫苗不得含有活的本菌、本毒。在制造过程中应由制造部门按各制品制造及检定规程规定进行无菌试验，分装后的制品须经质量检定部门做最后检定。各种生物制品的无菌试验除有专门规定者外，均应按照无菌检定的规定进行。

菌苗、疫苗、类毒素等一般采用直接接种法进行无菌试验；血液制品及免疫球蛋白等制品，按《中国生物制品规程》规定，采用薄膜过滤法进行无菌试验。

细菌活疫苗应做杂菌检查，以检查是否有杂菌生长，基本原则同无菌检查，但培养基不宜采用培养疫苗菌生长时的培养基，以免抗原菌的迅速繁殖抑制了少数杂菌的生长，详见项目二相关内容。

（2）热原质检查　血液制品、抗毒素、多糖菌苗等制品，其原材料或在制造过程中，有可能被细菌或其他物质污染并带入制品，引起机体的致热反应。本法是将一定剂量的供试品，静脉注入家兔体内，在规定时间内，观察家兔体温升高的情况，以判定供试品中所含热原的限度是否符合规定，详见项目二相关内容。

（3）异常毒性试验　异常毒性试验是各制品的特异性毒性试验以外的一般安全试验。目的是通过动物试验检查制品中外源性毒性物质的污染情况以及是否存在意外的不安全因素，以保证人体使用安全。异常毒性试验应进行小鼠和豚鼠两种动物试验（有专门规定者除外）。试验使用的小鼠和豚鼠应达到清洁级标准，详见项目二相关内容。

（4）支原体检查　支原体检查采用培养法和DNA染色法。对主细胞库、工作细胞库、病毒种子批、对照细胞、培养液以及临床治疗用细胞进行支原体检查时，上述两种方法应同时进行。疫苗成品中的支原体检查，可选用其中一种方法。也可采用经国家药品检定机构认可的其他方法。

①培养基：采用猪胃消化液或牛心消化液的半流体及液体培养基，或经国家药品检定机构认可的其他支原体专用培养基。

②支原体检查方法

a. 待检样品如在24h内进行支原体检查者可贮存于2~8℃；超过24h才能接种者，样品应在-20℃以下贮存。

b. 培养法：检查支原体采用支原体半流体和液体培养基。半流体培养基在使用前煮沸 10~15min，冷却至 56℃左右，加入未灭活马血清或灭活小牛血清和酵母浸液（培养基：血清：酵母浸液为 7:2:1），并可酌情加入适量青霉素或醋酸铊，充分摇匀。液体培养除无需煮沸外也应同样补加上述成分。将待检样品 0.5~1.0mL 分别种入每支 10mL 半流体（已冷至 35~37℃）和 10mL 液体培养基中，每种培养基接种 4 支，置 35~37℃培养 21 天。于接种后的第 7 天取 4 支中的两支进行次代培养，每一培养基转种半流体及液体培养基各 2 支，置 35~37℃下培养 21 天，每隔 3 天观察一次。

c. DNA 染色法：待检样品接种指示细胞（无污染的 Vero 细胞或经国家药品检定机构认可的其他细胞）后用特异荧光染料染色，如样品污染支原体，则附在细胞表面的支原体 DNA 着色，在荧光显微镜下可判定。

加样：指示细胞培养 5 天左右，生长到约 50%成片时，接种待检样品。接种待检样品后的细胞至少传代一次，传代后的指示细胞生长在盖玻片上以便染色。

染色：待检细胞片经甲醇与冰醋酸混合液固定，经二苯甲酰胺染色后镜检。

③结果判定

a. 每次试验应包括 1 份阴性对照（不接种样品）及 2 份阳性对照。当阴、阳对照成立时，试验方可成立。

b. 样品阳性者不复试，该批制品判为不合格。

2. 杀菌、灭活和脱毒情况的检查

灭活疫苗、类毒素制品，常用甲醛或苯酚作为杀菌剂或灭活剂。这类制品的菌毒种多为致病性强的微生物，如未被杀死或解毒不完善，就会在使用时发生严重事故，故需严格检查。

（1）杀菌检查 主要用于检查死菌苗，基本和无菌检查方法相同。但由于本试验的目的主要是检查杀菌是否完善（有无本菌生长），故应采用适于本菌生长的培养基，同时要先用液体培养基进行稀释和增菌再做移种。

（2）病毒灭活验证试验 主要是检查灭活病毒疫苗。如制品中残留未灭活的病毒，则能在动物体内繁殖，使动物发病或死亡。需要用对原毒种敏感的动物进行试验。例如，乙型脑炎灭活疫苗的病毒灭活验证试验是将制品接种于小鼠脑内，并盲传三代，在观察期间，各代小鼠应全部健存（非特异性死亡者除外）。

（3）脱毒检查 主要用于检查类毒素等需要脱毒的制品。如脱毒不完全而有游离毒素存在，可使动物发生一定的症状以致死亡。需用敏感的动物检查，如检查破伤风类毒素用豚鼠试验，白喉类毒素用家兔做皮肤试验，反应应为阴性。

3. 残余毒力和毒性物质检查

（1）残余毒力试验 无论是细菌类活疫苗，还是病毒类活疫苗，其生产用减毒活菌、活毒株都是由自然界分离获得的弱毒株或者实验室经人工诱变而获得的减毒株。这些减毒株必须保持一定的残余毒力，才能具有相应的免疫原性。所以对活疫苗，允许有一定的轻微毒力存在，但不能超过《中国药典》所规定的毒力标准。

（2）毒性试验　死菌疫苗等制品经杀菌、灭活、提纯等制造工艺后，其本身所含的某种成分可能仍具有毒性，当注射一定量时，可引起机体的有害反应，严重的可使动物死亡。故对此类制品必须进行毒性试验。

4. 其他检定项目

（1）过敏试验　某些生物制品（如抗毒素）是采用异种蛋白为原料所制成，因此需要检查其中过敏原的去除是否达到允许限度。过敏试验是将一定量的供试品溶液注入豚鼠体内，间隔一定时间后静脉注射品进行激发，观察动物出现过敏反应的情况，以判定供试品是否引起动物全身过敏反应。

（2）牛血清含量的测定　培养病毒的细胞，其中包括二倍体细胞、传代细胞及原代细胞，其培养液中含有牛血清。由于牛血清蛋白是一种异体蛋白，如制品中残留量偏高，多次使用能引起机体变态反应，故制备病毒类疫苗时，要对牛血清进行检查。按规定要求牛血清蛋白残留量应不高于 50ng/剂，检测方法一般采用酶联免疫吸附实验（ELISA）法或反向间接血球凝集法。

（3）残余细胞 DNA 检查　由于重组 DNA 制品在生产过程中所使用的各种表达系统中都含有大量的 DNA，尤其是哺乳动物的 DNA 带有癌基因，当它进入人体时，理论上存在发生重组进而导致肿瘤的可能性。另外单抗生产过程中也有可能带入小鼠骨髓瘤细胞 DNA，所以对于这两类制品必须进行残余细胞 DNA 检查。我国生物制品规程规定在每一剂量中来自宿主细胞的残余 DNA 含量应小于 100pg，因为即使宿主细胞 DNA 有致癌性，含量在 100pg 以下也是安全的。

（4）宿主细胞的残余蛋白质含量测定　所有的重组 DNA 制品很难做到绝对无宿主细胞的残余蛋白质的污染，为了防止多次注射后引起机体免疫反应，对于大肠埃希菌、假单胞菌、酵母工程菌菌体残余蛋白质需要采用 ELISA 法进行检测。

（5）残余抗生素　原则上不主张使用抗生素。如果在生产工艺中使用了抗生素，不仅要在纯化工艺中除去，而且要对种产品进行检测。不同的生产工艺可以使用抗生素的种类不同，目前上市产品的菌种筛选中最常用的是氨苄西林。用生物法测定氨苄西林残余量，阳性对照管周围应出现光滑、清晰的抑菌圈并与所含氨苄西林量呈显著的量效关系；阴性对照管周围应无抑菌圈出现。待检样品结果阴性者判为合格。应严格控制实验条件如测定用菌株、铺板的细菌量等，设阳性和阴性对照以证明系统可靠，防止出现假阳性结果。由于该方法只是定性实验，用抑菌圈的出现与否来判定制品是否合格，实际上抑菌圈的出现仍然是量变到质变的反应结果。所以采用标准品对照的限量检定方法，对防止假阳性结果更有意义。

（三）效力检定

生物制品是具有生物活性的制剂，一般采用生物学方法测定效力。

1. 细菌浓度测定

（1）麦氏比浊法　麦氏比浊管是 McFarland 发明的一种用于微生物比浊的不同浊度的标准浊度管。具体的配制方法是根据硫酸和氯化钡的比例来定的，见表 3-2，这样不同比例生成的硫酸钡沉淀的浓度不同，且都有定值。

表 3-2　　　　　　　　　　　麦氏比浊管的配比

管号（McFarland）	0.5	1	2	3	4	5
0.25% BaCl$_2$ 的体积/mL	0.2	0.4	0.8	1.2	1.6	2.0
1% H$_2$SO$_4$ 的体积/mL	9.8	9.6	9.2	8.8	8.4	8.0
细菌的近似浓度/（×10^{8}个/mL）	1	3	6	9	12	15

①轻摇标准试管。

②无菌操作将被测定的肉汤培养物加到与标准管相同直径（大小）的无菌试管中。

③以无菌操作向被测定试管加入无菌生理盐水（NaCl），直到浓度与所要求的标准管浓度相同。

计算被测培养物试管浓度：

①第 2 个标准管为 3×10^8 个/mL 的倍数。

②细菌浓度标准管号 $\times 3 \times 10^8$ ＝ 该管号的细菌个数/mL。例如，3 号管（#3）为 9×10^8 个/mL。

（2）显微镜直接计数法

①菌悬液制备：以无菌生理盐水将样品制成浓度适当的菌悬液。

②镜检计数室：在加样前，先对计数板的计数室进行镜检。若有污物，则需清洗，吹干后才能进行计数。

③加样品：将清洁干燥的血细胞计数板盖上盖玻片，再用无菌的毛细滴管将摇匀的菌悬液由盖玻片边缘滴一小滴，让菌液沿缝隙靠毛细渗透作用自动进入计数室，一般计数室均能充满菌液。

取样时先要摇匀菌液；加样时计数室不可有气泡产生。

④显微镜计数：加样后静置 5min，然后将血细胞计数板置于显微镜载物台上，先用低倍镜找到计数室所在位置，然后换成高倍镜进行计数。

调节显微镜光线的强弱适当，对于用反光镜采光的显微镜还要注意光线不要偏向一边，否则视野中不易看清楚计数室方格线，或只见竖线或只见横线。

在计数前若发现菌液太浓或太稀，需重新调节稀释度后再计数。一般样品稀释度要求每小格内有 5~10 个菌体为宜。每个计数室选 5 个中格（可选 4 个角和中央的一个中格）中的菌体进行计数。位于格线上的菌体一般只数上方和右边线上的。计数一个样品要从两个计数室中计得的平均数值来计算样品的含菌量。

（3）分光光度法

①标准曲线制作

编号：取无菌试管 7 支，分别用记号笔将试管编号为 1、2、3、4、5、6、7。

调整菌液浓度：用血细胞计数板计数培养 24h 的菌悬液，并用无菌生理盐水分别稀释调整为适当梯度每毫含菌数的细胞悬液。再分别装入已编好号的 1 至 7 号无菌试管中。

测 OD 值：将 1 至 7 号不同浓度的菌悬液摇均匀后于 560nm 波长、1cm 比色皿中测定光密度（OD）值。比色测定时，用无菌生理盐水作空白对照，每管菌悬液在测定 OD 值时均必须先摇匀后再倒入比色皿中测定。

绘制曲线：以 OD 值为纵坐标，以每毫升细胞数为横坐标，绘制标准曲线。

②样品测定：将待测样品用无菌生理盐水适当稀释，摇均匀后，用 560nm 波长、1cm 比色皿测定光密度。测定时用无菌生理盐水作空白对照。各种操作条件必须与制作标准曲线时的相同，否则，测得值所换算的含菌数就不准确。

③根据所测得的 OD 值，从标准曲线查得每毫升的含菌数。

每毫升样品原液菌数 = 从标准曲线查得的每毫升菌数 × 稀释倍数

2. 活菌浓度测定（平板菌落计数法）

将待测样品经一系列 10 倍梯度稀释，然后选择三个稀释度的菌液（一般以三个连续稀释度中的第二个稀释度倒平板培养后所出现的平均菌落数在 50 个左右为好，否则要适当增加或减少稀释度加以调整），分别取 0.2mL 的菌悬液，用平板涂布法，涂于营养琼脂培养基平板中，标明序号，每个稀释度涂 2 块平板。37℃培养箱培养 72 h 后，可见菌落形成，选取菌落数在 30~300 的平板进行计数，每组稀释度相同的平板取平均值作为菌落数。

每毫升中菌落形成单位（CFU）= 同一稀释度的平均菌落数 × 稀释倍数 ×5

3. 类毒素单位的测定（毒素攻击法）

（1）免疫及攻击　用生理盐水将类毒素标准品和待检样品以 2 倍稀释法稀释成 3~5 个稀释度（中间的稀释度必须在攻毒后能保护约半数动物）。每一稀释度样品免疫体重 14~16g 小白鼠 14 只（或 250~350g 豚鼠至少 10 只）。另外 10 只小白鼠不注射作为对照（或另外 5 只豚鼠不注射作为对照）。免疫 4 周，每只免疫小白鼠攻击毒素 $50LD_{50}$（免疫豚鼠攻击 $100LD_{50}$），皮下注射 0.5mL。对照组健康小白鼠注射 25 倍稀释的上述毒素（对照组豚鼠注射 100 倍稀释的上述毒素），每只皮下注射 0.5mL，攻击后观察 5 日，每日记录结果。

（2）试验成立应具备的条件

①检品的最低稀释度能保护半数以上动物。

②检品的最高稀释度能保护半数以下动物。

③对照组动物应部分死亡而不全部死亡。

④检品和标准品的剂量反应曲线在平行性及直线性上没有太大的偏差。

（3）结果计算　用平行线分析法进行结果计算。

4. 病毒滴度的测定

（1）半数致死量 LD_{50} 的测定　半数致死量（median lethal dose，LD_{50}）表示在规定时间内，通过指定感染途径，使一定体重或年龄的某种动物半数死亡所需最小细菌数或毒素量。

（2）鸡胚半数感染量 EID_{50} 的测定（以新城疫病毒为例）　将新鲜病毒液体10 倍递次稀释法释成 10^{-1}、10^{-2}、10^{-3}、$\cdots10^{-9}$ 不同稀释度，分别接种 9～10 日龄鸡胚尿囊腔，鸡胚必须来自健康母鸡，并且没有新城疫抗体。每只鸡胚接种0.2mL，每个稀释度接种 6 只鸡胚为一组，以石蜡封口，置 37～38℃ 培养，每天照蛋，24h 之内死亡的鸡胚弃掉，24h 之后死亡的鸡胚置 4℃ 保存。连续培养 5 天，取尿囊液做血球凝集试验，出现血凝者判阳性，记录结果。

（3）组织细胞半数感染量 $TCID_{50}$ 的测定（以致细胞病变病毒为例）　取新鲜病毒悬液，以 10 倍递次稀释成不同稀释度，每个稀释度分别接种经 Hank's 液洗 3 次的组织细胞管，每管细胞接种 0.2mL，每个稀释度接种 4 支细胞管，接种病毒后的细胞管放在细胞盘内，细胞层一侧在下，使病毒与细胞充分接触，放置37℃ 吸附 1h，加入维持液，置 37℃ 培养，逐日观察并记录细胞病变管数，按上述方法计算 $TCID_{50}$。

（4）空斑形成单位（plaque – forming unit，PFU）的测定　这是一种测定病毒感染性比较准确的方法。将适当浓度的病毒悬液接种到生长单层细胞的玻璃平皿或扁瓶中，当病毒吸附于细胞上后，再在其上覆盖一层溶化的半固体营养琼脂层，待凝固后，孵育培养。当病毒在细胞内复制增殖后，每一个感染性病毒颗粒在单层细胞中产生一个局限性的感染细胞病灶，病灶逐渐扩大，若用中性红等活性染料着色，在红色的背景中显出没有着色的"空斑"，清楚可见。由于每个空斑由单个病毒颗粒复制形成，所以病毒悬液的滴度可以用每毫升空斑形成单位（PFU）来表示。

结果：计数有多少个独立的空斑形成，将此数目乘以稀释度即可得到每毫升产生的空斑形成单位（PFU/mL）。

5. 动物保护力的检测

将疫苗或类毒素免疫动物后，再用同种的细菌、活毒或毒素攻击，从而判定制品的保护力水平。

（1）定量免疫定量攻击法　先以定量抗原免疫原鼠或小鼠数周后，再以相应的定量毒菌或毒素攻击，观察其存活数或不受感染数，以判定制品的效力。但试验前需测定一个最小感染量 MID 或一个最小致死量 MLD（指在不同稀释度中最低剂量组的一群实验动物中引起个别动物死亡的剂量和浓度，其低一档的剂量即不再引起动物死亡）的毒菌或毒素的剂量水平，同时要设立对照组。只有在对照组成立时，试验组的检定结果才有效。此法一般多用于活菌苗或类毒素的效力检定。

(2) 变量免疫定量攻击法 也称为 50% 有效免疫剂量 ED_{50} 测定法。将疫苗或类毒素经系列稀释成不同的免疫剂量，分别免疫各组动物（小鼠），间隔一定时期后，各免疫组均用同一剂量的活菌、活毒或毒素攻击，观察一定时间，用统计学方法计算出能使 50% 动物获得保护的免疫剂量。

(3) 定量免疫变量攻击法 也称为保护指数（免疫指数）测定法。动物经抗原免疫后，其耐受毒菌或活毒攻击相当于未免疫动物耐受量的倍数，称为保护指数。如对照组用 10 个毒菌即可使动物死亡一半，而免疫组必须用 1000 个毒菌才能使动物死亡一半，那么免疫组的耐受量为对照组的 100 倍，表明免疫组能保护 100 个半数致死量 LD_{50}，即该疫苗的保护指数为 100。此法常用于疫苗的效力检定。

6. 血清学检测

用于检测抗原或抗体的体外免疫反应技术又称为免疫检测技术，这类技术因一般都需用血清进行试验，通常称为免疫血清学反应或免疫血清学技术。

(1) 直接凝集试验 颗粒性抗原与凝集素直接结合并出现凝集现象的试验称作直接凝集试验。

(2) 间接凝集试验 将可溶性抗原（或抗体）先吸附于一种与免疫无关的，一定大小的不溶性颗粒（统称为载体颗粒）的表面，然后与相应抗体（或抗原）作用，在有电解质存在的适宜条件下，所出现的特异性凝集反应称为间接凝集反应。

(3) 血凝抑制试验 有些病毒如新城疫病毒（NDV）、禽流感病毒（AIV）等均可凝集某些哺乳运动和禽类的红细胞，称之为病毒血凝反应。特异性抗体可以抑制这种反应，称之为病毒的血凝抑制反应。

(4) 补体结合试验 补体结合试验是应用可溶性抗原，如蛋白质、多糖、类脂、病毒等，与相应抗体结合后，其抗原-抗体复合物可以结合补体。但这一反应肉眼不能察觉，如再加入致敏红细胞（溶血系统或称指示系统），即可根据是否出现溶血反应，判定反应系统中是否存在相应的抗原和抗体。

(5) 沉淀试验 可溶性抗原（如细菌的外毒素、内毒素、菌体裂解液、病毒的可溶性抗原、血清、组织浸出液等）与相应抗体结合，在适量电解质存在下，形成肉眼可见的白色沉淀，称为沉淀试验。参与沉淀试验的抗原称沉淀原，抗体称为沉淀素。

(6) 中和试验 病毒或毒素与相应的抗体结合后，失去对易感动物的致病力，称为中和试验。

(7) 抗毒素单位的测定 能与一个 L_+ 量（致死限量）的毒素作用后，注射小鼠仍能使该小鼠在 96h 左右死亡的最小抗毒素量，称为一个抗毒素单位。目前国际上都采用国际单位（U）来表示抗毒素的效价。

（8）酶联免疫吸附试验 是酶联免疫测定技术中应用最广的技术。其基本方法是将已知的抗原或抗体吸附在固相载体（聚苯乙烯微量反应板）表面，使酶标记的抗原－抗体反应在固相表面进行，用洗涤法将液相中的游离成分洗除。

7. 诊断用品的特异性和敏感性检测

任何一个诊断指标，都有两个最基本的特征，即敏感性和特异性。所谓敏感性，就是指其在诊断疾病的时候不漏诊（假阳性）的机会有多大（小）；所谓特异性就是指该指标在诊断某疾病时，不误诊（假阴性）的机会有多大（小）。

敏感性的高低取决于敏感度，敏感度＝阳性数／（阳性数＋假阴性数），提高敏感度就需要减少假阴性数，关键在于对样品检测时对阳性物量的要求，最好是不管样品中有多少阳性物质，只要有，就能检出。设计灵敏度检测试验时，最好做样品系列倍比稀释度，试检出最高稀释度。

特异性的强弱取决于特异度，特异度＝阴性数／（阴性数＋假阳性数），提高特异度就需要减少假阳性数，关键在于对样品检测时，最好是不能检出任何非阳性物质，防止交叉反应。设计特异度检测试验时，最好选与阳性物质可能有交叉反应的物质进行试验，如用抗体诊断病毒时，最好选取与该病毒同属的有交叉抗原表位的其他病毒种。

任务三 生物制品检定实例

一、细菌性疫苗的质量检定实例

以皮内注射用卡介苗为例，介绍细菌性疫苗的质量检定要求。

皮内注射用卡介苗是将卡介菌经培养后，收集菌体，加入稳定剂冻干制成。用于预防结核病。在制造过程中，卡介苗生产车间必须与其他生物制品生产车间及实验室分开。所需设备及器具均须单独设置并专用。卡介苗制造、包装及保存过程均需避光。从事卡介苗制造的工作人员及经常进入卡介苗制造室的人员，必须身体健康，经 X 射线检查无结核病，且每年经 X 射线检查 1～2 次，可疑者应暂离卡介苗的制造。

（一）原液检定

1. 纯菌检查

基本和无菌检查法相同，但由于本项检查的目的是看是否有卡介菌生长，所以应采用适于卡介菌生长的培养基进行培养，培养结束后的生长物做涂片镜检，不得有杂菌。

2. 浓度测定

用国家药品检定机构分发的卡介苗参考比浊标准，以分光光度法或其他方法测定原液浓度。

（二）半成品检定

1. 纯菌检查

同原液检定方法。

2. 浓度测定

同原液检定方法。应不超过配制浓度的 110%。

3. 沉降率测定

将供试品置 2～8℃静置 2h，采用分光光度法测定供试品放置前后的吸收值（A_{580}），计算沉降率，应不大于 20%。

4. 活菌数测定

应不低于 $1.0 \times 10^7 CFU/mg$。

5. 活力测定

采用 XTT 比色法测定，将供试品和参考品稀释至 0.5mg/mL，取 25μL 分别加到培养孔中，于 37～39℃避光培养 24h，检测吸收值（A_{450}），供试品 A 值应大于参考品 A 值。

（三）成品检定

除水分测定、活菌数测定和热稳定性试验外，按标示量加入灭菌注射用水，复溶后进行其余各项检定。

1. 鉴别试验

应做抗酸染色涂片检查，细菌形态与特性应符合卡介菌特征。

2. 外观

应为白色疏松体或粉末状，按标示量加入注射用水，应在 3min 内复溶呈均匀悬液。

3. 水分

应不高于 3.0%。

4. 纯菌检查

同原液检定方法。

5. 效力测定

用结核菌素纯蛋白衍生物皮肤试验（皮内注射 0.2mL，含 10U）阴性、体重 300～400g 的同性豚鼠 4 只，每只皮下注射 0.5mg 供试品，注射 5 周后皮内注射结核菌素纯蛋白衍生物 10U/0.2mL，并于 24h 后观察结果，局部硬结反应直径应不小于 5mm。

6. 活菌数测定

每亚批疫苗均应做活菌数测定。抽取 5 支疫苗稀释并混合后进行测定，培养 4 周后含活菌数应不低于 $1.0 \times 10^6 CFU/mg$。本试验可与热稳定性试验同时进行。

7. 无有毒分枝杆菌试验

选用结核菌素纯蛋白衍生物皮肤试验（皮内注射 0.2mL，含 10U）阴性、体重 300～400g 的同性豚鼠 6 只，每只皮下注射相当于 50 次人用剂量的供试品，每 2 周称体重一次，观察 6 周，动物体重不应减轻；同时解剖检查每只动物，若肝、脾、肺等脏器无结核病变，即为合格。

8. 热稳定性试验

取每亚批疫苗于37℃放置28天测定活菌数，并与2~8℃保存的同批疫苗进行比较，计算活菌率。放置37℃的本品活菌数应不低于置2~8℃本品的25%，且不低于2.5×10^5CFU/mg。

9. 稀释剂

稀释剂为灭菌注射用水。

二、病毒性减毒活疫苗的质量检定实例

以麻疹减毒活疫苗为例，介绍病毒性减毒活疫苗的质量检定要求。

本品是用麻疹病毒减毒株接种原代鸡胚细胞，经培养、收获病毒液，加入适宜稳定剂后冻干制成。用于预防麻疹。

（一）原液检定

1. 病毒滴定

将毒种做10倍系列稀释，每稀释度病毒液接种FL细胞或Vero细胞，置适宜温度下培养7~8天判定结果。病毒滴度应不低于4.5lg $CCID_{50}$/mL。

2. 无菌检查

依无菌检查法进行检查，无任何需氧菌、厌氧菌和真菌则供试品合格。

3. 支原体检查

依支原体检查法进行检查，应无支原体。

（二）半成品检定

无菌检查：应无任何需氧菌、厌氧菌和真菌。

（三）成品检定

除水分测定外，应按标示量加入灭菌注射用水，复溶后进行以下各项检定。

1. 鉴别试验

将稀释至500~2000$CCID_{50}$/mL的病毒液与适当稀释的抗麻疹病毒免疫血清等量混合后，置37℃水浴60min，接种FL细胞或Vero细胞，在适宜的温度下培养7~8天判定结果。麻疹病毒应被完全中和（无细胞病变）；同时设血清和细胞对照，均应为阴性；病毒对照的病毒滴度应不低于500$CCID_{50}$/mL。

2. 外观

应为乳酪色疏松体，复溶后应为橘红色或淡粉红色澄明液体，无异物。

3. 水分

应不高于3.0%。

4. 病毒滴定

取疫苗3~5瓶混合滴定，按病毒滴定方法进行。病毒滴度应不低于3.3lg $CCID_{50}$/mL。

5. 热稳定性试验

疫苗出厂前应进行热稳定性试验，应与病毒滴定同时进行。于37℃放置7天后，按本项目病毒滴定法进行。病毒滴度应不低于 $3.3\lg CCID_{50}/mL$，病毒滴度下降应不高于 $1.0\lg CCID_{50}/mL$。

6. 无菌检查

应无任何需氧菌、厌氧菌和真菌。

7. 异常毒性检查

依异常毒性检查法进行检查，应符合规定。

8. 牛血清蛋白残留量

采用酶联免疫法，牛血清蛋白残留量应不高于50ng/剂。

9. 抗生素残留量检查

细胞制备过程中加入抗生素的应进行该项检查，采用酶联免疫法，应不高于10ng/mL。

10. 稀释剂

疫苗稀释剂为灭菌注射用水，应符合对疫苗稀释剂的有关要求。

三、病毒性灭活疫苗的质量检定实例

以冻干乙型脑炎灭活疫苗为例，介绍其质量检定要求。

本品是用乙型脑炎（以下简称乙脑）病毒接种于 Vero 细胞，经培养、收获病毒液、灭活病毒、浓缩、纯化后，加入稳定剂冻干制成，用于预防乙脑。

（一）原液检定

1. 无菌检查

应无任何需氧菌、厌氧菌和真菌。

2. 病毒灭活验证试验

将病毒灭活后供试品脑内接种体重 12 ~ 14g 小鼠 8 只，每只 0.03mL，同时腹腔接种 0.5 mL，为第 1 代；7 天后将第 1 代小鼠处死 3 只，取脑制成 10% 脑悬液，同法脑内接种 12 ~ 14g 小鼠 6 只，为第 2 代；7 天后将第 2 代小鼠处死 3 只，同法脑内接种 12 ~ 14g 小鼠 6 只，为第 3 代，接种后逐日观察，3 日内死亡者不计，观察 14 天，全部健存为合格（动物死亡数量应不超过试验用动物总数的 20%）。

3. 蛋白质含量

按 Lowry 法进行测定，应按批准的标准执行。

4. 抗原含量

采用酶联免疫法，应按批准的标准执行。

（二）半成品检定

1. 无菌检查

应无任何需氧菌、厌氧菌和真菌。

2. 抗原含量

采用酶联免疫法，应按批准的标准执行。

（三）成品检定

除水分测定外，应按标示量加入灭菌注射用水，复溶后进行以下各项检定。

1. 鉴别试验

采用酶联免疫法检测，应证明含有乙型脑炎病毒抗原。

2. 外观

应为白色疏松体，复溶后应为无色澄明液体，无异物。

3. 水分

应不高于3.0%。

4. 游离甲醛含量

应不高于10μg/mL。

5. 效价测定

采用免疫小鼠中和抗体测定法，以蚀斑减少中和试验测定中和抗体。参考疫苗（RA 和 RB）以及中和试验阳性血清由国家药品检定机构提供。

将被检疫苗（T）和参考疫苗（R）分别稀释成 1:32，腹腔免疫体重 12~14g 小鼠 10 只，每只 0.5mL，免疫 2 次，间隔 7 天。第 2 次免疫后第 7 天采血，分离血清，同组小鼠血清等量混合，于56℃灭活30min。稀释阳性血清、被检苗血清和参考苗血清，分别与稀释病毒（约 200PFU/0.4mL）等量混合，同时将稀释后的病毒再1:2 稀释作为病毒对照，置37℃水浴90min，接种 6 孔细胞培养板 BHK21 细胞，每孔 0.4mL，置37℃培养90min，加入含甲基纤维素的培养基覆盖物，于37℃培育 5 天，染色，蚀斑计数，病毒对照组的蚀斑平均数应在50~150。计算被检疫苗和参考疫苗组对病毒对照组的蚀斑减少率。

$$蚀斑减少率 = （1 - S/CV）\times 100\%$$

式中 S——被检苗平均斑数

CV——病毒对照组平均斑数

按以下公式计算被检苗效力 T 值。

$$T = （Y - 50）/ 47.762 + \lg X$$

T——被检苗引起 50% 蚀斑减少的抗体稀释度的对数

Y——被检苗的蚀斑减少数

X——蚀斑中和试验时所用的血清稀释倍数

结果判定：

①合格：$T \geqslant （RA + RB）/ 2 - 0.33$

②重试：$（RA + RB）/2 - 0.66 < T < （RA + RB）/ 2 - 0.33$

③不合格：$T < （RA + RB）/ 2 - 0.66$

6. 热稳定性试验

疫苗出厂前应进行热稳定性试验，于 37℃ 放置 7 天，按前项进行效价测定，仍应合格。如合格，视为效价测定合格。

7. 牛血清白蛋白残留量

应不高于 50ng/剂。

8. 无菌检查

依无菌检查法进行检查，应符合规定。

9. 异常毒性检查

依法检查，应符合规定。

10. 细菌内毒素含量测定

用凝胶限量试验，应不高于 50EU/mL。

11. 抗生素残留量测定

细胞制备过程中加入抗生素的应进行该项检查，采用 ELISA 法，应不高于 10ng/mL。

12. Vero 细胞 DNA 残留量

应不高于 100pg/剂。

13. Vero 细胞蛋白残留量测定

采用酶联免疫法，应不高于 2μg/mL，并不得超过总蛋白质含量的 10%。

四、抗毒素和免疫血清的质量检定实例

以白喉抗毒素为例，介绍抗毒素和免疫血清的质量检定要求。

本品是由白喉类毒素免疫马所得的血浆，经胃酶消化后纯化制成的液体抗毒素球蛋白制剂。用于预防和治疗白喉。

（一）原液检定

1. 类 A 血型物质含量

采用血凝抑制法，即用标准类 A 血型物质和供试品分别与抗 A 血型血清反应，通过比较血凝反应终点，测定供试品中类 A 血型物质的含量，应不高于 4μg/mL。

2. 抗体效价

采用家兔皮肤试验法，根据抗毒素能中和毒素的作用，将供试品与标准品进行对比试验，推算出每毫升供试品中所含抗毒素的国际单位数。

3. 无菌检查

应无任何需氧菌、厌氧菌和真菌。

4. 热原检查

取适用的家兔 3 只，注射供试品，注射剂量按家兔体重每千克注射 3.0mL 白喉抗毒素，观察体温升高的情况。在初试 3 只家兔中，体温升高均低于 0.6℃，并且 3 只家兔体温升高总和低于 1.4℃；或在复试的 5 只家兔中，体温升高

0.6℃或0.6℃以上的家兔仅有1只，并且初试、复试合并8只家兔的体温升高总和为3.5℃或3.5℃以下，均认为供试品的热原检查符合规定。

（二）半成品检定

无菌检查应无任何需氧菌、厌氧菌和真菌。

（三）成品检定

除水分测定外，应按标示量加入灭菌注射用水，复溶后进行以下检定。

1. 鉴别试验

每批成品至少抽取1瓶做以下鉴别试验。

（1）动物中和试验或特异沉淀反应　按抗体效价测定方法进行，供试品应能中和白喉毒素；或采用免疫双扩散法，供试品应与白喉类毒素产生特异沉淀线。

（2）免疫双扩散或酶联免疫吸附试验　采用免疫双扩散法进行，供试品仅与抗马血清产生沉淀线；或采用酶联免疫吸附试验，供试品应与马IgG反应呈阳性。

2. 外观

应为无色或淡黄色的澄明液体，无异物，久置有微量可摇散的沉淀。

3. 化学检定

（1）pH　应为6.0~7.0。

（2）蛋白质含量　按照凯氏定氮法测定，蛋白质含量应不高于170g/L。

（3）氯化钠含量　用硝酸破坏供试品中的蛋白质后，再加入过量的硝酸银，使供试品的氯离子与硝酸银完全反应，生成氯化银沉淀析出，过量的硝酸银用硫氰酸铵滴定液滴定。根据硫氰酸铵滴定液消耗的量，计算出供试品中氯化钠含量，应为7.5~9.5g/L。

（4）硫酸铵含量　依据硫酸铵被氢氧化钠分解释放出氨，并被硼酸吸收生成硼酸铵，用酸滴定液滴定。根据酸滴定液的消耗量计算出供试品中硫酸铵含量，应不高于1.0g/L。

（5）防腐剂含量　如加硫柳汞，含量应不高于0.1g/L；如加间苯三酚，含量应不高于2.5g/L；如加氯仿，含量应不高于0.5%。

4. 纯度

（1）清蛋白检查　将供试品稀释至2%的蛋白浓度，进行琼脂糖凝胶电泳分析，应不含或仅含痕量清蛋白迁移率的蛋白质成分。

（2）F（ab）$_2$含量　采用SDS-聚丙烯酰胺凝胶电泳法测定，上样量25μg，电泳结束后，用薄层扫描仪于波长575nm处对供试品进行扫描，计算出供试品中F（ab）$_2$的含量。预防用的应不低于50%，治疗用的应不低于60%；IgG含量应不高于10%。

5. 抗体效价

预防用的效价应不低于 2000U/mL，比活性为每 1g 蛋白质应不低于 30000U；治疗用的效价应不低于 3000U/mL，比活性为每 1g 蛋白质应不低于 40000U。每瓶白喉抗毒素装量应不低于标示量。

6. 类 A 血型物质含量

应不高于 4μg/mL。

7. 无菌检查

应无任何需氧菌、厌氧菌和真菌。

8. 热原检查

方法同原液检定中的热原检查法。注射剂量按家兔体重每 1kg 注射 3.0mL。

9. 异常毒性检查

依异常毒性检查法，试验中小鼠和豚鼠全部健存，且无异常反应，到期时每只小鼠体重增加，则供试品判为合格。

五、血液制品的质量检定实例

以人血白蛋白为例，介绍人血白蛋白的质量检定要求。

本品是由健康人血浆，经低温乙醇蛋白分离法或经批准的其他分离法分离纯化，并经 60℃、10h 加温灭活病毒后制成。含适宜稳定剂，不含防腐剂和抗生素。

（一）原液检定

1. 蛋白质含量

可采用双缩脲法测定，应大于成品规格。

2. 纯度

应不低于蛋白质总量的 96.0%。

3. pH

用生理氯化钠溶液将供试品蛋白质含量稀释成 10g/L，pH 应为 6.4 ~ 7.4。

4. 残余乙醇含量

可采用康卫皿扩散法测定，应不高于 0.025%。

康卫皿扩散法是依据乙醇在饱和碳酸钠溶液中加热逸出，被重铬酸钾溶液吸收后呈黄绿至绿色，用比色法测定血液制品中乙醇残留量。

在康卫皿外圈的突出部位均匀涂抹凡士林，准确量取重铬酸钾 - 硫酸溶液 2.0mL 加入内圈中，精密量取饱和碳酸钠溶液 1.5mL 和供试品溶液 1.5mL，加入外圈中，立即加盖玻璃板（粗糙面向下）密封扩散皿，摇匀，80℃反应 30min 后，取内圈溶液，按紫外 - 可见分光光度法，在波长 650nm 处测定吸光度 A_1。精密称取无水乙醇适量，加水制成每毫升含乙醇 0.25mg 的溶液作为对照品溶液，精密量取对照品溶液 1.5mL 替代供试品，同法操作，测定吸光度 A_2。A_1 读数不得大于 A_2。

（二）半成品检定

1. 无菌检查

应无任何需氧菌、厌氧菌和真菌。如半成品立即分装，可在除菌过滤后留样做无菌检查。

2. 热原检查

依本项目中热原检查法进行检查，注射剂量按家兔体重每 1kg 注射 0.6g 蛋白质，应符合规定；或采用"细菌内毒素检查法"，蛋白质浓度分别为 5%、10%、20%、25% 时，其细菌内毒素限值（L）应分别小于 0.5EU/mL、0.83EU/mL、1.67EU/mL、2.08EU/mL。

（三）成品检定

除真空度、复溶时间、水分测定、装量差异检查外，应按标示量加入灭菌注射用水，复溶后进行其余各项检定。

1. 鉴别试验

（1）免疫双扩散法 在琼脂板上按一定距离打数个小孔，在相邻的两孔内分别加入供试品（人血白蛋白）与抗血清，同时两者浓度、比例适当，一定时间后观察，供试品应仅与抗人血清或血浆产生沉淀线，与抗马、抗牛、抗猪、抗羊血清或血浆不产生沉淀线。

（2）免疫电泳法 将供试品通过电泳分离成区带的各抗原，与相应的抗体进行双相免疫扩散，当两者比例合适时形成可见的沉淀弧。将沉淀弧与已知标准抗原、抗体生成的沉淀弧的位置和形状进行比较，即分析供试品中成分及其性质。

2. 物理检查

（1）外观 应为略黏稠、黄色或绿色至棕色澄明液体，不应出现浑浊。

（2）可见异物 可见异物检查法有灯检法和光散射法，应无任何可见异物。

（3）不溶性微粒检查 本法包括光阻法和显微计数法，应符合规定。

（4）装量 不低于标示量。

（5）热稳定性 57℃，50h 内无肉眼可见变化。

3. 化学检定

（1）水分 应不高于 1.0%。

（2）pH 用生理氯化钠溶液将供试品蛋白质含量稀释成 10g/L，pH 应为 6.4～7.4。

（3）渗透压摩尔浓度 通常采用测量溶液的冰点下降来间接测定其渗透压摩尔浓度。在理想的稀溶液中，冰点下降符合 $\Delta T_f = K_f \cdot m$ 的关系。式中，ΔT_f 为冰点下降值，K_f 为冰点下降常数（当水为溶剂时为 1.86），m 为质量摩尔浓度。而渗透压符合 $P_o = K_o \cdot m$ 的关系。式中，P_o 为渗透压，K_o 为渗透压常数，m 为溶液的质量摩尔浓度。由于两式中的浓度等同，故可以用冰点下降法测定溶液的渗透压摩尔浓度。应为 210 ~ 400mOsmol/kg。

（4）蛋白质含量 凯氏定氮法测定，不低于标示量的95.0% ~ 110.0%。

（5）纯度 醋酸纤维素薄膜电泳法，应不低于蛋白质总量的96.0%。

（6）钠离子含量 应不高于160mmol/L。

（7）钾离子含量 应不高于2mmol/L。

（8）吸光度 用生理氯化钠溶液将供试品蛋白质含量稀释至10g/L，按紫外－可见分光光度法，在波长403nm处测定吸光度，应不大于0.15。

（9）多聚体含量 应不高于5.0%。

（10）辛酸钠含量 每1g蛋白质中应为0.140 ~ 0.180mmol，如与乙酰色氨酸混合使用，则每1g蛋白质中应为0.064 ~ 0.096mmol。

（11）乙酰色氨酸含量 如与辛酸钠混合使用，则每1g蛋白质中应为0.064 ~ 0.096mmol。

（12）铝残留量 应不高于200μg/L。

4. 无菌检查

无菌试验应为阴性。

5. 异常毒性检查

依法检查应符合规定。

6. 热原检查

依法检查，注射剂量按家兔体重每1kg注射0.6g蛋白质，应符合规定。

7. 稀释剂检定

稀释剂为灭菌注射用水，应符合《中国药典》的相关规定。

六、单克隆抗体的质量检定实例

鼠源性单克隆抗体是以小鼠骨髓瘤细胞和经抗原免疫的小鼠脾细胞在体外进行融合，采用合适的培养基进行培养，得到杂交瘤细胞，筛选出能稳定分泌特异性抗体的杂交瘤细胞，将杂交瘤细胞接种于小鼠腹腔，获得含大量单克隆抗体的腹水，再经纯化冻干制成。应用杂交瘤技术可获得几乎所有抗原的单克隆抗体，只要这种抗原能引起小鼠的抗体应答。以注射用抗人T细胞CD3小鼠单抗为例，介绍鼠源性单克隆抗体的质量检定要求。

在制造鼠源性单克隆抗体的过程中，制备腹水应使用无特殊病原体的BALB/c小鼠或BALB/c和瑞士小鼠的杂交子1代。

（一）腹水检定

1. 效价测定

采用免疫荧光法测抗体对正常人外周血单核细胞的反应性，其正常值范围的参考指标为66.0% ±10%，抗体效价不低于1∶5000。

2. 鼠源性病毒检查

依《中国药典》鼠源性病毒检查法检查，应无任何特定的鼠源性病毒。

3. 支原体检查

依支原体检查法进行检查，应无支原体。

（二）原液检定

1. 蛋白质含量

用 Lowry 法测定。

2. pH

用以玻璃电极为指示电极、饱和甘汞电极为参比电极的酸度计进行测定，应为 6.5~7.5。

3. 等电点

依《中国药典》等电聚焦电泳法测定。两性电解质在电泳场中形成一个 pH 梯度，由于蛋白质为两性化合物，其所带的电荷与介质的 pH 有关，带电的蛋白质在电泳中向极性相反的方向迁移，当到达其等电点（此处的 pH 使相应的蛋白质不再带电）时，电流达到最小，不再移动。原液中单克隆抗体的等电点应与对照品一致。

4. 纯度

（1）电泳法　用 SDS－聚丙烯酰胺凝胶电泳法测定。分离胶浓度为 10%，采用考马斯亮蓝 R250 染色时，加样量应不低于 10μg；采用银染时，加样量不低于 5μg。非还原法：应与对照品一致；还原法：经扫描仪扫描，免疫球蛋白重链和轻链的含量应不低于 95.0%。

（2）高效液相色谱法　色谱柱以适合分离分子质量为 10~500ku 蛋白质的色谱用凝胶为填充剂；流动相为 0.1mol/L 磷酸盐－0.1mol/L 氯化钠缓冲液，pH7.0；上样量不低于 20μg，于波长 280nm 处检测，以免疫球蛋白色谱峰计算理论板数应不低于 1000。按面积归一化法计算，免疫球蛋白主峰面积应不低于总面积的 95.0%。

5. 小鼠骨髓瘤细胞 DNA 残留量

依《中国药典》外源性 DNA 残留量检查法，每 1 次人用剂量应不高于 100pg。

（三）半成品检定

依无菌检查法进行检查，应无任何需氧菌、厌氧菌或真菌。

（四）成品检定

1. 鉴别试验

采用免疫荧光法测抗体对正常人外周血单核细胞的反应性，其正常值范围的参考指标为 66.0%±10%。

2. 物理检查

（1）外观　应为白色疏松体，复溶后为略带乳光的澄清液体。

（2）复溶时间　加 1mL 生理氯化钠溶液后，应在 5min 内完全溶解。

（3）可见异物　依可见异物检查法检查，应不得检出任何可见异物。

（4）装量差异　应符合注射用冻干制剂装量差异限度（表 3 – 3）。

表 3 – 3　　　　　　　　　　　　注射用冻干制剂装量差异限度表

平均装量	装量差异限度
0.05g 以下（包含 0.05g）	±15%
0.05g 以上至 0.15g	±10%
0.15g 以上至 0.50g	±7%
0.50g 以上	±5%

3．化学检定

（1）水分　应不高于 3.0%。

（2）pH　应为 6.5 ~ 7.5。

（3）蛋白质含量　用 Lowry 法测定，应为标示量的 90% ~ 110%。

4．效价测定

采用免疫荧光法测抗体对正常人外周血单核细胞的反应性，其正常值范围的参考指标为 66.0% ±10%，抗体效价不低于 1∶10000。

5．无菌检查

无任何需氧菌、厌氧菌和真菌则供试品合格。

6．异常毒性检查

依异常毒性检查法，试验中小鼠和豚鼠全部健存，且无异常反应，到期时每只小鼠体重增加，则供试品判为合格。

7．热原检查

依《中国药典》热原检查法检查，注射剂量按家兔体重每千克注射 2mg 单克隆抗体，应符合规定。

七、诊断试剂盒的质量检定实例

以丙型肝炎病毒抗体诊断试剂盒（酶联免疫法）为例，介绍丙型肝炎病毒抗体诊断试剂盒的检定要求。

本品是用丙型肝炎病毒（HCV）抗原包被的微孔板和酶标记抗人 IgG 及其他试剂制成，应用间接酶联免疫法原理检测人血清或血浆样品中的 HCV 抗体。

（一）半成品检定

1．阳性参考品符合率

用国家参考品或经国家参考品标化的参考品进行检定，应符合要求。

2. 阴性参考品符合率

用国家参考品或经国家参考品标化的参考品进行检定，检测 3 份浓度值大于 $5 \times 10^4 U/mL$ 的乙型肝炎病毒乙肝表面抗原（HBsAg）阳性参考品，不得出现假阴性。

3. 精密性

用国家参考品或经国家参考品标化的参考品进行检定，偏差系数 CV（%）应不大于 15%（$n=10$）。

4. 最低检出限

用国家参考品或经国家参考品标化的参考品进行检定，HBsAg adr、adw 及 ay 亚型的最低检出量应符合要求。

5. 无菌检查

依法检查含有蛋白成分的液体组分，半成品加防腐剂分装后留样做无菌检查，采用直接接种法，应符合规定。

6. 水分

冻干组分水分应不高于 3.0%。

7. 稳定性试验

试剂各组分放置 37℃ 至少 3 天（有效期为 6 个月），应符合 1～4 项要求。

（二）成品检定

1. 物理检查

（1）外观　液体组分应澄清；冻干组分应呈白色或棕色疏松体。

（2）溶解时间　冻干组分应在 3min 内溶解。

2. 阳性参考品符合率

同半成品中阳性参考品符合率。

3. 阴性参考品符合率

同半成品中阴性参考品符合率。

4. 精密性

同半成品检定。

5. 最低检出限

同半成品检定。

6. 稳定性试验

出厂前进行，方法同半成品检定。

[知识拓展]

表1　　　　　　　　　　生物制品的检验原始记录表

生产厂家（盖章）：　　　　　　产品名称：　　　　　　批准文号：

茶品批号			生产日期		生产数量（万毫升）			检验号		
抽样日期			抽样数量		抽样人签字					

物理性状检验	外观			判定				检验员签字：
	黏度			判定				
	剂型			判定				年　月　日
	稳定性			判定				

无菌检验	培养基种类	接种日期			判定日期		移植日期		判定日期		符号说明： "－"无菌生长 "＋"有菌生长 判定： 检验员签字： 年　月　日
		温度（℃）		样品号				样品号			
			1	2	3	4	5	1	2	3	4	5
	T. G	37									
		25									
	G. A	37									
		25									
	G. P	25									

安全检验	豚鼠	编号	接种日期	接种剂量	判定日期	接种反应	判定	符号说明； "－"无反应 "＋"轻反应 "＋＋"中度以上反应 检验员签字： 年　月　日
		1号						
		2号						
	小白鼠	编号	接种日期	接种剂量	判定日期	接种反应	判定	
		1号						
		2号						
		3号						
		4号						
		5号						

	本动物（　）	编号	来源	品种	年龄	抗体	舌接种日	剂量	颈接种日	剂量	判定日期	接种反应	判定
		1号											
		2号											
		3号											

86

续表

效力检验			免疫日期		攻毒日期			攻毒剂量				判定日期					符号说明：
			免疫分组	1 个　剂　量				1/3 剂　量				1/9 剂　量				对照组	"I" 无反应
			动物编号	1	2	3	4	5	6	7	8	9	10	11	12	13	14	15	16	17	"P" 水泡
			来　源																		"K" 溃疡
			品　种																		备注：判定结论用以下字母表示：
			年　龄																		"Y" 符合规定
			血清抗体																		"N" 不符合规定
	攻毒反应	前蹄	左																		
			右																		
		后蹄	左																		
			右																		
		舌面																			效力：
		上唇																			
		下唇																			
		齿龈																			（PD$_{50}$/头份）
	判　定																			
检验结论																			检验员签字： 年 月 日

表 2　　　生物制品生产与检验报告

1. 批号或子批批号：	2. 检验报告编号：	3. 生产企业名称及通信地址 单位名称：
4. 生产日期： 年　月　日	5. 产品批准文号：	地址： 邮编：
6. 失效日期： 年　月　日	7. 页数： 第　页共　页	电话： 传真：

8. 产品名称（通用名称）：

9. 检验依据：

10. 检验数据

检验项目	检验日期 （　年　月　日）		标准规定	结　果	判定
	开始	结束			

续表

11. 批量			
数量（瓶/盒）	规格［羽（头）份/瓶（盒）］	总量［万羽（头）份］	备 注

12. 质管部审核意见：　　□符合规定　　　　□销毁　　　　□其他（书面说明）

13. 声明：本人对上述内容的真实性负责。

质管部负责人签名：	技术负责人签名：	企业负责人签名：
年　月　日	年　月　日	年　月　日

中国兽医药品监察所审核意见

14. 审核意见：□审核填报内容，符合规定	□完成检验，符合规定
□完成检验，不符合规定	□其他（书面说明）

15. 授权签字人签名：	16. 审核专用章
年　月　日	

注：判定栏中，Y—符合规定，N—不符合规定，I—无结果，NT—未检验。

表3　　　　　　　　　兽用生物制品生产与检验报告（范例1）

1. 批号或子批批号	2. 检验报告编号：	3. 生产企业名称及通信地址 单位名称：
4. 生产日期： 20XX 年 XX 月 XX 日	5. 产品批准文号：	地址： 邮编：
6. 失效日期： 20XX 年 XX 月 XX 日	7. 页数： 第 1 页共 1 页	电话： 传真：

8. 产品名称（通用名称）：犬狂犬病、犬瘟热、副流感、腺病毒病和细小病毒五联活疫苗

9. 检验依据：中华人民共和国农业部公告第 1049 号

10. 检验数据

检验项目	检验日期（ 年 月 日）		标准规定	结　果	判定
	开始	结束			
性状	20XX. XX. XX	20XX. XX. XX	应为微黄白色海绵状疏松团块，易与瓶壁脱离，加稀释液后迅速溶解成粉红色液体	微黄白色海绵状疏松团块，易与瓶壁脱离，加稀释液后迅速溶解成粉红色液体	Y
无菌检验	20XX. XX. XX	20XX. XX. XX	应无菌生长	无菌生长	Y
支原体检验	20XX. XX. XX	20XX. XX. XX	应无支原体生长	无支原体生长	Y

续表

检验项目	检验日期（ 年 月 日）		标准规定	结 果	判定
	开始	结束			
鉴别检验	20XX. XX. XX	20XX. XX. XX	狂犬病毒：小鼠应5/5健活 犬瘟热病毒：MA－104 细胞应 3/3 无 CPE 副流感病毒：Vero 细胞应 3/3 无 CPE 犬腺病毒 2 型：MDCK 细胞应 3/3 无 CPE 犬细小病毒：F81 细胞应3/3 无 CPE	小鼠 5/5 健活 MA－104 细胞 3/3 无 CPE Vero 细胞 3/3 无 CPE MDCK 细胞 3/3 无 CPE F81 细胞 3/3 无 CPE	Y
外源病毒检验	20XX. XX. XX	20XX. XX. XX	分别接种 Vero、BHK21、MDCK、MA－104、F81、牛睾丸细胞 细胞均应 3/3 无细胞病变和红细胞吸附	Vero、BHK21、MDCK、MA－104、F81、牛睾丸细胞 均 3/3 无细胞病变和红细胞吸附	Y
安全检验	20XX. XX. XX	20XX. XX. XX	犬应 3/3 精神、食欲、体温与粪便正常	犬 3/3 精神、食欲、体温与粪便正常	Y
效力检验	20XX. XX. XX	20XX. XX. XX	狂犬病毒：每头份疫苗病毒含量应≥104.8 LD_{50} 犬瘟热病毒：每头份疫苗病毒含量应≥104.0 $TCID_{50}$ 副流感病毒：每头份疫苗病毒含量应≥105.5 $TCID_{50}$ 犬腺病毒：每头份疫苗病毒含量应≥104.0 $TCID_{50}$ 犬细小病毒：每头份疫苗病毒含量应≥106.5 $TCID_{50}$	狂犬病毒：105.02 LD_{50}/头份 犬瘟热病毒：104.46 $TCID_{50}$/头份 副流感病毒：106.0 $TCID_{50}$/头份 犬腺病毒：105.42 $TCID_{50}$/头份 犬细小病毒：107.0 $TCID_{50}$/头份	Y
剩余水分测定	20XX. XX. XX	20XX. XX. XX	应不超过4%	2.5%、3.3%、2.8%、3.0%	Y
真空度测定	20XX. XX. XX	20XX. XX. XX	应出现白色或粉色或紫色辉光	紫色辉光	Y

11. 批量

数量（瓶）	规格［羽（头）份/瓶］	总量［万羽（头）份］	备注
XXXXX	XX 头份/瓶	XXXXX 万头份	

续表

12. 质管部审核意见：	□符合规定	□销毁	□其他（书面说明）

13. 声明：本人对上述内容的真实性负责。

质管部负责人签名： 年　月　日	技术负责人签名： 年　月　日	企业负责人签名： 年　月　日

中国兽医药品监察所审核意见

14. 审核意见：□审核填报内容，符合规定　　　　　　□完成检验，符合规定
　　　　　　□完成检验，不符合规定　　　　　　□其他（书面说明）

15. 授权签字人签名： 年　月　日	16. 审核专用章

注：判定栏中，Y—符合规定，N—不符合规定，I—无结果，NT—未检验。

表4　　　　　　兽用生物制品生产与检验报告（范例2）

1. 批号或子批批号	2. 检验报告编号：	3. 生产企业名称及通信地址 单位名称：
4. 生产日期： 20XX 年 XX 月 XX 日	5. 产品批准文号：	地址： 邮编：
6. 失效日期： 20XX 年 XX 月 XX 日	7. 页数： 第 1 页共 1 页	电话： 传真：

8. 产品名称（通用名称）：鸡传染性法氏囊病耐热保护剂活疫苗（B87 株）

9. 检验依据：中华人民共和国农业部公告第 443 号

10. 检验数据

检验项目	检验日期（　年　月　日）		标准规定	结　果	判定
	开始	结束			
性状	20XX. XX. XX	20XX. XX. XX	应为微红色海绵状疏松团块，易与瓶壁脱离，加稀释液后迅速溶解	微红色海绵状疏松团块，易与瓶壁脱离，加稀释液后迅速溶解	Y
无菌检验	20XX. XX. XX	20XX. XX. XX	应无菌生长	无菌生长	Y
支原体检验	20XX. XX. XX	20XX. XX. XX	应无支原体生长	无支原体生长	Y

续表

检验项目	检验日期（　年　月　日）		标准规定	结　果	判定
	开始	结束			
外源病毒检验	20XX.XX.XX	20XX.XX.XX	鸡胚检查法：尿囊腔（AS）和绒毛尿囊膜（CAM）接种，每组存活 8/10 以上，胎儿发育应正常，绒毛尿囊膜应无病变，鸡胚液 HA 阴性	鸡胚检查法：AS 组 10/10 存活，CAM 组 10/10 存活，胎儿发育正常，CAM 无病变，鸡胚液 HA 阴性	Y
			细胞检查法：应不出现细胞病变，应不出现由外源病毒所致的红细胞吸附现象 COFAL 试验：溶血率应高于 50%，应为阴性	细胞检查法：未出现细胞病变，未出现红细胞吸附现象 COFAL 实验：溶血率 100%，为阴性	
鉴别检验	20XX.XX.XX	20XX.XX.XX	中和组应全部健活，对照组至少 3 个死亡，鸡胚液 HA 阴性	中和组 5/5 健活，对照组 54/5 死亡，鸡胚液 HA 阴性	Y
安全检验	20XX.XX.XX	20XX.XX.XX	免疫组和对照组均应健活，剖检法氏囊应无明显变化，两组非特异性死亡总和应不超过 3 只，且免疫组死亡数不超过对照组	免疫组和对照组均 10/10 健活，剖检法氏囊 10/10 无明显变化	Y
效力检验	20XX.XX.XX	20XX.XX.XX	每羽份病毒含量应大于 $10^{3.0}ELD_{50}$	$10^{5.4}ELD_{50}$/羽份	Y
剩余水分测定	20XX.XX.XX	20XX.XX.XX	应不超过 4%	0.8%、1.0%、1.2%、1.2%	Y
真空度测定	20XX.XX.XX	20XX.XX.XX	应出现白色或粉色或紫色辉光	紫色辉光	Y
耐老化试验	20XX.XX.XX	20XX.XX.XX	37℃放置 10 日，病毒含量下降应不超过 0.4 个滴度	病毒含量下降 0.3 个滴度	Y

11. 批量

数量（瓶）	规格［羽（头）份/瓶］	总量［万羽（头）份］	备注
XXXXX	XX 羽份/瓶	XXXXX 万羽份	

12. 质管部审核意见：　　□符合规定　　　　□销毁　　　　□其他（书面说明）

续表

13. 声明：本人对上述内容的真实性负责。

质管部负责人签名：	技术负责人签名：	企业负责人签名：
年　月　日	年　月　日	年　月　日

中国兽医药品监察所审核意见

14. 审核意见：□审核填报内容，符合规定　　　　□完成检验，符合规定
　　　　　　　□完成检验，不符合规定　　　　□其他（书面说明）

15. 授权签字人签名：

　　　年　月　日

16. 审核专用章

注：判定栏中，Y—符合规定，N—不符合规定，I—无结果，NT—未检验。

表5　　　兽用生物制品生产与检验报告（范例3）

1. 批号或子批批号	2. 检验报告编号：	3. 生产企业名称及通信地址 单位名称：
4. 生产日期： 20XX 年 XX 月 XX 日	5. 产品批准文号：	地址： 邮编：
6. 失效日期： 20XX 年 XX 月 XX 日	7. 页数： 第 1 页共 1 页	电话： 传真：

8. 产品名称（通用名称）：鸡新城疫、传染性支气管炎、减蛋综合征三联灭活疫苗（La Sota 株 + M41 株 + Z16 株）

9. 检验依据：中华人民共和国农业部公告第 1252 号

10. 检验数据

检验项目	检验日期（　年　月　日） 开始	结束	标准规定	结　果	判定
性状	20XX. XX. XX	20XX. XX. XX	外观：应为乳白色乳剂 剂型：应为油包水型 稳定性：取 10mL 疫苗以 3000r/min 离心 15min，管底析出的水相应不大于 0.5mL 黏度：应在 8s 以内	乳白色乳剂 油包水型 无析出 1.1s	Y
无菌检验	20XX. XX. XX	20XX. XX. XX	应无菌生长	无菌生长	Y
安全检验	20XX. XX. XX	20XX. XX. XX	应不出现由注射疫苗引起的任何局部和全身不良反应	接种鸡 10/10 无局部和全身不良反应	Y

续表

效力检验	20XX.XX.XX	20XX.XX.XX	鸡新城疫部分：免疫组 HI 抗体效价 GMT 应不低于 1:16，对照组 HI 抗体效价 GMT 应不高于 1:4	免疫组 1:36.8 对照组 1:4	Y
			传染性支气管炎部分：免疫组二免血清的 HI 抗体效价 GMT 应比首免血清 HI 抗体效价 GMT 高 3 倍以上，对照组血清 HI 抗体效价 GMT 应不高于 1:8	免疫组 3.5 倍 对照组 1:5.3	
			减蛋综合征部分：免疫组 HI 抗体效价 GMT 应不低于 1:128，对照组 HI 抗体效价 GMT 应不高于 1:4	免疫组 1:1552 对照组 <1:2	
甲醛、硫柳汞含量测定	20XX.XX.XX	20XX.XX.XX	甲醛含量应不超过 0.2% 硫柳汞含量应不超过 0.01%	0.1% 0.002%	Y

11. 批量

数量（瓶）	规格［羽（头）份/瓶］	总量［万羽（头）份］	备注
XXXXX	XX 羽份/瓶	XXXXX 万羽份	

12. 质管部审核意见：　　□符合规定　　　　□销毁　　　　□其他（书面说明）

13. 声明：本人对上述内容的真实性负责。

质管部负责人签名：	技术负责人签名：	企业负责人签名：
年　月　日	年　月　日	年　月　日

中国兽医药品监察所审核意见

14. 审核意见：□审核填报内容，符合规定　　　　　　□完成检验，符合规定
　　　　　　　□完成检验，不符合规定　　　　　　　□其他（书面说明）

15. 授权签字人签名：　　　　　　　　　　　16. 审核专用章

年　月　日

注：判定栏中，Y—符合规定，N—不符合规定，I—无结果，NT—未检验。

检验数据栏填报参照格式

（一）性状

表 6　　鸡新城疫、传染性支气管炎二联灭活疫苗（La Sota 株 + M41 株）

检验项目	标准规定	结果	判定
性状	外　观　应为乳白色均匀乳剂 剂　型　应为油包水型 稳定性　取 10mL 疫苗以 3000r/min 离心 15min，管底析出的水相应不大于 0.5mL 黏　度　应在 8s 内	外　观　乳白色均匀乳剂 剂　型　油包水型 稳定性　无析出 黏　度　1.4s	Y

表 7　　　　　　　猪乙型脑炎活疫苗（SA14 – 14 – 2 株）

检验项目	标准规定	结果	判定
性状	应为淡黄色或乳白色海绵状疏松团块，易与瓶壁脱离，加稀释液后迅速溶解成橘红色透明液体	淡黄色海绵状疏松团块，易与瓶壁脱离，加稀释液后迅速溶解成橘红色透明液体	Y

（二）纯粹检验

表 8　　　　　　　　仔猪副伤寒活疫苗

检验项目	标准规定	结果	判定
纯粹检验	应纯粹	纯粹	Y

（三）无菌检验

表 9　　　　　　　　　鸭瘟活疫苗

检验项目	标准规定	结果	判定
无菌检验	应无菌生长	无菌生长	Y

表 10　　鸡新城疫、传染性支气管炎二联灭活疫苗（La Sota 株 + M41 株）

检验项目	标准规定	结果	判定
无菌检验	应无菌生长	无菌生长	Y

表 11　　　　　仔猪产气荚膜梭菌病 A、C 型二价灭活疫苗

检验项目	标准规定	结果	判定
无菌检验	应无菌生长：如有菌生长，应进行病原性鉴定和杂菌计数 病原性鉴定：检查需氧菌时注射小鼠，应 3/3 健活，且局部无化脓或坏死；检查厌氧菌时注射豚鼠，应 2/2 健活，且局部无化脓或坏死 杂菌计数：任意抽取至少 3 个样品，每头份非病原菌不超过 100CFU	1/5 有菌生长 病原性鉴定：检查需氧菌时，小鼠 3/3 健活，且局部无化脓或坏死；未检出厌氧菌污染 杂菌计数：任意抽取 3 个样品，每头份非病原菌分别为 20 CFU、40 CFU、10 CFU	Y

（四）活菌计数

表 12   **仔猪副伤寒活疫苗**

检验项目	标准规定	结果	判定
活菌计数	每头份含活菌数应不少于 3×10^9 CFU	每头份含活菌数 3.6×10^9 CFU	Y

（五）支原体检验

表 13   **鸭瘟活疫苗**

检验项目	标准规定	结果	判定
支原体检验	应无支原体生长	无支原体生长	Y

（六）鉴别检验

表 14   **猪瘟活疫苗（兔源）**

检验项目	标准规定	结果	判定
鉴别检验	家兔应出现以下热型反应： 阴性对照组：−、− 阳性对照组：＋＋、＋＋（＋） 中　和　组：−、−	家兔出现以下热型反应： 阴性对照组：−、− 阳性对照组：＋＋、＋＋ 中　和　组：−、−	Y

表 15   **鸡新城疫活疫苗（La Sota 株）**

检验项目	标准规定	结果	判定
鉴别检验	鸡胚应至少 8/10 存活，鸡胚液 HA 阴性	10/10 存活，HA 阴性	Y

表 16   **鸡传染性法氏囊病耐热保护剂活疫苗（B87 株）**

检验项目	标准规定	结果	判定
鉴别检验	病毒对照组应至少 3 个死亡 中和组应全部健活 鸡胚液 HA 阴性	病毒对照组：5/5 死亡 中和组：5/5 健活 鸡胚液 HA 阴性	Y

表 17   **鸡传染性喉气管炎活疫苗**

检验项目	标准规定	结果	判定
鉴别检验	病毒对照组 CAM 应有明显病斑 中和组应全部存活且其 CAM 应无任何病变	对照组 5/5 CAM 有明显病斑 中和组 5/5 存活且 CAM 无病变	Y

表 18　　　　　　　　　　　鸡马立克病火鸡疱疹病毒活疫苗

检验项目	标准规定	结果	判定
鉴别检验	蚀斑减少率应不低于95%	蚀斑减少率为100%	Y

表 19　　　　　　　　　　猪乙型脑炎活疫苗（SA14－14－2 株）

检验项目	标准规定	结果	判定
鉴别检验	疫苗中和组 2/2 应不出现 CPE 空白对照组 2/2 应不出现 CPE 病毒对照组 2/2 应出现 CPE	疫苗中和组 2/2 不出现 CPE 空白对照组 2/2 不出现 CPE 病毒对照组 2/2 出现 CPE	Y

表 20　　　　　　　　　　　　鸭瘟活疫苗（组织苗）

检验项目	标准规定	结果	判定
鉴别检验	病毒对照组的鸡胚应 5/5 死亡 中和组的鸡胚应 10/10 不发生死亡	病毒对照组：5/5 死亡 中和组：10/10 健活	Y

表 21　　　　　　鸡传染性支气管炎耐热保护剂活疫苗（H120 株）

检验项目	标准规定	结果	判定
鉴别检验	接种的 SPF 鸡胚应不引起特异性死亡 及鸡胚病变，并至少有 8 个胚健活	接种的 SPF 鸡胚 10/10 健活	Y

表 22　　　犬狂犬病、犬瘟热、副流感、腺病毒病和细小病毒病五联活疫苗

检验项目	标准规定	结果	判定
鉴别检验	狂犬病毒：小鼠应 5/5 健活 犬瘟热病毒：MA－104 细胞应 3/3 无 CPE 副流感病毒：Vero 细胞应 3/3 无 CPE 犬腺病毒 2 型：MDCK 细胞应 3/3 无 CPE 犬细小病毒：F81 细胞应 3/3 无 CPE	小鼠 5/5 健活 MA－104 细胞 3/3 无 CPE Vero 细胞 3/3 无 CPE MDCK 细胞 3/3 无 CPE F81 细胞 3/3 无 CPE	Y

表 23　　　　鸡新城疫低毒力耐热保护剂活疫苗（La Sota 株）

检验项目	标准规定	结果	判定
鉴别检验	应不引起接种鸡胚特异性死亡 至少存活 8/10，鸡胚液 HA 应为阴性	未引起接种鸡胚特异性死亡 接种鸡胚 10/10 健活，鸡胚液 HA 阴性	Y

（七）外源病毒检验

表 24　　　　　　　　　　猪乙型脑炎活疫苗（SA14 – 14 – 2 株）

检验项目	标准规定	结果	项目结论
外源病毒检验	荧光抗体检查法：应无 HCV、PPV、PRV 污染 Vero 传代细胞检查法：应无致细胞病变和红细胞吸附性外源病毒污染	无 HCV、PPV、PRV 污染 无致细胞病变和红细胞吸附性外源病毒污染	Y

表 25　　　　　　　　　　猪瘟活疫苗（细胞源）

检验项目	标准规定	结果	项目结论
外源病毒检验	荧光抗体检查法：应无 PPV、PRV 污染 Vero 传代细胞检查法：应无致细胞病变和红细胞吸附性外源病毒污染	无 PPV、PRV 污染 无致细胞病变和红细胞吸附性外源病毒污染	Y

表 26　　　　　　　　政府采购专用猪瘟活疫苗（细胞源）

检验项目	标准规定	结果	项目结论
外源病毒检验	荧光抗体检查法：应无 PPV、PRV 污染 Vero 传代细胞检查法：应无致细胞病变和红细胞吸附性外源病毒污染	无 PPV、PRV 污染 无致细胞病变和红细胞吸附性外源病毒污染	Y

表 27　　　　　　　　　　狂犬病活疫苗（Flury 株）

检验项目	标准规定	结果	项目结论
外源病毒检验	荧光抗体检查法：应无 BVDV 特异性荧光 Vero 传代细胞检查法：应无红细胞吸附现象和特异性 CPE	无 BVDV 特异性荧光 无红细胞吸附现象和特异性 CPE	Y

表 28　　　　　　　　　　鸡新城疫中等毒力活疫苗（Ⅰ系）

检验项目	标准规定	结果	项目结论
外源病毒检验	鸡胚检查法：尿囊腔（AS）和绒毛尿囊膜（CAM）接种，每组应至少存活 8/10，胎儿发育应正常，绒毛尿囊膜应无病变，鸡胚液 HA 阴性	AS 组 10/10 存活，CAM 组 9/9 存活，胎儿发育正常，CAM 无病变；鸡胚液 HA 阴性	Y
	细胞检查法：应不出现细胞病变；应不出现由外源病毒所致的红细胞吸附现象	未出现细胞病变；未出现红细胞吸附现象	
	COFAL 试验：溶血率应高于 50%，应为阴性	溶血率 100%，COFAL 试验阴性	

表 29　　犬狂犬病、犬瘟热、副流感、腺病毒病和细小病毒病五联活疫苗

检验项目	标准规定	结果	项目结论
外源病毒检验	分别接种 Vero、BHK21、MDCK、MA – 104、F81、牛睾丸细胞，均应 3/3 无细胞病变和红细胞吸附	Vero、BHK21、MDCK、MA – 104、F81、牛睾丸细胞，均 3/3 无细胞病变和红细胞吸附	Y

表 30　　　　　　　　　伪狂犬病活疫苗（Bartha – K61 株）

检验项目	标准规定	结果	项目结论
外源病毒检验	荧光抗体检查法：应无 HCV、BVDV、PPV 特异性荧光	无 HCV、BVDV、PPV 特异性荧光	Y
	Vero 细胞检查法：应无红细胞吸附现象和特异性 CPE	无红细胞吸附现象和特异性 CPE	

（八）安全检验

表 31　　鸡新城疫、传染性支气管炎二联灭活疫苗（La Sota 株 + M41 株）

检验项目	标准规定	结果	项目结论
安全检验	应不发生因注射疫苗引起的任何局部和全身不良反应	接种鸡 10/10 无局部和全身不良反应	Y

表 32　　　　　　　　　　猪乙型脑炎活疫苗（SA14 – 14 – 2 株）

检验项目	标准规定	结果	项目结论
安全检验	小白鼠：10/10 应无异常临床反应，3 日内死亡不计，但不应超过 2 只，其余小白鼠应全部健活	小白鼠 10/10 无异常临床反应，全部健活	Y
	仔猪：4/4 应无异常临床反应	仔猪 4/4 无异常临床反应	

表 33　　　　　　　　　　　　猪瘟耐热保护剂活疫苗（兔源）

检验项目	标准规定	结果	项目结论
安全检验	乳鼠应 5/5 健活　　小鼠应 5/5 健活 豚鼠应 2/2 健活　　猪应 4/4 健活	乳鼠 5/5 健活　　小鼠 5/5 健活 豚鼠 2/2 健活　　猪 4/4 健活	Y

表 34　　　　　　　　　　　　鸡新城疫中等毒力活疫苗（Ⅰ系）

检验项目	标准规定	结果	项目结论
安全检验	免疫鸡允许有轻反应，但须在 14 日 内恢复	免疫鸡 4/4 健活，无反应	Y

表 35　　　　　　　　　　　　狂犬病活疫苗（Flury 株）

检验项目	标准规定	结果	项目结论
安全检验	用家兔检验：应不出现任何狂犬病 症状 用犬检验：应健活	家兔未出现任何狂犬病症状，4/4 健活 犬 2/2 健活	Y

表 36　　　　　　口蹄疫 O 型、亚洲 Ⅰ 型二价灭活疫苗（OJMS 株 + JSL 株）

检验项目	标准规定	结果	项目结论
安全检验	用豚鼠、小白鼠检验：接种后应不 出现因注射疫苗引起的死亡或明显 的局部不良反应或全身反应 用牛检验：任何注射牛不得出现口 蹄疫症状或明显的因注射疫苗引起 的毒性反应	接种豚鼠和小白鼠未见任何局部 或全身反应，豚鼠 2/2 健活，小 白鼠 5/5 健活 接种牛均未出现口蹄疫症状和明 显的因注射疫苗引起的毒性反应， 3/3 健活	Y

表 37　　　　　　　　　　　　兔产气荚膜梭菌病灭活疫苗（A 型）

检验项目	标准规定	结果	项目结论
安全检验	兔应 2/2 健活，注射局部不应发生 坏死	兔 2/2 健活，注射部位未发生 坏死	Y

表 38　　　　　　　　　　　　政府采购专用猪瘟活疫苗（脾淋源）

检验项目	标准规定	结果	项目结论
安全检验	小鼠应 5/5 健活 豚鼠应 2/2 健活 猪应 4/4 健活	小鼠 5/5 健活 豚鼠 2/2 健活 猪 4/4 健活	Y

表 39   **政府采购专用猪瘟活疫苗（细胞源）**

检验项目	标准规定	结果	项目结论
安全检验	猪应 4/4 健活	猪 4/4 健活	Y

（九）效力检验

表 40   **鸡新城疫灭活疫苗**

检验项目	标准规定	结果	项目结论
效力检验	免疫组 HI 抗体的几何平均值应 ≥4lg2 对照鸡 HI 抗体的几何平均值应 ≤2lg2	免疫组 6.6lg2 对照鸡 5/5 阴性	Y

表 41   **鸡新城疫、减蛋综合征二联灭活疫苗**

检验项目	标准规定	结果	项目结论
效力检验	新城疫部分（血清学方法）：免疫组 HI 抗体效价几何平均值应 ≥4lg2，对照组 HI 抗体效价的几何平均值应 ≤2lg2 减蛋综合征部分：免疫组 HI 抗体效价几何平均值应不低于 1∶128，对照鸡 HI 抗体效价几何平均值应不高于 1∶4	免疫组 4.8lg2，对照组 10/10 阴性 免疫组≥1∶2048，对照组 10/10 阴性	Y

表 42   **鸡新城疫中等毒力活疫苗（I 系）**

检验项目	标准规定	结果	项目结论
效力检验	用鸡胚检验：每羽份病毒含量应 ≥105ELD$_{50}$	105.8ELD$_{50}$/羽份	Y

表 43   **重组禽流感病毒 H5 亚型二价灭活疫苗（H5N1 亚型，Re－5 株＋Re－4 株）**

检验项目	标准规定	结果	项目结论
效力检验	抗体检测：免疫组 Re－5 株和 Re－4 株 HI 抗体几何平均滴度（GMT）应 ≥6lg2，对照组均应为阴性	Re－5 株 GMT 为 7.0 lg2 Re－4 株 GMT 为 7.9 lg2 对照组均为阴性	Y

表 44 狂犬病活疫苗（Flury 株）

检验项目	标准规定	结果	项目结论
效力检验	小鼠脑内接种，LD_{50} 应 ≥ 104.0/0.03mL	LD_{50}：104.5/0.03mL	Y

表 45 兔产气荚膜梭菌病灭活疫苗（A 型）

检验项目	标准规定	结果	项目结论
效力检验	对照组家兔应全部死亡 免疫组家兔应至少保护 3 只	对照组家兔 2/2 死亡 免疫组家兔 3/4 保护	Y

表 46 猪口蹄疫灭活疫苗（O 型，II，OR/80 株）

检验项目	标准规定	结果	项目结论
效力检验	每头份疫苗应至少含 $3PD_{50}$ 对照猪应 2/2 发病	每头份疫苗含 6.5 PD_{50} 对照猪 2/2 发病	Y

表 47 口蹄疫 O 型、亚洲 I 型二价灭活疫苗（OJMS 株 + JSL 株）

检验项目	标准规定	结果	项目结论
效力检验	每头份疫苗应至少含牛口蹄疫 O 型、亚洲 I 型各 3 个 PD_{50}，对照牛每头应 3 个以上蹄出现水泡或溃疡	O 型：11.84 个 PD_{50} 亚洲 I 型：4.85 个 PD_{50} 对照牛：2/2 发病，四蹄水泡或溃疡	Y

表 48 政府采购专用猪瘟活疫苗（脾淋源）

检验项目	标准规定	结果	项目结论
效力检验	将疫苗稀释 1/150 头份，耳静脉注射家兔 2 只，注苗家兔应出现以下任何一种情况的热型反应： ① + +、+ +（+） ② + +（+）、±（-）或 +、+ 复归：+ + ③ + +（+）、±或 +、+ 攻毒：攻毒对照组：+ +、+ +（+）% 疫苗免疫组：-、- 出现其他情况应重检，但最多不超过 3 次	注射 1/300 头份，热型反应：+ +、+、+ +	Y

表 49　　　　　犬狂犬病、犬瘟热、副流感、腺病毒病和细小病毒病五联活疫苗

检验项目	标准规定	结果	项目结论
效力检验	狂犬病毒：每头份疫苗应≥$10^{4.8}LD_{50}$ 犬瘟热病毒：每头份疫苗应≥$10^{4.0}TCID_{50}$ 副流感病毒：每头份疫苗应≥$10^{5.5}TCID_{50}$ 犬腺病毒：每头份疫苗应≥$10^{4.0}TCID_{50}$ 犬细小病毒：每头份疫苗应≥$10^{6.5}TCID_{50}$	狂犬病毒：每头份疫苗含$10^{5.02}LD_{50}$ 犬瘟热病毒：每头份疫苗含$10^{4.46}TCID_{50}$ 副流感病毒：每头份疫苗含$10^{6.0}TCID_{50}$ 犬腺病毒：每头份疫苗含$10^{5.42}TCID_{50}$ 犬细小病毒：每头份疫苗含$10^{7.0}TCID_{50}$	Y

表 50　　　　　　　　　　　　　　鸭瘟活疫苗

检验项目	标准规定	结果	项目结论
效力检验	对照鸭应3/3发病，且至少2/3死亡 免疫鸭应4/4健活，如果有反应，应在2~3日内恢复	对照鸭3/3死亡 免疫鸭4/4健活	Y

表 51　　　鸡新城疫、传染性支气管炎二联活疫苗（**La Sota 株 + H52 株**）

检验项目	标准规定	结果	项目结论
效力检验	用鸡胚检验： ND 部分：每羽份病毒含量应≥$10^{6.0}EID_{50}$ IB 部分：每羽份病毒含量应≥$10^{3.5}EID_{50}$	$10^{6.5}EID_{50}$／羽份 $10^{3.8}EID_{50}$／羽份	Y

表 52　　　鸡新城疫、传染性支气管炎、减蛋综合征、传染性脑脊髓炎四联灭活疫苗

检验项目	标准规定	结果	项目结论
效力检验	鸡新城疫部分：免疫组 HI 抗体效价的几何平均值应≥4lg2，对照组 HI 抗体效价的几何平均值应≤2lg2 鸡传染性支气管炎部分：二免血清的 HI 几何平均滴度较首免血清 HI 几何平均滴度应高3倍以上 鸡减蛋综合征部分：免疫组 HI 抗体效价的几何平均值应≥1：128，对照组 HI 抗体效价的几何平均值应≤1：4 禽脑脊髓炎部分：免疫组应至少保护8只，对照组应至少发病4只	免疫组 HI 抗体效价的几何平均值为5.4lg2，对照组 HI 抗体效价的几何平均值为21g2 二免血清的 HI 几何平均滴度较首免血清 HI 几何平均滴度高6.1倍 免疫组 HI 抗体效价的几何平均值为1：1261，对照组 HI 抗体效价的几何平均值为1：2 免疫组 10/10 保护，对照组 5/5 发病	Y

表 53 　　　　　　　　　　猪传染性胃肠炎、猪流行性腹泻二联灭活疫苗

检验项目	标准规定	结果	项目结论
效力检验	传染性胃肠炎中和抗体测定：仔猪应至少 7/8 血清阳转，且 8 头仔猪中和抗体效价均应≥32 流行性腹泻中和抗体测定：仔猪应至少 7/8 血清阳转，且 8 头仔猪中和抗体效价均应≥32	64.0、40.7、45.7、45.7 40.7、32.0、45.7、45.7 45.7、40.7、45.7、51.3 45.7、40.7、40.7、40.7	Y

（十）病毒含量测定

表 54 　　　　　　　　　　猪乙型脑炎活疫苗（SA14 - 14 - 2 株）

检验项目	标准规定	结果	项目结论
病毒含量测定	每头份疫苗病毒含量应≥105.0PFU	105.4PFU/头份	Y

（十一）剩余水分测定

表 55 　　　　　　　　　　鸡新城疫中等毒力活疫苗（I 系）

检验项目	标准规定	结果	项目结论
剩余水分测定	剩余水分应不超过 4%	2.8%、1.5%、1.5%、1.7%	Y

（十二）真空度测定

表 56 　　　　　　　　　　鸡新城疫中等毒力活疫苗（I 系）

检验项目	标准规定	结果	项目结论
真空度测定	应出现白色或粉色或紫色辉光	紫色辉光	Y

（十三）耐老化试验

表 57 　　　　　　　　　　鸡传染性法氏囊病耐热保护剂活疫苗（B87 株）

检验项目	标准规定	结果	项目结论
耐老化试验	37℃放置 10 日，病毒含量下降应不超过 0.4 个滴度	病毒含量下降 0.3 个滴度	Y

（十四）铝离子含量测定

表 58 　　　　　　　　　　鸡传染性鼻炎灭活疫苗（A 型 + C 型）

检验项目	标准规定	结果	项目结论
铝离子含量测定	应为 1.9 ~ 2.3mg/mL	2.0mg/mL	Y

（十五）甲醛、硫柳汞残留量测定

表 59　　　　　　　　　　羊梭菌病多联干粉灭活疫苗

检验项目	标准规定	结果	项目结论
甲醛、汞类防腐剂残留量测定	甲醛残留量应不超过 0.5% 硫柳汞残留量应不超过 0.01%	甲醛残留量：0.1% 硫柳汞残留量：0.01%	Y

（十六）质量差异限度

表 60　　　　　　　　　　羊梭菌病多联干粉灭活疫苗

检验项目	标准规定	结果	项目结论
质量差异限度	取疫苗 10 份，每份质量与标示质量相比较，差异限度不得超过 ±5%，超过质量差异限度的不得多于 2 份，并不得有 1 份超过质量差异限度 1 倍	取疫苗 10 份，每份质量与标示质量相比较，差异限度均不超过 ±5%	Y

（十七）溶解度检验

表 61　　　　　　　　　　羊梭菌病多联干粉灭活疫苗

检验项目	标准规定	结果	项目结论
溶解度检验	应于 20min 内充分溶解，并呈均匀混悬液	于 5min 内充分溶解，并呈均匀混悬液	Y

（十八）pH 测定

表 62　　　　　　　　　　鸡传染性鼻炎灭活疫苗（A 型 + C 型）

检验项目	标准规定	结果	项目结论
pH 测定	应为 7.0 + 0.5	7.080	Y

项目四　抗生素类药物的检测

抗生素是指在低微浓度下即可对某些微生物的生命活动有特异抑制作用的化学物质的总称，主要由微生物发酵、经化学纯化、精制和化学修饰等过程，最后制成适当制剂。与化学合成药相比，生物合成产生的抗生素结构组成复杂，稳定性差，导致其化学纯度较低、活性组分易发生变异，使其疗效降低或失效，甚至引起毒副作用。为了保证用药安全和有效，各国药典都制定了抗生素药物的检测标准，严格控制其质量。

任务一　概　　述

一、抗生素类药物的检测项目

抗生素类药物的检测项目包括鉴别、检查和含量（效价）测定。由于抗生素类药物的特点，其分析方法可分为理化方法和生物学法两大类。

1. 鉴别试验

抗生素类药物的鉴别试验主要为理化方法，常用方法有以下几种。

（1）官能团的显色反应。

（2）光谱法　包括红外光谱与紫外吸收光谱的鉴别。

（3）色谱法　包括薄层色谱法（TLC）和高效液相色谱法（HPLC）。

（4）生物学法　是检查抗生素灭活前后的抑菌能力，并与已知含量的对照品对照后进行鉴别。此法已很少应用。

2. 检查

抗生素类药物的检查项目包括以下几种。

（1）影响产品稳定性的指标　结晶性、酸碱度、水分或干燥失重等。

（2）控制有机和无机杂质的指标　溶液的澄清度与颜色、有关物质、残留溶剂、重金属等。

（3）与临床安全性密切相关的指标　异常毒性、无菌、热原、降压物质等。

（4）其他指标对于多组分抗生素还要进行组分分析等（如硫酸庆大霉素的"庆大霉素 C 组分的测定"）。此外，有些抗生素还规定"吸碘物质"（如氨苄西林钠）、"杂质吸收度"（如四环素类抗生素）等。

3. 含量（效价）测定

抗生素的含量或效价测定方法主要分为微生物检定法和理化方法两大类。

（1）微生物检定法　微生物检定法是以抗生素对微生物的杀伤或抑制程度为指标来衡量抗生素效价的一种方法。本法的优点是灵敏度高、需用量小，测定结果直观；测定原理与临床应用的要求一致，更能确定抗生素的医疗价值；而且适用范围广，较纯的精制品、纯度较差的制品、已知的或新发现的抗生素均能应用；对同一类型的抗生素不需分离，可一次测定其总效价，是抗生素药物效价测定的最基本的方法。但其存在着操作步骤多、测定时间长、误差大等缺点。

（2）理化方法　是根据抗生素的分子结构特点，利用其特有的化学或物理化学性质及反应而进行的。对于提纯的产品以及化学结构已确定的抗生素，能较迅速、准确地测定其效价，并具有较高的专属性。缺点是：化学方法一定要运用其化学结构上官能团的特殊化学反应，对含有具相同官能团的杂质的供试品就不适用，或需采取适当方法加以校正。而且当该法是利用某一类型抗生素的共同结构部分的反应时，所测得的结果往往只代表药物的总含量，并不一定能代表抗生素的生物效价。

二、抗生素的效价

抗生素的活性以效价单位表示，即指每毫升或每毫克中含有某种抗生素的有效成分的多少。用单位（U）或微克（μg）表示。按照抗生素效价单位的定义，分为四种表示方法。

（1）质量单位　以抗生素的生物活性部分的质量作为单位，1μg 为 1 个单位（1μg = 1U，1 mg = 1000U）。如硫酸链霉素、硫酸庆大霉素、硫酸卡那霉素等大部分抗生素均用质量单位表示。用这种方法表示不同酸根的同一抗生素时，只要单位一样或有效部分的质量一样，则这一抗生素的各种盐类，虽然称重不同，而其实际有效含量是相同的。

（2）类似质量单位　以特定的纯粹抗生素盐类的质量作为单位。如纯粹金霉素盐酸盐及四环素盐酸盐（包括无生物活性的盐酸根在内）1μg = 1U，1mg = 1000U。这是根据国际使用习惯而来的。如 1mg 氯霉素作 1000U 计。四环素、新生霉素等以此为效价单位。

（3）质量折算单位　以特定的纯抗生素盐的质量为单位而加以折算，如青霉素的单位，最初是指在 50mL 肉汤培养基内能完全抑制金黄色葡萄球菌生长的最小青霉素量为 1 个单位（U），以后得到纯品，这一量相当于青霉素钠 0.5988μg，因而国际上一致定 0.5988μg 为 1U，则 1mg = 1670U。例如，1mg 青霉素钾的效价单位（U）= 1670U/mg × 356.4/372.5 = 1598U/mg。

（4）特定单位　以特定抗生素样品的某一质量定为一单位，经国家的有关机构认可而定。如特定的一批杆菌肽称重 1mg = 55U；又如制霉素，第一批标准品 1mg = 3000U。

以上均为抗生素的理论效价，实际样品往往低于该理论效价。

任务二　抗生素的微生物检定

抗生素微生物检定法是国际上通用的、经典的抗生素效价测定方法。本法是在适宜条件下，根据量－反应平行线原理设计，通过检测抗生素对微生物的抑制作用，计算抗生素活性（效价）的方法。《中国药典》收载的微生物检定法包括两种，即管碟法和浊度法。

一、管　碟　法

1. 检定原理

本法是利用抗生素在琼脂培养基内的扩散作用，比较标准品与供试品两者对接种的试验菌产生抑菌圈的大小，以测定供试品效价的一种方法。

（1）抑菌圈的形成　将不锈钢小管（俗称牛津杯）放置在摊布试验菌的琼脂培养基平板上，在小管内加入抗生素溶液后，在培养条件下，琼脂培养基中便产生两种互动作用：一种是抗生素溶液向培养基内呈球面扩散作用；另一种为试验菌的生长作用。抗生素在琼脂培养基中的浓度，随离开小管中心距离的增大而降低，即离开小管越远，琼脂培养基中抗生素浓度越低。当培养到一定时间，琼脂培养基中的两种互动作用达到动态平衡时，琼脂培养基中便形成透明的抑菌圈，即在抑菌圈中因抗生素浓度高于抑菌浓度，试验菌生长受到抑制，此处琼脂培养基呈透明状；在抑菌圈边缘抗生素浓度恰好等于抗生素最低抑菌浓度。

（2）量－反应直线　抗生素溶液的浓度不同，抑菌圈的大小也不同（图4－1）。抗生素在琼脂培养基内可用琼脂球面扩散动力学公式表示：

$$r^2 = 9.21DT \left(\lg M - \lg c' - \lg 4\pi DTH \right) \tag{4-1}$$

式中　T——扩散时间，h

M——管中抗生素的量，μg 或 U

r——抑菌圈的半径，mm

H——培养基的厚度，mm

c'——抗生素最低抑菌浓度，μg/ mm^3 或 U/mm^3

D——扩散系数，mm^2/h

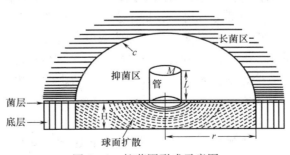

图4－1　抑菌圈形成示意图

将琼脂球面扩散动力学公式简化、移行可得管碟法量－反应直线方程：

$$\lg M = \left(1/9.21DT \right) r^2 + \lg c' 4\pi DTH \tag{4-2}$$

由式（4-2）可知，抗生素总量的对数（lg$M$与所形成抑菌圈半径的平方（r^2）呈直线关系（图4-2）。由此奠定了以抑菌圈的大小来测定抗生素抗菌活性物质量的理论基础。

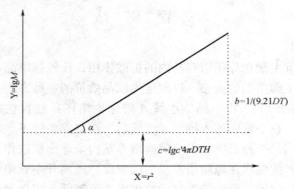

图4-2 抗生素的量-反应直线

（3）量-反应平行线原理 抗生素微生物检定法基于量-反应平行线原理，即在量-反应的指标中，当抗生素浓度的对数剂量和反应呈直线关系，且供试品与标准品的作用性质相同时，供试品与标准品的两条量-反应关系曲线相互平行。

在管碟法实验中，在一定的剂量范围内，抗生素的对数剂量与其所致的抑菌圈的大小呈直线关系，这就在理论上决定了（活性）成分相同的抗生素标准品和供试品在一定剂量范围内产生的两条量-反应直线相互平行，符合量-反应平行线原理的基本要求。

管碟法就是利用抗生素在固体培养基中的平面扩散作用，采用量-反应平行线原理和交叉实验设计方法，在相同实验条件下通过比较抗生素标准品和供试品两者对试验菌产生的抑菌圈大小，来测定供试品效价的一种方法。

由管碟法量-反应直线方程可知，抗生素所致抑菌圈的大小（r），不仅受抗生素量多少的影响，而且与抗生素的最低抑菌浓度 c'、琼脂层厚度 H、抗生素在琼脂内的扩散系数 D、抗生素在小钢管中的量 M 以及抗生素的扩散时间 T 等因素有关，这些因素的改变，常会影响抑菌圈的大小和清晰度。故在抗生素效价测定时，为消除各种干扰因素的影响，采用标准品和供试品在相同的试验条件下进行实验，测得相对效价的比率，再由已知的标准品效价计算出供试品的效价。

管碟法的优点：基本操作和设计适用于各种抗生素，试验结果较稳定；样品用量少、灵敏度高，适合于大批样品的测定。

缺点：凡具有抗菌活性的物质都会干扰测定结果；试验过程长，需第二天才有结果；操作手工化，需熟练人员才能得到较正确的结果；受扩散因素的影响，如培养基原材料的质量、一般琼脂中的杂质可能影响扩散速度及效价强度。

2. 检定的影响因素

准确有效地进行抗生素效价测定，必须以管碟法的扩散原理和量－反应平行线原理来指导和解决实际工作中的问题。

（1）抑菌圈质量的控制

①抑菌圈的形状：实验中抑菌圈常有破裂、不圆，甚至无圈的现象，其原因是多方面的，如在滴加抗生素溶液时药液溅出、毛细滴管碰到钢管使抑菌圈出现破裂不圆等。双碟、钢管、钢管放置器内有残留抗生素污染（如庆大霉素等易吸附在钢管和玻璃容器的表面），试验菌菌龄过老、菌层培养基加菌液时，培养基温度偏高或受热时间过长，使检定菌部分被烫死，致使抑菌圈破裂甚至无圈。稀释抗生素溶液用的缓冲液 pH 和盐浓度也可影响抑菌圈的圆整。如四环素类抗生素，当缓冲液 pH 过低或过高，相邻抑菌圈可相互影响而成椭圆形；氨基糖苷类抗生素当缓冲液 pH 过低、盐浓度偏高或标准品与供试品溶液中盐浓度不等时，会出现无抑菌圈或呈向心形、椭圆形抑菌圈。当抑菌圈过大或钢管位置不规则时，相邻圈之间的抗生素浓度超过最低抑菌浓度，而使抑菌圈扩大呈椭圆形等。

②抑菌圈大小的控制：从式（4-2）可知，抗生素抑菌圈的大小是受最低抑菌浓度 c'、琼脂层厚度 H、抗生素在琼脂内的扩散系数 D，抗生素在小钢管中的量 M 以及抗生素的扩散时间 T 及其相互作用所控制的。当抗生素浓度 c' 不变时，$1gM$ 与 r^2 呈直线关系。故钢管中滴加抗生素的量应保持一致，且应严格限定钢管的大小。抑菌圈的大小受 T 值增减的影响，故预先延长抗生素的扩散时间会使抑菌圈变大。操作中若各钢管中加液时间不同，会影响抑菌圈的大小。所以一组双碟加样时，应尽量缩短加液间隔时间，并保持加样速度的均匀性，以减少误差。抑菌圈大小受抗生素扩散系数 D 的影响。新霉素和多黏菌素若在缓冲液中加入3%氯化钠或在培养基中加一定的盐或吐温等可增加抗生素的扩散能力，使抑菌圈增大。

③抑菌圈边缘清晰度的控制：抑菌圈边缘的清晰度是影响测量误差的重要因素之一。导致抑菌圈不清晰的原因，有抑菌圈在形成过程中抗生素的扩散系数紊乱、不均一，不符合动力学公式中各项之间的关系或各种扩散系统交叉所致。如试验菌菌种放置时间过长，菌群中个体生长周期不一，则对抗生素的敏感度不同，往往使抑菌圈形成双圈或多层圈，造成边缘模糊不清。培养基原材料的成分及质量、pH、盐浓度及培养时间都有可能影响抑菌圈边缘的清晰度。多组分抗生素，各组分的抗菌活性不同，扩散系数也不完全一致，其交叉作用可能影响抑菌圈边缘的清晰度。

（2）标准品与供试品的同质性　抗生素效价测定方法依据的原理是量－反应平行线原理，即标准品与供试品的剂量反应直线是相互平行的，若不平行，则斜率不等，计算结果将产生较大的误差。造成两者不平行的原因，除操作上可能引入的误差外，主要是标准品与供试品内在质量的不同所致。如多组分抗生素标准品所含的抗菌活性物质或影响抗菌活性（增强或拮抗）物质的量与供试品有所不同，则可使量－反应直线不平行。多组的庆大霉素测定时，因不同样品的组分比例不完全相同，所以测定误差较大。用于制备标准品溶液和供试品溶液的缓冲溶液 pH、盐浓度的差异，导致供试品溶液与标准品溶液表现为非同质。供试品（尤其是制剂）较标准品中含有额外的维生素、氨基酸、无机盐及糖类等生长物质，在低营养条件的培养基上，这种差异将影响细菌的生长速率。所以，当已知供试品中的添加剂对细菌生长有影响或供试品中赋形剂含量较大时，可在标准品中加入相同量的添加剂或赋形剂，以抵消此影响。对化学稳定性较差的抗生素，由于供试品和对照品在配制过程中的降解，在测定过程中也可能由同质变为非同质。故在对标准品、供试品溶液的配制中，对某些对光敏感的多烯类抗生素（如制霉菌素、两性霉素 B 等），试验过程中应注意避免光线直射；对有差向异构特性的抗生素（如四环素等），尤其应注意 pH、盐浓度、温度和光照对抗生素差向化的影响，以保证标准品与供试品的同质性。

（3）斜率的控制　从式（4－2）可知，在一定范围内，反应直线的斜率越小越好。因为斜率越小，直线越平缓，由于斜率值在 0～1，抗生素效价的微弱差别，可导致抑菌圈大小的差别较大，使得测定结果更精确；反之斜率大，生物反应的灵敏度降低，重现性差。

斜率的大小取决于扩散系数 D 和扩散时间 T：抗生素扩散得越快，D 值越大，斜率越小；细菌生长的时间越长，抗生素扩散时间就越长，斜率减小；反之则斜率增大。而 D 值又与抗生素的分子质量、培养基成分、试验菌以及 pH、盐浓度、琼脂含量等因素有关。

（4）直线截距的控制　相同浓度的抗生素，截距小的抑菌圈大，效价测定的灵敏度高。截距的大小取决于 $\lg c' 4\pi DTH$ 的数值。除温度、扩散系数和抗生素最低抑菌浓度对截距有影响外，培养基厚度 H 也是影响因素之一。培养基厚度越薄，截距减小，抑菌圈增大。所以，制备双碟时应保持在相同实验组中，每只双碟中底层培养基和菌层培养基的厚度应保持一致性和均匀性。

3. 检定方法

管碟法可分为一剂量法（标准曲线法）、二剂量法和三剂量法。其中以二剂量法使用最广泛。下面以二剂量法为代表，举例说明。

（1）效价计算公式　二剂量法是将抗生素的标准品及供试品各稀释成高、低两种剂量（4:1 或 2:1），在同一含试验菌的琼脂培养基平板上进行对比，根据两种剂量四种溶液所产生的抑菌圈大小，计算出供试品的效价。

二剂量法效价计算公式经推导可得：

$$V = T_2 + T_1 - S_2 - S_1$$
$$W = T_2 + S_2 - T_1 - S_1$$
$$\lg R = (W/V) \times I$$
$$R = \lg^{-1} [(W/V) \times I]$$

$$P_{\text{T}} = A_{\text{T}}R$$

$$\lg\theta = (V/W) \times I$$

$$\theta = \lg^{-1}\left[(V/W) \times I\right]$$

式中　　T_2 和 T_1——供试品高、低剂量

$\quad\quad\quad S_2$ 和 S_1——标准品高、低剂量

$\quad\quad\quad\quad R$——供试品和标准品等反应剂量的比值

$\quad\quad\quad\quad I$——高、低剂量间浓度比的对数（常数）

$\quad\quad\quad P_{\text{T}}$——供试品的测得效价

$\quad\quad\quad A_{\text{T}}$——供试品的标示量

（2）操作方法

①菌悬液的制备

枯草芽孢杆菌（*Bacillus subtilis*）悬液：取枯草芽孢杆菌［CMCC（B）63501］的营养琼脂斜面培养物，接种于盛有营养琼脂培养基的培养瓶中，在 35～37℃培养 7 日，用革兰染色法涂片镜检，应有芽孢 85% 以上。用灭菌水将芽孢洗下，在 65℃加热 30min，备用。

短小芽孢杆菌（*Bacillus pumilus*）悬液：取短小芽孢杆菌［CMCC（B）63202］的营养琼脂斜面培养物，照上述方法制备。

金黄色葡萄球菌（*Staphylococcus aureus*）悬液：取金黄色葡萄球菌［CMCC（B）26003］的营养琼脂斜面培养物，接种于营养琼脂斜面上，在 35～37℃培养 20～22h。临用时，用灭菌水或 0.9% 灭菌氯化钠溶液将菌苔洗下，备用。

藤黄微球菌（*Micrococcus luteus*）悬液：取藤黄微球菌［CMCC（B）28001］的营养琼脂斜面培养物，接种于盛有营养琼脂培养基的培养瓶中，在 26～27℃培养 24h，或采用适当方法制备的菌斜面，用培养基Ⅲ或 0.9% 灭菌氯化钠溶液将菌苔洗下，备用。

大肠杆菌（*Escherichia coli*）悬液：取大肠杆菌［CMCC（B）44103］的营养琼脂斜面培养物，接种于营养琼脂斜面上，在 35～37℃培养 20～22h。临用时，用灭菌水将菌苔洗下，备用。

啤酒酵母菌（*Saccharomyces cerevisiae*）悬液：取啤酒酵母菌（ATCC 9763）的Ⅴ号培养基琼脂斜面培养物，接种于Ⅳ号培养基琼脂斜面上。在 32～35℃培养 24h，用灭菌水将菌苔洗下，置含有灭菌玻璃珠的试管中，振摇均匀，备用。

肺炎克雷伯菌（*Klebosiella Pneumoniae*）悬液：取肺炎克雷伯菌［CMCC（B）46117］的营养琼脂斜面培养物，接种于营养琼脂斜面上，在 35～37℃培养 20～22h。临用时，用灭菌水将菌苔洗下，备用。

支气管炎博德特菌（*Bordetella Bronchiseptica*）悬液：取支气管炎博德特菌［CMCC（B）58403］的营养琼脂斜面培养物，接种于营养琼脂斜面上，在 32～35℃培养 24h。临用时，用灭菌水将菌苔洗下，备用。

②标准品与供试品溶液的制备

标准品溶液的制备：标准品的使用和保存应照标准品说明书的规定。临用时照表4-1的规定进行稀释。标准品的品种、分子式及理论计算值见表4-2。

供试品溶液的制备：精密称（或量）取供试品适量，用各品种项下规定的溶剂溶解后，再按估计效价或标示量照表4-1的规定稀释至与标准品相当的浓度。

③双碟的制备：取直径约90mm、高16~17mm的平底双碟，分别注入加热融化的培养基20mL，使在碟底内均匀摊布，放置水平台上使凝固，作为底层。另取培养基适量加热融化后，放冷至48~50℃（芽孢可至60℃），加入规定的试验菌悬液适量（能得清晰的抑菌圈为度。二剂量法标准品溶液的高浓度所致的抑菌圈直径在18~22mm，三剂量法标准品溶液的中心浓度所致的抑菌圈直径在15~18mm），摇匀，在每一双碟中分别加入5mL，使在底层上均匀摊布，作为菌层。放置水平台上冷却后，在每一双碟中以等距离均匀安置不锈钢小管（内径6.0mm±0.1mm，高10.0mm±0.1mm，外径7.8mm±0.1mm）4个（二剂量法）或6个（三剂量法），用陶瓦圆盖覆盖备用。

表4-1　　　　　　　　抗生素微生物检定试验设计表

抗生素类别	试验菌	培养基		灭菌缓冲液 pH	抗生素浓度范围/mL	培养条件	
		编号	pH			温度/℃	时间/h
链霉素	枯草芽孢杆菌 [CMCC（B）63 501]	Ⅰ	7.8~8.0	7.8	0.6~1.6	35~37	14~16
卡那霉素	枯草芽孢杆菌 [CMCC（B）63 501]	Ⅰ	7.8~8.0	7.8	0.9~4.5	35~37	14~16
阿米卡星	枯草芽孢杆菌 [CMCC（B）63 501]	Ⅰ	7.8~8.0	7.8	0.9~4.5	35~37	14~16
巴龙霉素	枯草芽孢杆菌 [CMCC（B）63 501]	Ⅰ	7.8~8.0	7.8	0.9~4.5	35~37	14~16
核糖霉素	枯草芽孢杆菌 [CMCC（B）63 501]	Ⅰ	7.8~8.0	7.8	2.0~12.0	35~37	14~16
卷曲霉素	枯草芽孢杆菌 [CMCC（B）63 501]	Ⅰ	7.8~8.0	7.8	10.0~40.0	35~37	14~16
磺苄西林	枯草芽孢杆菌 [CMCC（B）63 501]	Ⅰ	6.5~6.6	6.0	5.0~10.0	35~37	14~16
去甲万古霉素	枯草芽孢杆菌 [CMCC（B）63 501]	Ⅷ	6.0	6.0	9.0~43.7	35~37	14~16
庆大霉素	短小芽孢杆菌 [CMCC（B）63 202]	Ⅰ	7.8~8.0	7.8	2.0~12.0	35~37	14~16
红霉素	短小芽孢杆菌 [CMCC（B）63 202]	Ⅰ	7.8~8.0	7.8	5.0~20.0	35~37	14~16

续表

抗生素类别	试验菌	培养基		灭菌缓冲液 pH	抗生素浓度范围/mL	培养条件	
		编号	pH			温度/℃	时间/h
新霉素	金黄色葡萄球菌 [CMCC（B）26 003]	Ⅱ	7.8 ~ 8.0	7.8③	4.0 ~ 25.0	35 ~ 37	14 ~ 16
四环素	藤黄微球菌 [CMCC（B）28 001]	Ⅱ	6.5 ~ 6.6	6.0	10.0 ~ 40.0	35 ~ 37	16 ~ 18
土霉素	藤黄微球菌 [CMCC（B）28 001]	Ⅱ	6.5 ~ 6.6	6.0	10.0 ~ 40.0	35 ~ 37	16 ~ 18
金霉素	藤黄微球菌 [CMCC（B）28 001]	Ⅱ	6.5 ~ 6.6	6.0	4.0 ~ 25.0	35 ~ 37	16 ~ 18
氯霉素	藤黄微球菌 [CMCC（B）28 001]	Ⅱ	6.5 ~ 6.6	6.0	30.0 ~ 80.0	35 ~ 37	16 ~ 18
杆菌肽	藤黄微球菌 [CMCC（B）28 001]	Ⅱ	6.5 ~ 6.6	6.0	2.0 ~ 12.0	35 ~ 37	16 ~ 18
黏菌素	大肠杆菌 [CMCC（B）44 103]	Ⅵ	7.2 ~ 7.4	6.0	614 ~ 2344	35 ~ 37	16 ~ 18
两性霉素 B①	啤酒酵母菌 （ATCC 9763）	Ⅳ	6.0 ~ 6.2	10.5	0.5 ~ 2.0	35 ~ 37	24 ~ 36
奈替米星	短小芽孢杆菌 [CMCC（B）63 202]	Ⅰ	7.8 ~ 8.0	7.8	5 ~ 20	35 ~ 37	14 ~ 16
西索米星	短小芽孢杆菌 [CMCC（B）63 202]	Ⅰ	7.8 ~ 8.0	7.8	5 ~ 20	35 ~ 37	14 ~ 16
阿奇霉素	短小芽孢杆菌 [CMCC（B）63 202]	Ⅰ	7.8 ~ 8.0	7.8	0.5 ~ 20	35 ~ 37	16 ~ 18
磷霉素	藤黄微球菌 [CMCC（B）28 001]	Ⅱ	7.8 ~ 8.0	7.8	5 ~ 20	35 ~ 37	18 ~ 24
乙酰螺旋霉素②	枯草芽孢杆菌 [CMCC（B）63 501]	Ⅱ	8.0 ~ 8.2	7.8	5 ~ 40	35 ~ 37	14 ~ 16
妥布霉素	枯草芽孢杆菌 [CMCC 63 501]	Ⅰ	7.8 ~ 8.0	7.8	1 ~ 4	35 ~ 37	14 ~ 16
罗红霉素	枯草芽孢杆菌 [CMCC（B）63 501]	Ⅱ	7.8 ~ 8.0	7.8	5 ~ 10	35 ~ 37	16 ~ 18
克拉霉素	短小芽孢杆菌 [CMCC（B）63 202]	Ⅰ	7.8 ~ 8.0	7.8	2.0 ~ 8.0	35 ~ 37	14 ~ 16
盐酸大观霉素	克雷伯肺炎杆菌 [CMCC（B）46 117]	Ⅱ	7.8 ~ 8.0	7.0	50 ~ 200	35 ~ 37	16 ~ 18
吉他霉素	枯草芽孢杆菌 [CMCC（B）63 501]	Ⅱ④	8.0 ~ 8.2	7.8	20 ~ 40	35 ~ 37	16 ~ 18

续表

抗生素类别	试验菌	培养基		灭菌缓冲液 pH	抗生素浓度范围/mL	培养条件	
		编号	pH			温度/℃	时间/h
麦白霉素	枯草芽孢杆菌 [CMCC（B）63 501]	营养琼脂培养基	8.0~8.2	7.8	5~40	35~37	16~18
小诺霉素	枯草芽孢杆菌 [CMCC（B）63 501]	Ⅰ	7.8~8.0	7.8	0.5~2.0	35~37	14~16
多黏菌素B	支气管炎博德特菌 [CMCC（B）58 403]	多黏菌素B用培养基	6.5~6.7	6.0	4~25	35~37	16~18

注：①两性霉素B双碟的制备，用菌层15mL代替两层。

②乙酰螺旋霉素。抗Ⅱ检定培养基，调节pH使灭菌后为8.0~8.2。

③含3%氯化钠。

④加0.3%葡萄糖。

表4-2 **抗生素标准品品种与理论值**

标准品品种	标准品分子式或品名	理论计算值/（U/mg）	标准品品种	标准品分子式或品名	理论计算值/（U/mg）
链霉素	$(C_{21}H_{39}N_7O_{12})_2 \cdot 3H_2SO_4$	798.3	金霉素	$C_{22}H_{23}ClN_2O_8 \cdot HCl$	1000
卡那霉素	$C_{18}H_{36}N_4O_{11} \cdot H_2SO_4$	831.6	红霉素	$C_{37}H_{67}NO_{13}$	1000
阿米卡星	$C_{22}H_{43}N_5O_{13}$		氯霉素	$C_{11}H_{12}C_{12}N_2O_5$	1000
核糖霉素	$C_{17}H_{34}N_4O_{10} \cdot nH_2SO_4$（$n<2$）		杆菌肽	杆肽菌	
新霉素	硫酸新霉素		黏菌素	硫酸黏菌素	
庆大霉素	硫酸庆大霉素		去甲万古霉素	$C_{65}H_{73}C_{12}N_9O_{24} \cdot HCl$	975.23
磺苄西林	$C_{16}H_{16}N_2Na_2O_7S_2$		卷曲霉素	硫酸卷曲霉素	904.0
四环素	$C_{22}H_{24}N_2O_8 \cdot HCl$	1000	两性霉素B	$C_{47}H_{73}NO_{17}$	1000
土霉素	$C_{22}H_{24}N_2O_9 \cdot 2H_2O$	927	奈替米星	$(C_{21}H_{41}N_5O_7)_2 \cdot 5H_2SO_4$	660.1
西索米星	$(C_{19}H_{37}N_5O_7)_2 \cdot 5H_2SO_4$	646.3	阿奇霉素	$C_{38}H_{72}N_2O_{12}$	1000
磷霉素	$C_3H_5CaO_4P \cdot H_2O$	711.5	妥布霉素	$C_{18}H_{37}N_5O_9$	1000
乙酰螺旋霉素	乙酰螺旋霉素		罗红霉素	$C_{41}H_{76}N_2O_{15}$	1000
克拉霉素	$C_{38}H_{69}NO_3$		吉他霉素	吉他霉素	1000
大观霉素	$C_{14}H_{24}N_2O_7 \cdot 2HCl \cdot 5H_2O$	670.9	麦白霉素	麦白霉素	
小诺霉素	$C_{20}H_{41}N_5O_7 \cdot 5/2H_2SO_4$	654.3	巴龙霉素	$C_{23}H_{45}O_{14} \cdot nH_2SO_4$	
多黏菌素B	硫酸多黏菌素B				

④检定法

二剂量法：取照上述方法制备的双碟不得少于 4 个，在每一双碟中对角的 2 个不锈钢小管中分别滴装高浓度及低浓度的标准品溶液，其余 2 个小管中分别滴装相应的高低两种浓度的供试品溶液；高、低浓度的剂距为 2:1 或 4:1。在规定条件下培养后，测量各个抑菌圈的直径（或面积），照生物检定统计法 [《中国药典》（2010 年版）] 进行可靠性测验及效价计算。

三剂量法：取照上述方法制备的双碟不得少于 6 个，在每一双碟中间隔的 3 个不锈钢小管中分别滴装高浓度（S_3）、中浓度（S_2）及低浓度（S_1）的标准品溶液，其余 3 个小管分别滴装相应的高、中、低三种浓度的供试品溶液；三种浓度的剂距为 1:0.8。在规定条件下培养后，测量各个抑菌圈的直径（或面积），照生物检定统计法 [《中国药典》（2010 年版）] 中的（3.3）法进行可靠性测验及效价计算。

（3）注意事项

①试验环境：抗生素效价测定用实验室应注意防止抗生素及微生物的污染。实验室由两部分组成：用于样品处理的试验间和用于制备双碟的半无菌间。半无菌间要求有紫外灯、温控设备、稳固水平的试验台、隔水式培养箱（36℃±1℃）、恒温水浴箱。抗生素效价检定菌液的制备实验室温度应控制在30℃以下。

②仪器用具：玻璃容器应清洗、灭菌；用于容量分析的玻璃容器应标准化，校正后方可使用。

双碟的规格应符合《中国药典》规定（直径约90mm，高16～17mm）；双碟需清洗、灭菌后使用。

钢管的规格应符合《中国药典》规定（内径6.0mm±0.1mm；高10.0mm±0.1mm，外径7.8mm±0.1mm，每组钢管质量差异不大于±0.5mg）；钢管需清洗、灭菌后使用。

③培养基：目前一般采用商品脱水培养基。注意在配制灭菌后调测培养基的pH。

④试验菌：作为抗生素效价测定用的试验菌，一般要具备如下特点：a. 显示临床特点，对抗生素的主要成分敏感，对杂质、降压物质及毒性物质无作用或作用很低；b. 灵敏、稳定，抑菌圈边缘清晰，测定误差小；c. 易于培养、保存，无致病性；d. 与同品种国际通用药典所用的试验菌一致，以便于效价单位的统一。

试验菌的菌龄对抑菌圈有一定影响。故检定时应保持菌种及菌液的新鲜。一般菌种一月转种一次，冰箱冷藏保存。对易变异的菌株，在制备菌悬液前进行单菌分离，其他菌株可半年分离一次。

⑤高剂量抗生素溶液所形成的抑菌圈直径在 20～24mm，个别抗生素的抑菌圈直径可在 18～24mm；高、低剂量所形成的抑菌圈直径之差最好大于 2mm，有

些抗生素所形成的抑菌圈的直径差数可较小；高、低剂量之比一般用2∶1，当高、低剂量所致的抑菌圈直径差别较小时，可用高、低剂量之比为4∶1的比例。

二、浊 度 法

1. 检定原理

本法是利用抗生素在液体培养基中对试验菌生长的抑制作用，通过测定培养后细菌浊度值的大小，比较标准品与供试品对试验菌生长抑制的程度，以测定供试品效价的一种方法。

2. 检定方法

（1）菌悬液的制备

金黄色葡萄球菌（*Staphylococcus aureus*）悬液：取金黄色葡萄球菌［CMCC（B）26003］的营养琼脂斜面培养物，接种于营养琼脂斜面上，在35～37℃培养20～22h。临用时，用灭菌水或0.9%灭菌氯化钠溶液将菌苔洗下，备用。

大肠杆菌（*Escherichia coli*）悬液：取大肠杆菌［CMCC（B）44103］的营养琼脂斜面培养物，接种于营养琼脂斜面上，在35～37℃培养20～22h。临用时，用灭菌水将菌苔洗下，备用。

白色念珠菌（*Candida albicans*）悬液：取白色念珠菌［CMCC（F）98001］的改良马丁琼脂斜面的新鲜培养物，接种于10mL Ⅸ号培养基（Ⅸ培养基制备方法：蛋白胨10g；氯化钠5.0g；酵母膏2.0g；葡萄糖10.0g；牛肉浸出粉1.0g；水1000mL。除葡萄糖外，混合上述成分，加热溶化后滤过，加葡萄糖溶解后，摇匀，调节pH使灭菌后为6.5，在115℃灭菌30min）中，置35～37℃培养8h，再用Ⅸ号培养基稀释至适宜浓度，备用。

（2）标准品与供试品溶液的制备

标准品溶液的制备：标准品的使用和保存，应照标准品说明书的规定。临用时照表4-3的规定进行稀释。标准品的品种、分子式及理论计算值见表4-2。

表4-3　　　　　　　　　抗生素微生物检定浊度法试验设计表

抗生素类别	试验菌	培养基		灭菌缓冲液 pH	抗生素浓度范围/mL	培养条件/℃
		编号	pH			
庆大霉素	金黄色葡萄球菌 ［CMCC（B）26 003］	Ⅲ	7.0～7.2	7.8	0.15～1.0	35～37

供试品溶液的制备：精密称（或量）取供试品适量，用各品种项下规定的溶剂溶解后，再按估计效价或标示量照表4-3的规定稀释至标准品相当的浓度。

含试验菌液体培养基的制备：临用前，取规定的试验菌悬液适量（35～37℃培养3～4h后测定的吸光度在0.3～0.7，且剂距为2的相邻剂量间的吸光度值差不小于 0.1），加入到各规定的液体培养基中，混合，使在试验条件下能得到满意的剂量－反应关系和适宜的测定浊度。

（3）检定法　标准曲线法：除另有规定外，取适宜的大小厚度均匀的已灭菌试管，在各品种项下规定的剂量反应线性范围内，以线性浓度范围的中间值作为中间浓度，标准品溶液选择 5 个剂量，剂量间的比例应适宜（通常为 1:1.25 或更小），供试品根据估计效价或标示量溶液选择中间剂量，每一剂量不少于 3 个试管。在各试管内精密加入各浓度的标准品或供试品溶液各 1.0mL，立即混匀，按随机区组分配将各管在规定条件下培养至适宜测量的浊度值（通常为 4h），在线测定或取出立即加入甲醛溶液（1→3）0.5mL 以终止微生物生长，在 530nm 或 580nm 波长处测定各管的吸光度。同时另取 2 支试管各加入药品稀释剂 1.0mL，再分别加入含试验菌的液体培养基 9.0mL，其中一支试管与上述各管同法操作作为细菌生长情况的阳性对照，另一支试管立即加入甲醛溶液 0.5mL，混匀，作为吸光度测定的空白液。照标准曲线法进行可靠性测验和效价计算。

项目五　蛋白质类药物的检测

任务一　氨基酸、蛋白质类药物的检测

一、氨基酸类药物的检验

自然界存在的氨基酸约有 300 种，但组成人体蛋白质的氨基酸仅有 20 种。氨基酸类药物品种繁多，临床上常用的有甘氨酸、谷氨酸、精氨酸、半胱氨酸等 10 多种。

1. 氨基酸类药物的理化性质

（1）旋光性　从 α - 氨基酸的结构通式可以看出，除了 R 基为 H 原子的甘氨酸外，其他氨基酸中的 α - 碳原子是不对称碳原子，有立体异构，有旋光性。

比旋光度是 α - 氨基酸的物理常数之一，是鉴别各种氨基酸的重要依据。

（2）两性解离及等电点　氨基酸分子中有游离的氨基和游离的羧基，是一种两性电解质。在某一 pH 的溶液中，氨基酸解离成阳离子和阴离子的趋势及程度相等，成为兼性离子，呈电中性，此时溶液的 pH 称为该氨基酸的等电点。氨基酸在等电点时溶解度最小。中性、酸性、碱性氨基酸的等电点分别在 5 ~ 6.3、2.8 ~ 3.2、7.6 ~ 10.8。

（3）紫外吸收性质　根据氨基酸的吸收光谱，色氨酸、酪氨酸的最大吸收峰在 280nm 波长附近，苯丙氨酸的最大吸收在 259nm 波长附近。

（4）茚三酮反应　当茚三酮在弱酸性条件下和氨基酸反应时，氨基酸被氧化分解生成醛放出氨和二氧化碳，水合茚三酮则变成还原型茚三酮，然后还原型茚三酮与氨、另一分子茚三酮进一步缩合生成蓝紫色化合物，最大吸收值的波长为 570nm。除脯氨酸外，所有的 α - 氨基酸都能与茚三酮发生颜色反应，生成蓝紫色化合物，脯氨酸与茚三酮生成黄色化合物。

（5）桑格反应　在弱碱性（pH 8 ~ 9）、暗处、室温或 40℃条件下，氨基酸的 α - 氨基很容易与 2，4 - 二硝基氟苯（FDNB）反应，生成黄色的 2，4 - 二硝基氨基酸（DNP - 氨基酸）。该反应由 F. Sanger 首先发现。多肽或蛋白质的 N - 末端氨基酸的 α - 氨基也能与 FDNB 反应，生成一种二硝基苯肽（DNP - 肽）。由于硝基苯与氨基结合牢固，不易被水解，因此当 DNP - 肽被酸水解时，所有肽键均被水解，只有 N - 末端氨基酸仍连在 DNP 上，所以产物为黄色的 DNP - 氨基酸和其他氨基酸的混合液。混合液中只有 DNP - 氨基酸溶于乙酸乙酯，所以可以用乙酸乙酯抽提并将抽提液进行色谱分析，再以标准的 DNP - 氨基酸作为对照鉴定出此氨基酸的种类。因此 2，4 - 二硝基氟苯法可用于鉴定多肽或蛋白质的 N - 末端氨基酸。

（6）艾德曼反应　在弱碱性条件下，氨基酸的 α - 氨基可与苯异硫氰酸

（PITG）反应生成相应的苯氨基硫甲酰氨基酸（PTC - 氨基酸）。在酸性条件下，PTC - 氨基酸环化形成在酸中稳定的苯乙内酰硫脲氨基酸（PTH）。蛋白质多肽链 N - 末端氨基酸的 α - 氨基也可有此反应，生成 PTC - 肽，在酸性溶液中释放出末端的 PTH - 氨基酸和比原来少一个氨基酸残基的多肽链。PTH - 氨基酸在酸性条件下极稳定并可溶于乙酸乙酯，用乙酸乙酯抽提后，经高压液相色谱鉴定就可以确定肽链 N - 末端氨基酸的种类。该法的优点是可连续分析出 N - 末端的十几个氨基酸。瑞典科学家 P. Edman 首先使用该反应测定蛋白质 N - 末端的氨基酸。氨基酸自动顺序分析仪就是根据该反应原理而设计的。

2. 氨基酸类药物的鉴别

（1）茚三酮反应　氨基酸最常用的鉴别方法是根据所有氨基酸均能与茚三酮显蓝紫色，采用显色法进行鉴别。如要对某种氨基酸加以鉴别，可借助于一些特定的显色反应，如精氨酸样品液加 α - 萘酚与次溴酸钠试液溶液显红色，蛋氨酸溶液与无水硫酸铜饱和的硫酸液反应显黄色等。

（2）红外光谱　氨基酸在红外区都有特性图谱，可以通过将氨基酸压制成 KBr 片测定其红外吸收光谱与标准氨基酸图谱比较定性。

（3）紫外光谱　酪氨酸、色氨酸、苯丙氨酸在紫外区有最大吸收，根据最大吸收波长和紫外吸收图谱形状可鉴别这三种氨基酸。

（4）色谱法　通过薄层色谱法或纸色谱法，与标准氨基酸对照而鉴别。

另外熔点、旋光度、氨基酸自动分析仪、气相色谱等均可作为氨基酸鉴别的依据。

3. 氨基酸类药物的检查

（1）一般检查　如酸度、水分、无机盐、溶液颜色和澄清度、无菌、热原、致敏、异常毒性等。方法与其他药品基本相同，均参照《中国药典》（2010 年版）检查。

（2）特殊杂质检查　氨基酸原料药中所含的特殊杂质一般为其他种类的氨基酸或大分子蛋白质，其他种类的氨基酸可用薄层色谱法进行限量检查，大分子蛋白质可用氨基水杨酸反应产生沉淀来检查是否存在。

4. 氨基酸类药物的含量测定

（1）甲醛滴定法　水溶液中的氨基酸为兼性离子，因而不能直接用碱滴定氨基酸的羧基。甲醛可与氨基酸上的氨基（或亚氨基）结合，使 NH_3^+ 上的 H^+ 游离出来，这样就可以用碱滴定，每释放出一个氢离子，就相当于一个氨基氮，从而计算氨基酸的含量。

若样品中只含有单一的已知氨基酸，则可由此法滴定的结果算出氨基酸的含量。若样品中含有多种氨基酸（如蛋白质水解液），测不能由此法算出氨基酸的含量。脯氨酸与甲醛作用后，生成的化合物不稳定，导致滴定后结果偏低；酪氨酸含酚基结构，导致滴定结果偏高。

例5-1：赖氨酸片中赖氨酸的含量测定

取本品20片，精密称定，研细，精密称取适量（约相当于赖氨酸0.15g）置烧杯中，加水25mL，滴加0.1mol/L氢氧化钠滴定液，用酸度计调pH为7.0，加入预先调节pH为9.0的甲醛溶液15mL，摇匀，再用0.1mol/L氢氧化钠滴定液滴定至pH为9.0，并持续30s，按加入甲醛液后所耗用的氢氧化钠滴定液毫升数计算。每毫升0.1mol/L氢氧化钠滴定液相当于9.132mg的$C_6H_{14}N_2O_2 \cdot HCl$。

采用此法测定赖氨酸的含量时，其分子结构中的氨基对测定有干扰，故首先在pH9.0时用甲醛将氨基保护，再用氢氧化钠滴定液测定含量，以避免氨基产生的误差。

（2）非水溶液滴定法　氨基酸为两性物质，在水溶液中的K_a和K_b很小，溶液的酸碱性均不明显（羧基$K_a = 2.5 \times 10^{-10}$，氨基$K_b = 2.2 \times 10^{-12}$），而且会互相干扰，在水溶液中无法被准确滴定。由于非水溶液对弱酸、弱碱具有区分效应，弱碱在酸性溶剂中表现出较强的碱性，而弱酸在碱性溶剂中酸性显得更强。根据此种特性，则可选择适当的非水溶剂对弱酸、弱碱进行滴定。氨基酸中的氨基在冰醋酸中就表现出较强的碱性，通常采用高氯酸对其含量进行测定。

非水溶液滴定常采用电位滴定法。

例5-2：酪氨酸的含量测定

取酪氨酸约0.15g，精密称定，加无水甲酸6mL溶解后，加冰醋酸50mL，依照电位滴定法，用高氯酸滴定液（0.1mol/L）滴定，并将滴定结果用空白试验校正。每毫升高氯酸滴定液相当于18.119mg的无水酪氨酸。

计算公式：

$$P = \frac{FT(V - V_0)}{m} \times 100\%$$

式中　P——经经验、计算得到的酪氨酸的质量分数

　　　F——高氯酸滴定液的浓度校正因子，F = 实际浓度/规定浓度

　　　T——高氯酸滴定液（0.1mol/L）对酪氨酸的滴定度，18.119

　　　m——酪氨酸的样品质量，mg

　　　V——供试品消耗的高氯酸滴定液（0.1mol/L）的体积，mL

　　　V_0——空白样消耗的高氯酸滴定液（0.1mol/L）的体积，mL

（3）茚三酮反应法　本法是氨基酸定量测定应用最广泛的方法之一。本法可允许的测定范围是0.5~50μg氨基酸。

测定方法如下。

①试剂配制

a. 0.3mmol/L的标准氨基酸溶液。

b. pH5.4、2mol/L醋酸缓冲溶液。

c. 茚三酮显色液。

　　d.　每毫升含 $0.5 \sim 50\mu g$ 氨基酸的样品液。

　　②标准曲线的制作：分别取 0.3mmol/L 的标准氨基酸溶液 0mL、0.2mL、0.4mL、0.6mL、0.8mL、1.0mL 于试管中，用水补足至 1mL。各加入 1mL pH5.4、2mol/L 醋酸缓冲溶液，再加入 1mL 茚三酮显色液，充分混匀后，盖住试管口，在 100℃ 水浴中加热 15min，用自来水冷却。放置 5min 后，加入 3mL 60% 乙醇稀释，充分摇匀，用分光光度计测定 A_{570}（脯氨酸和羟脯氨酸与茚三酮反应呈黄色，应测定 A_{440}）。

　　以 A_{570} 为纵坐标，氨基酸含量为横坐标，绘制标准曲线。

　　③氨基酸样品的测定：取样品液 1mL，加入 1mL pH5.4、2mol/L 醋酸缓冲液和 1mL 茚三酮显色液，混匀后于 100℃ 沸水中加热 15min，自来水冷却。放置 5min 后，加 3mL 60% 乙醇稀释，摇匀后测定 A_{570}（生成的颜色在 60min 内稳定）。

　　将样品测定的 A_{570} 与标准曲线对照，可确定样品中氨基酸的含量。

　　④结果计算：氨基酸含量（mmol/L）＝ A_{570} 对应标准曲线查得值/1000。

　　（4）氨基酸自动分析仪法　原理是利用各种氨基酸的酸碱性、极性和分子质量大小不同等性质，使用阳离子交换树脂在色谱柱上进行分离。当样品液加入色谱柱顶端后，采用不同 pH 和离子浓度的缓冲溶液即可将它们依次洗脱下来：先是酸性氨基酸和极性较大的氨基酸，其次是非极性的芳香性氨基酸，最后是碱性氨基酸；摩尔质量小的比摩尔质量大的先被洗脱下来，洗脱下来的氨基酸可用茚三酮显色，从而定量各种氨基酸。

　　近年出现的采用反相色谱原理制造的氨基酸分析仪，可使蛋白质水解出的 17 种氨基酸在 12min 内完成分离，且具有灵敏度高（最小检出量可达 1pmol）、重现性好以及一机多用等优点。

二、蛋白质类药物的检验

　　1. 蛋白质类药物的理化性质

　　蛋白质是由氨基酸组成的大分子化合物，其理化性质一部分与氨基酸相似，如两性解离、等电点、呈色反应等，也有一部分又不同于氨基酸，如胶体性质、变性等。

　　（1）胶体性质　蛋白质的相对分子质量在 1 万 ~100 万，其分子直径在 1 ~100nm 胶粒的范围之内，球状蛋白质的表面多亲水基团，故蛋白质的水溶液有亲水胶体的性质。另外还具有扩散和沉降作用、黏度大及不透过半透膜等，这些性质可用于分子质量的测定。

　　（2）两性解离及等电点　蛋白质分子中仍然存在游离的氨基和游离的羧基，因此蛋白质与氨基酸一样具有两性解离的性质。不过因为蛋白质所含氨基酸种类和数目众多且有支链，解离情况远比氨基酸复杂。蛋白质分子所带正、负电荷相等时溶液的 pH 称为蛋白质的等电点。由于蛋白质的两性解离，因此可以对蛋白质进行电泳分离。

（3）蛋白质的沉淀　蛋白质在溶液中的稳定因素是水化膜及电荷，因此凡能消除蛋白质表面的水化膜并中和其电荷的试剂均可引起蛋白质的沉淀。

能使蛋白质沉淀的试剂有以下几类。

①高浓度中性盐：$(NH_4)_2SO_4$、Na_2SO_4、$NaCl$ 等，可中和蛋白质的电荷而使蛋白质沉淀。这种加入盐使蛋白质沉淀析出的现象称为盐析，常用于蛋白质分离制备。

②有机溶剂：丙酮、乙醇等，可破坏蛋白质的水化膜而引起蛋白质沉淀。

③重金属盐：Hg^{2+}、Ag^+、Pb^{2+} 等，可与蛋白质中带负电的基团形成不易溶解的盐，或改变蛋白质的空间结构致使蛋白质沉淀。

④生物碱试剂：苦味酸、钼酸、钨酸等，可与蛋白质中带正电荷的基团生成不溶性盐致使蛋白质沉淀。

（4）显色反应

①双缩脲反应：蛋白质在碱性溶液中能与硫酸铜反应产生红紫色配合物，此反应称双缩脲反应。通常可用此反应来定性鉴定蛋白质，也可借助分光光度法测定蛋白质含量。氨基酸不出现此反应。

②茚三酮反应：与氨基酸一样，蛋白质也具有此颜色反应，是蛋白质鉴定的重要依据。

③Folin – 酚试剂反应：在碱性条件下，蛋白质与铜作用生成蛋白质 – 铜配合物，此配合物可将磷钼酸 – 磷钨酸（Folin – 酚试剂）还原成深蓝色混合物（即磷钼蓝和磷钨蓝混合物）。该法比双缩脲法灵敏，但要花费较长时间，此法也适用于酪氨酸和色氨酸的定量测定。

（5）蛋白质的紫外吸收　蛋白质分子中的酪氨酸、色氨酸和苯丙氨酸对紫外光有吸收，以色氨酸吸收最强，最大吸收峰为 280nm。

2. 蛋白质类药物的鉴别

（1）显色反应　茚三酮反应、Folin – 酚试剂反应、双缩脲反应均可用来鉴别蛋白质。

（2）紫外吸收　由于组成蛋白质的氨基酸中，酪氨酸、色氨酸、苯丙氨酸在紫外区有光吸收，可用来鉴别蛋白质。

一些特殊性质的蛋白质可利用其各自的理化性质、生理作用加以鉴别。如对胰岛素的鉴别《中国药典》（2010 年版）收载了三种方法：利用其在不同 pH 溶液中的溶解性加以鉴别；HPLC 法鉴别；小鼠惊厥试验鉴别。

3. 蛋白质类药物的检查

（1）一般检查　见氨基酸类药物的检查。

（2）特殊杂质检查　蛋白质类药物中所含一些相关蛋白质杂质一般采用SDS – 聚丙烯酰胺凝胶电泳、液相色谱法、毛细管电泳法等方法来鉴别。具体方法参见《中国药典》（2010 年版）。

4. 蛋白质类药物的含量测定

（1）凯氏定氮法　蛋白质的定量是基于测定总有机氮。但某些物质又含有大量的非蛋白氮化合物，必须把蛋白质提出来，分别测总氮及非蛋白氮就得到纯蛋白氮。

蛋白质的含量一般是按照总氮量乘上一个合适的蛋白质换算系数来求得的。测出凯氏定氮法样品中的含氮量，再乘以换算系数 6.25，就可计算出样品中的蛋白质含量。

原理：蛋白质与硫酸和催化剂（硫酸铜、硫酸钾）一同加热消化使蛋白质分解，分解的氨与硫酸生成硫酸铵。将消化液碱化蒸馏使氨游离，用硼酸吸收后，再用标准硫酸或盐酸滴定。滴定消耗的标准盐酸的物质的量即为 NH_3 的物质的量，通过换算即可得出总氮量。

（2）紫外吸收法　蛋白质分子中的酪氨酸、色氨酸、苯丙氨酸等残基在 280nm 波长下具有最大光吸收。在一定程度下，蛋白质溶液在 280nm 的吸光度与其浓度成正比，故可做定量测定。该法测定范围是 0.01 ~ 0.1mg/mL。此法鉴别快速，非破坏性，不需要标准品；缺点是准确度较差，干扰物质多，用标准曲线法测定蛋白质含量时，对于那些与标准蛋白中酪氨酸和色氨酸含量差异大的蛋白质，有一定的误差。故该法适用于测定与标准蛋白质氨基酸组成相似的蛋白质。

（3）双缩脲法　在碱性溶液中蛋白质与 Cu^{2+} 形成紫红色配合物，其颜色的深浅与蛋白质的浓度成正比，而与蛋白质的分子质量及氨基酸成分无关，因此被广泛应用。该法测定范围为 1 ~ 10mg/mL。

测定方法如下。

①试剂配制

a. 标准蛋白质溶液：用标准的结晶牛血清蛋白（BSA）或标准酪蛋白，配制成 10mg/mL 的标准蛋白质溶液，可用 BSA 浓度 1mg/mL 的 A_{280} 为 0.66 来校正其纯度。牛血清蛋白用 0.9% 氯化钠配制，酪蛋白用 0.05mol/L NaOH 配制。

b. 双缩脲试剂：称取 1.50g 硫酸铜（$CuSO_4 \cdot 5H_2O$）和 6.0g 酒石酸钾钠（$KNaC_4H_4O_6 \cdot 4H_2O$），用 500mL 蒸馏水溶解，在搅拌下加入 300mL 10% 氢氧化钠溶液，用水稀释到 1L，贮存于塑料瓶中（或内壁涂以石蜡的瓶中）备用。若贮存瓶中有黑色沉淀出现，则需要重新配制。

②标准曲线的测定：取 12 支试管分两组，分别加入 0mL、0.2mL、0.4mL、0.6mL、0.8mL、1.0mL 的标准蛋白质溶液，加水补足到 1mL，然后分别加入 4mL 双缩脲试剂。充分摇匀后，在室温下放置 30min，在 540nm 处进行比色测定。用未加蛋白质溶液的第一支试管作为空白对照液。取两组测定的平均值，以蛋白质的含量为横坐标、吸光度为纵坐标绘制标准曲线。

③样品的测定：取 2 ~ 3 个试管，用上述同样的方法，测定未知样品的蛋白

质浓度。注意样品浓度不要超过 10mg/mL。

双缩脲法的优点是较快速，不同的蛋白质产生颜色的深浅相近，以及干扰物质少。主要的缺点是灵敏度差。因此双缩脲法常用于需要快速但并不需要十分精确的蛋白质测定。

（4）Folin – 酚试剂法　蛋白质与 Folin – 酚试剂反应后形成的化合物可在750nm 波长处测定吸光度，计算蛋白质含量。Folin – 酚试剂法是较早发展的一种灵敏的检测方法，最低灵敏度为 5μg，通常测定范围为 20 ~ 250μg。该法优点是灵敏度高，较双缩脲法高 100 倍。缺点是费时较长，要精确控制操作时间，标准曲线不是严格的直线形式，且专一性差，干扰物质较多。

测定方法如下。

①试剂配制

a. Folin – 酚试剂 A：将 19g Na_2CO_3 溶于 50mL 0.1mol/L NaOH 溶液，另将 0.5g $CuSO_4 \cdot 5H_2O$ 溶于 100mL 1% 酒石酸钾（或酒石酸钠）溶液。将前者 50mL 与硫酸铜 – 酒石酸钾溶液 1mL 混合，混合后的溶液一日内有效。

b. Folin – 酚试剂 B：将 100g 钨酸钠（$Na_2WO_4 \cdot 2H_2O$）、25g 钼酸钠（$Na_2MoO_4 \cdot 2H_2O$）、50mL 85% 磷酸及 100mL 浓盐酸置于 1500mL 磨口圆底烧瓶中，充分混匀后，接上磨口冷凝管，回流 10h。再加入硫酸锂 150g、蒸馏水 50mL 及液溴数滴，开口煮沸 15min，驱除过量的溴（在通风橱内进行）。冷却，稀释至 1000mL，过滤，滤液成微绿色，贮于棕色瓶中。临用前，用标准氢氧化钠溶液滴定，用酚酞作指示剂（由于试剂微绿，影响滴定终点的观察，可将试剂稀释 100 倍再滴定）。根据滴定结果，将试剂稀释至相当于 1mol/L 的酸（稀释 1 倍左右），贮于冰箱中可长期保存。

②标准曲线和样品测定：在试管中分别加入标准蛋白质溶液 0mL、0.025mL、0.05mL、0.075mL、0.1mL、0.15mL、0.2mL、0.25mL、0.3mL、0.35mL、0.4mL、0.45mL、0.5 mL，用水补足到 0.5mL，加 Folin – 酚试剂 A 2.5mL 混匀后在室温放置 10min，再加入 0.25mL 试剂 B，立即混匀，室温放置30min，然后在 750nm 波长处测定吸光度，以标准蛋白质浓度为横坐标，吸光度为纵坐标作标准曲线。稀释到适宜浓度的样品按上述操作进行测定，通过标准曲线查得样品浓度。0.2mg/mL 牛血清蛋白溶液的 A_{750} 约为 0.56。

（5）考马斯亮蓝 G – 250 染色法　考马斯亮蓝 G – 250 在游离状态下呈红色，在酸性溶液中与蛋白质结合呈现蓝色。染料的最大吸收由 465nm 变为 595nm。在595nm 下测定的吸收值 A_{595} 在一定范围（0.01 ~ 1.0mg/mL）内与蛋白质浓度成正比。

该法的优点：灵敏度高，比 Folin – 酚试剂法高 4 倍左右，最低检测达 1 ~ 5μg；测定快速、简便，只需加一种试剂；完成一个样品的测定，只需要 5min 左右；染色稳定，其颜色可以在 1h 内保持稳定；干扰物质少。

缺点：用于不同蛋白质测定时有较大的偏差；仍有干扰，如 SDS、Triton – x100 等；标准曲线有轻微的非线性。

测定方法如下。

①溶液的配制

a. 标准蛋白质溶液：0.1mg/mL 或 1.0mg/mL 牛血清蛋白。

b. 染色液：称取考马斯亮蓝 G – 250 60mg，溶于 50mL 95% 乙醇中，加 100mL 85% 的磷酸，加水稀释到 1000mL。该染色液可保存数月，若不加水可长期保存，临用前稀释。

②标准曲线和样品测定：在试管中分别加入标准蛋白质溶液 0μL、6μL、12μL、24μL、36μL、48μL、60μL，用水补足至 60μL，加 3mL 染色液，混匀后室温（20～25℃）保温 15min，在 595nm 波长处比色测定，以标准蛋白质浓度为横坐标，吸收值为纵坐标作标准曲线。取 60μL 样品液同上测定，然后从标准曲线上查出其浓度。

当样品中蛋白质浓度较稀时（0.01～0.1mg/mL），可在 3mL 染色液中加 0.3mL 样品溶液，同时作标准曲线，测 595nm 处的吸收值，0.05mg/mL 牛血清蛋白溶液的 A_{595} 约为 0.29。

5. 蛋白质类药物的效价测定

生化制剂或生物制剂因受外界因素影响（温度、湿度、时间、生产过程的各环节等）而易导致其生物活性降低或全部丧失而失去药理作用，所以除要测定其含量外，还要测定其生物学活性以确定其是否具有体内或体外作用。多肽、蛋白质类药物的效价测定较多地采用生物检定法。《中国药典》（2010 年版）规定了胰岛素、肝素、绒毛膜促性腺激素等药品的生物检定法，规定了各种蛋白质类抗生素的微生物效价测定法，还收载了菌苗、疫苗、抗毒素、类毒素等的效价测定法。

（1）蛋白质类激素的效价测定法　对蛋白质类激素的效价测定多根据该药物的药理作用设计动物试验。如胰岛素的效价测定《中国药典》（2010 年版）采用小鼠血糖法，比较胰岛素标准品与供试品引起小鼠血糖下降的剂量与反应的两条平行直线的关系，间接测定反应剂量的方法，并按双交叉设计，由测定每组各动物给药后的血糖值，再照剂量反应平行线计算供试品的效价及实验误差。

绒促性素的效价测定采用小鼠子宫增重法，生长激素的效价测定采用去垂体大鼠体重法等。

（2）免疫血清及毒素的效价测定法　多数抗毒素及免疫血清可采用动物中和实验法，即将供试品与标准品抗毒素分别与试验毒素结合后，通过动物实验进行对比试验，由标准品效价求出其效价单位。

（3）人免疫球蛋白及凝血因子的效价测定法　人乙型肝炎免疫球蛋白可采用放射免疫测定法，利用供试品中的乙肝表面抗体与包被球上的乙肝表面抗原结合，再与 I－乙肝表面抗原结合，形成免疫复合物，样品中乙肝表面抗体含量与 I－乙肝表面抗原结合量成正相关函数，在一定浓度范围内，将供试品与标准品测定结果相比较，通过回归分析，计算出样品中乙肝表面抗体的含量。

人破伤风免疫球蛋白可利用小鼠中和试验法，利用该免疫球蛋白能中和相应毒素的作用，将供试品与标准品分别与试验毒素结合后，通过动物进行对比试验，由标准品效价求出供试品效价。

凝血因子多采用凝固时法，即将供试品和标准品分别与缺乏凝血因子的基质血浆混合，通过激活的部分凝血活酶、钙离子以及凝血因子参与的凝血反应测定基质血浆的凝固时间，根据标准品浓度与相应凝固时间的标准曲线，计算供试品凝血因子的效价。

（4）细胞因子的效价测定法

①根据人红细胞生成素的药理作用，比较其国家标准品与供试品引起的网织红细胞数的增加量，按照剂量反应平行线法计算人红细胞生成素的效价。

②根据干扰素可保护人羊膜细胞（WISH）免受水泡性口炎病毒（VSV）破坏的作用，用结晶紫对存活的 WISH 细胞染色，于波长 570nm 处测定其吸光度，可得到干扰素对 WISH 细胞的保护效应曲线，以此测定干扰素的效价。

操作方法如下。

a. 溶液配制

RPMI1640 培养液。

完全培养液：量取新生牛血清 10mL，加 RPMI1640 培养液 90mL，4℃保存。

测定培养液：量取新生牛血清 7mL，加 RPMI1640 培养液 93mL，4℃保存。

攻毒培养液：量取新生牛血清 3mL，加 RPMI1640 培养液 97mL，4℃保存。

标准品溶液：人干扰素国家标准品用测定培养液稀释至 1000U/ML。在 96 孔培养板中做 4 倍稀释，共 8 个稀释度。

供试品溶液：同标准品溶液处理。

b. 测定：完全培养液培养 WISH 细胞，洗涤、消化后配制成 $2.5 \times 10^{5} \sim 3.5 \times 10^{5}$ 的细胞悬液，按每孔 100μL 接种于 96 孔板，37℃、5% CO_2 条件下培养 4～6h；将用攻毒培养液稀释的 VSV（100$CCID_{50}$）按每孔 100μL 接种，37℃、5% CO_2 条件下培养 24h，每孔加入染色液 50μL，室温放置 30min 后洗去染色液，吸干水分，每孔加入脱色液 100μL，室温放置 3～5min，混匀后，以 630nm 为参比波长，于 570nm 处用酶标仪测定吸光度。

c. 结果计算：试验数据采用四参数方程为基础编制的计算机程序自动计算出结果，也可以用稀释度的对数和相应的吸光度作直线回归，或者用半对数坐标作图法进行处理，求出标准品半效量的稀释倍数和供试品相当于标准品半效量的稀释倍数，按下式计算：

$$待测样品效价 = 标准品效价 \times \frac{待测样品预稀释倍数 \times 待测样品半效稀释倍数}{标准品预稀释倍数 \times 标准品半效稀释倍数}$$

③白介素 - 2、粒细胞集落刺激因子、碱性成纤维细胞生长因子、表皮生长因子等均可采用微量酶检测（MTT 比色法）。即根据该药物的不同浓度下，其相应的细胞依赖株存活率不同，活细胞的线粒体脱氢酶能将染料四唑蓝（MTT）转变为不溶的紫色甲臜颗粒，后者的生成量与细胞数目或细胞活性呈正相关，用二甲基亚砜（DMSO）溶解所生成的甲臜，通过检测光密度值的变化，可间接反映细胞生长及增殖活性，以此来检测该药物的效价。

操作方法如下。

a. 溶液配制

MTT 溶液：将 MTT 按 5mg/mL 浓度溶解于磷酸缓冲液中，过滤除菌后，置 4℃ 避光保存。

酸化异丙醇：含 0.04mol/L 盐酸的异丙醇。

b. 测定方法：用含 10% 小牛血清的 RPMI1640 培养液将检测细胞配成 $5 \times 10^5/mL$ 的细胞悬液，向 96 孔细胞培养板的每孔加入 $100\mu L$ 上述细胞悬液，再取 $100\mu L$ 不同稀释度的待测样品和各种浓度的标准品对照品分别加入各孔中，每个稀释度 3 个复孔，并同时设置培养液对照孔。置 37℃、5% CO_2 孵箱中培养 48h。离心（1500r/min，5min），从各孔中轻轻吸取 $100\mu L$ 上清液，弃去，各孔再加入 $10\mu L$ MTT 溶液，置 37℃、5% CO_2 孵箱中培养 4 ~ 6h 后，各孔中加入酸化异丙醇充分混合，静置数分钟，在酶标仪上选择波长 590nm、参考波长 630nm 测定 OD 值，将待测上清的 OD 值与标准品的 OD 值比较，即得待测样品的活性。

c. 应注意的问题：加酸化的异丙醇要在 1h 内进行测定，否则应将未加酸化异丙醇的细胞培养板置于 4℃ 保存，测定前取出，在室温放几分钟后，再加入酸化的异丙醇测定。

在每孔中含有 100 ~ 50000 个检测细胞时，细胞数与所测的 OD 值呈正相关。

因为酚红可干扰 OD 值测定，所以，MTT 法最好选用无酚红的 RPMI1640 培养液或设置 RPMI1640 培养液对照孔以排除酚红的影响。

（5）蛋白质类酶的效价测定法　详见项目六。

（6）蛋白质类抗生素的效价测定法　详见项目四。

三、微量凯氏定氮法测定药物蛋白质的含量

（一）技术目标

（1）理解微量凯氏定氮法的实验原理。

（2）掌握实验操作步骤。

（3）重点掌握蒸馏和滴定过程。

（4）学会粗蛋白含量的计算方法。

（二）实验原理

蛋白质等含氮有机物与浓硫酸共热，被氧化成二氧化碳和水，而氮则转化成

氨，氨进一步与硫酸作用生成硫酸铵。这种由大分子分解成小分子的过程通常称为"消化"。

消化过程一般进行得比较缓慢。通常需要加入硫酸钾或硫酸钠以提高消化液的沸点（消化液的沸点由290℃提高至400℃），加入硫酸铜作为催化剂，以促进反应的进行。

硫酸铵与浓碱作用可游离出氨，蒸馏出的氨用2%的硼酸溶液吸收，再用标准硫酸或盐酸滴定。最后根据酸的消耗量计算出待测物中的总氮量，将结果乘以换算系数6.25，计算出粗蛋白含量。

（三）试剂和器材

1. 试剂

（1）浓硫酸　化学纯，含量为98%，无氮。

（2）混合催化剂　硫酸铜（$CuSO_4 \cdot 5H_2O$）与硫酸钾（K_2SO_4）以1∶15配比研磨混合。

（3）40%氢氧化钠溶液。

（4）3%硼酸溶液。

（5）标准盐酸溶液（约0.01mol/L）　用邻苯二甲酸氢钾法标定。

（6）混合指示剂　0.1%甲基红乙醇溶液，0.5%溴甲酚绿乙醇溶液，两溶液等体积混合贮于棕色瓶中备用，在阴凉处保存期为3个月。

2. 器材

250mL凯氏烧瓶、凯氏定氮蒸馏装置、电炉、100mL锥形瓶、酸式滴定管、表面皿、100mL容量瓶、小漏斗、量筒、吸量管、铁丝筐、分析天平。

3. 材料

血清等蛋白质样品。

（四）操作步骤

1. 微量凯氏定氮仪的构造和安装

凯氏定氮仪由蒸汽发生器、反应室、冷凝管三部分组成（图5-1）。蒸汽发生器包括一个电炉1及一个3~5L容积的烧瓶。蒸汽发生器借橡皮管4与反应室6相连。反应室上边有两个小烧杯，一个为加样口7，上面有棒状玻塞11供加样用；一个为碱液室5用于盛放碱液。样品和碱液由此可直接加到反应室中。反应室中心有一长玻璃管，其上端通到反应室外层，下端靠近反应室的底部。反应室外壳下端底部有一开口，连有橡皮管和管夹12，由此放出反应废液。反应所产生的氨可通过反应室上端气液分离器8经冷凝管9通入收集瓶10中。反应室与冷凝管之间由橡皮管相连。

2. 样品的处理

（1）固体样品　随机取一定量研磨细的样品放入恒重的称量瓶中，置于105℃的烘箱中干燥4h，用坩埚钳将称量瓶取出放入干燥器内，待降至室温后称

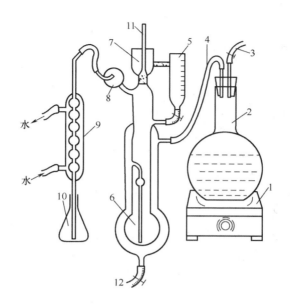

图 5 - 1　凯氏定氮蒸馏装置
1—电炉　2—蒸汽发生器　3—安全管　4—橡皮管　5—碱液室　6—反应室
7—加样口　8—气液分离器　9—冷凝管　10—收集瓶　11—棒状玻塞　12—管夹

重，随后继续干燥样品，每干燥 1h 称重一次，恒重即可。

（2）血清样品　取人血（或猪血）放入离心管中，于冰箱中放置过夜。次日离心除去血凝块，上层透明清液即为血清。吸出 1mL 血清加到 50mL 容量瓶中，用蒸馏水稀释至刻度，混匀备用。

3. 消化

（1）取 3 支消化管并编号，在 1、2 号管中各加入精确称取的干燥样品0.5 ~ 1g（加样品时应直接送入管底，避免沾到管口和管颈上），加催化剂 6.4g、浓硫酸 10mL 和 2 粒玻璃珠，在 3 号管中各加相同量的催化剂和硫酸（若样品是液体时，还要加与样品等体积的蒸馏水）作为对照，用以测定试剂中可能含有的微量含氮物质。

（2）摇匀后，在瓶口上放一小漏斗，再把烧瓶斜置铁筐内放在通风橱内的电炉上消化。通常消化需要 1 ~ 3h（对于那些赖氨酸含量较高的样品需要更长的时间）。直到消化液由淡黄色变成清晰的淡蓝绿色，消化即告成功。为了保证消化彻底，再继续加热 0.5h。

（3）消化完毕，取出消化管冷却至室温。加入 20mL 蒸馏水，无损地转入 100mL 容量瓶中，用蒸馏水定容至刻度，混匀，作为试样分解液。

4. 蒸馏

（1）仪器的洗涤　仪器应先经一般洗涤，再经水蒸气洗涤。目的在于洗去冷凝管中可能残留的氨。对于处于使用状态的仪器（正在测定中的仪器），加样前使蒸汽通过 1~2min 即可，对于较长时间未使用的仪器，必须用水蒸气洗涤到吸收蒸汽的硼酸－指示剂混合液中指示剂的颜色合格为止。

洗涤方法：先煮沸蒸汽发生器，器中盛有 2/3 体积的用几滴硫酸酸化过的蒸馏水，样品杯中也加入 2/3 体积蒸馏水进行水封。关闭夹子（图 5-1 中 12）使蒸汽通过反应室中的插管进入反应室，再由冷凝管下端逸出。在冷凝管下端放一空烧杯以承受凝集水滴。这样用蒸汽洗涤 5min 左右，在冷凝管下口放一个准备好的盛有硼酸－指示剂的锥形瓶，位置倾斜，冷凝管下口应完全浸泡于液体内，继续用蒸汽洗涤 1~2min，观察锥形瓶中的溶液是否基本上不变色，若不变色，则证明蒸馏器内部已洗涤干净。下移锥形瓶，使硼酸液面离开冷凝管口约 1cm，继续通蒸汽 1min。

排废：用右手轻提样品杯中的棒状玻塞，使水流入反应室的同时，立即用左手捏紧橡皮管，以断气源，盖好玻塞。由于反应室外层中蒸汽冷缩、压力降低，反应室内废液通过反应室中插管自动抽到反应室外壳中，再在样品杯中加入 2/3 体积蒸馏水，如此反复三次即可排尽废液及洗涤液。打开管夹 12 将反应室外壳中积存的废液排出，关闭夹子再使蒸汽通过全套蒸馏仪 1~3min，可进行下一次蒸馏。

（2）样品及空白的蒸馏　取 3 个 100mL 锥形瓶，分别加入 2% 硼酸 20mL，混合指示剂 2 滴，溶液呈紫红色，用表面皿覆盖备用。

加样：加样前先撤火（熟练后此步可省去），务必打开管夹（图 5-1）（这是本实验的关键，否则样品会倒抽到反应室外），准确移取试样分解液 10mL，打开样品杯的棒状玻塞，将样品放入反应室，用少量蒸馏水冲洗样品杯后也使之流入反应室，将管夹夹紧。盖上玻塞，并在样品杯中加蒸馏水进行水封。将装有硼酸－指示剂的锥形瓶放在冷凝管口下方，打开存放碱液杯下端的夹子，放 10mL 40% 氢氧化钠溶液于反应室后，立即上提锥形瓶，使冷凝管下口浸没在锥形瓶的液面下，目的是保证放出的氨全部被硼酸吸收。

蒸馏：反应液沸腾后，锥形瓶中的硼酸－指示剂混合液由紫红色变为蓝绿色，自变色时起计时，蒸馏 4min。移动锥形瓶，使硼酸液面离开约 1cm，并用少量蒸馏水冲洗冷凝管下口外面，继续蒸馏 1min，将锥形瓶取出，用表面皿覆盖以待滴定。

（3）排废液及洗涤　一次蒸馏结束后，要排出反应后的废液并对蒸馏装置洗涤。排废和洗涤等操作与前面仪器的洗涤相同。排废洗涤后，可进行下一个样品的蒸馏（每一个样品要同时做三份，以求得准确结果），待样品和空白消化液蒸馏完毕后，同时进行滴定。

5. 滴定

全部蒸馏完毕后，用 0.01mol/L 标准盐酸溶液滴定各锥形瓶中收集的氨量，直至硼酸–指示剂混合液由绿色变回淡紫色，即为滴定终点。

（五）结果处理

（1）根据消耗盐酸的体积，代入下式计算粗蛋白质的含量：

$$P = \frac{(V_2 - V_1) \times c \times 0.0140 \times 6.25}{m \times V'/V} \times 100\%$$

式中　V_2——滴定试样时所需标准盐酸溶液的体积，mL

　　　　V_1——滴定空白时所需标准盐酸溶液的体积，mL

　　　　c——盐酸标准溶液的浓度，mol/L

　　　　m——试样质量，g

　　　　V——试样分解液的总体积，mL

　　　　V'——试样分解液蒸馏用体积，mL

　　0.0140——与1.00mL盐酸标准溶液（c_{HCl} = 1.0000mol/L）相当的以克（g）表示的氮的质量

　　6.25——氮换算成蛋白质的平均系数

（2）整理实验结果，并总结该实验过程中应该注意的问题。

四、SDS–聚丙烯酰胺凝胶电泳测定蛋白质的相对分子质量

（一）技术目标

（1）理解 SDS–聚丙烯酰胺凝胶电泳法测定蛋白质相对分子质量的基本原理。

（2）掌握使用这种方法测定蛋白质相对分子质量的操作技术。

（二）实验原理

在一般的电泳方法中，蛋白质的电泳迁移率主要取决于它在某 pH 下所带的净电荷量、分子大小（即分子质量）和形状的差异性，而 SDS–聚丙烯酰胺凝胶电泳对大多数蛋白质，主要取决于它们的分子质量，与原有的电荷量和形状无关。

SDS 是一种阴离子表面活性剂，在一定的条件下，它能打开蛋白质的氢键和疏水键，并按比例地结合到这些蛋白质分子上形成带负电荷的蛋白质–SDS 复合物，每克蛋白质一般结合 1.4g SDS。SDS 与蛋白质的定比结合使蛋白质–SDS 复合物均带上相同的负电荷，其量远远超过蛋白质原有的电荷量，因而掩盖了蛋白质间原有的电荷差异。在水溶液中，蛋白质–SDS 复合物具有相同的构象，近似雪茄烟形的长椭圆棒（短轴均为 1.8nm，长轴则随蛋白质的分子质量成正比变化），克服了蛋白质间原有的形状差异。这样蛋白质–SDS 复合物在凝胶中的迁移率不再受原有电荷和形状的影响，而取决于相对分子质量的大小。

蛋白质的分子质量与电泳迁移率间的关系可用下式表示：

$$\lg Mr = K - bm$$

式中　Mr——分子质量

K——常数

b——斜率

m——迁移率

因此，用本法测定蛋白质的分子质量只需根据待测蛋白质在已知分子质量的标准蛋白质的 $\lg Mr - m$ 的图中的位置，就能得知其分子质量。

（三）试剂和器材

1．试剂

（1）30％凝胶贮存液　Acr:Bis = 29:1，棕色瓶中室温贮存。

（2）10％SDS　室温保存，气温较低时易析出，加热后重新溶解。

（3）10％过硫酸铵　新鲜配制，4℃可保存一周。

（4）1％ TEMED。

（5）5×电泳缓冲液（pH8.3）　取 Tris 碱 15.1g 和甘氨酸 94g，加入 10% SDS 50mL，去离子水定容至 1000mL，即为 5×贮存液。用时稀释 5 倍。

（6）分离胶缓冲液（pH8.8）　1.5mol/L Tris。

（7）浓缩胶缓冲液（pH6.8）　1.0mol/L Tris。

（8）样品缓冲液　称取蔗糖 2.5g、SDS 0.46g、Tris 0.15g、2－巯基乙醇 1mL，用水定容至 10mL，加溴酚蓝 0.01g，使完全溶解。

（9）染色液（0.25％考马斯亮蓝溶液）　取 1.25g 考马斯亮蓝 R250，溶于 227mL 蒸馏水中，加甲醇 227mL，再加入冰乙酸 46mL（近似 5:5:1），搅拌使之充分溶解，必要时滤去颗粒状物质。

（10）脱色液　将甲醇、冰乙酸、水按体积 3:1:6 的比例混合。

2．器材

垂直板状电泳装置、微量进样器、注射器、染色缸、镊子、刻度尺、小锥形瓶。

3．材料

动物血清或其他蛋白质样品。

（四）操作步骤

1．凝胶板的制备

（1）准备好垂直板状电泳槽，封胶。

（2）分离胶的制备　按下列比例在小烧杯中加入各试剂，混合后即成 10% 分离胶溶液。

30％凝胶贮存液	5.0mL
分离胶缓冲液	3.8mL
10％SDS	0.15 mL
10％过硫酸铵	0.15 mL
1％ TEMED	0.5 mL
水	5.4 mL

总体积	15 mL

混匀后立即将其小心地注入准备好的玻璃板间隙中，轻轻在顶层加入几毫升覆盖液（0.1%SDS或去离子水），以阻止氧对凝胶聚合的抑制作用并使胶面平整。

凝胶聚合完成后（需30～45min），倒去覆盖液，用去离子水淋洗凝胶上部数次，然后用滤纸吸干。

（3）浓缩胶的制备　按下列比例在试管或烧杯中制备5%浓缩胶。

30%凝胶贮存液	0.85mL
浓缩胶缓冲液	0.65mL
10%SDS	0.05 mL
10%过硫酸铵	0.05 mL
1% TEMED	0.2mL
水	3.2mL
总体积	5.0mL

混匀后立即将其注入分离胶表面，插入样品梳。注意尽量不要形成气泡。室温下静置30min以上。

（4）样品及相对分子质量标准参照物溶液的制备　在浓缩胶聚合的同时，称取一定量的样品和蛋白质分子标准参照物，将它们分别溶于一定量的1×样品缓冲液中，蛋白质浓度为2～5mg/mL。若样品本身为水溶液，则与等体积的2×样品缓冲液混合即可。

处理后的样品溶液可在冰箱中保存较长时间。使用前在100℃水浴中加热1min，以除去可能出现的亚稳态聚合物。

（5）浓缩胶聚合完成后，小心移出样品梳，用去离子水冲洗梳孔，以除去未聚合的丙烯酰胺。将上、下槽均加入电泳缓冲液，注意检查是否有泄露，凝胶底物和加样孔中有无气泡。

2．上样

按顺序将样品及蛋白质标准相对分子质量参照物加入样品孔中，每种样品加15μL（图5-2）。

3．电泳

将上槽的电极接电泳仪负极，下槽的电极接电泳仪正极。接通电源，调节电压为8V/cm，待溴酚蓝进入分离胶后，将电压增加到15V/cm，继续电泳直到溴酚蓝到达分离胶底部（约需4h），然后关闭电源。

4．剥胶

从电泳装置上卸下玻璃板，放在吸水滤纸上，用刮勺撬开玻璃板，将凝胶下部切去一角以标示凝胶方位。

5．固定、染色

将染色后的凝胶浸泡于脱色液中，每4～6h更换脱色液一次，直至背景清

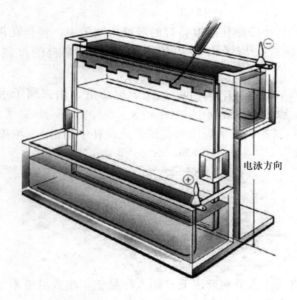

图 5 - 2　垂直板状电泳槽加样

晰。一般需 24h 以上。

（五）结果处理

$$Mr = \frac{蛋白质迁移距离}{染料迁移距离} \times \frac{染色前凝胶长度}{染色后凝胶长度} = \frac{染色后蛋白质迁移距离}{染色后溴酚蓝迁移距离}$$

以蛋白质相对分子质量标准参照物的迁移率为横坐标，以相对分子质量为纵坐标，绘制标准曲线。根据样品的相对迁移率，从标准曲线上查出其相对分子质量。

五、硫酸鱼精蛋白的效价测定

（一）实验原理

本法是比较肝素标准品（S）与供试品（T）延长新鲜兔血或猪、兔血浆凝结时间的程度，以测定供试品的效价。

（二）操作步骤

（1）肝素标准溶液的配制　精密称取肝素标准品适量，按标示效价加 0.9% 氯化钠溶液溶解，使成不同浓度的溶液，相邻两种浓度每毫升所含肝素单位数相差应相等，且不超过 5U，一般可配成每毫升含 85U、90U、95U、100U、105U、110U、115U、120U、125U 的溶液。

（2）供试品溶液的配制　供试品如为粉末，精密称取适量，按干燥品计算，加 0.9% 氯化钠溶液溶解使成每毫升含 1mg 的溶液。供试品如为注射液，则按标示量加 0.9% 氯化钠溶液稀释至同样浓度。

（3）血浆的制备　迅速收集兔或猪血置预先放有 8% 柠檬酸钠溶液的容器

中，柠檬酸钠溶液与血液容积之比为 1：19，边收集边轻轻振摇，混匀，迅速离心约 20min（离心力不超过 1500g 为宜，g 为重力常数），立即分出血浆，分成若干份，并分装于适宜的容器中，低温冻结贮存。临用时置（37±5）℃水浴中融化，用两层纱布滤过，使用过程中在 4～8℃放置。

（4）检查方法　取管径均匀（0.8cm×3.8cm）、清洁干燥的小试管 8 支，第 1 管和第 8 管为空白对照管，加入 0.9%氯化钠溶液 0.2mL，第 2～7 支为供试品管，每管均加入供试溶液 0.1mL，再每管分别加入上述同一浓度的肝素标准稀释液 0.1mL，立即混匀。取刚抽出的兔血适量，分别加入上述 8 支试管内，每管 0.8mL，立即混匀，避免产生气泡，并开始计算时间，将小试管置（37±5）℃恒温水浴中，从采血时起至小试管放入恒温水浴的时间不得超过 2min。如用血浆，则分别于上述各管中加入 0.7mL 的血浆，置（37±5）℃恒温水浴中预热 5～10min，每管分别加入 1%氯化钙溶液 0.1mL，立即混匀，避免产生气泡，并开始计算时间，观察并记录各管凝结时间。

（5）结果判断　两支对照管的凝结时间不得超过 1.35 倍。在供试品管的凝结时间不得超过两支对照管平均凝结时间 150%的各管中，以肝素浓度最高的一管为终点管。同样重复 5 次，5 次试验测得终点管的肝素浓度相差不得大于 10U。5 次结果的平均值即为硫酸鱼精蛋白供试品（干燥品）1mg 中肝素的单位数。

任务二　酶类药物的检测

酶是一类由生物活性细胞产生的具有生物催化功能和高度专一性的生物大分子。酶类药物是通过直接用酶的各种剂型改变体内酶活力，或改变体内某些生理活性物质和代谢产物的数量等，达到治疗某些疾病的目的。它是以微生物、寄生虫、动物毒素、生物组织作为起始材料，采用生物学工艺或分离纯化技术制备，并以生物学技术和分析技术控制中间产物和成品质量制成的既具有酶活性又有药效的活性制剂。

酶类药物作为具有药理作用的一类特殊酶类，一般具有以下特点。

①用量少，药效高。酶类药物是作为生物催化剂，通过催化生物体内的生化反应而表现其药效的，因此只需少量的酶制剂就能催化血液或组织中较低浓度的底物发生化学反应，发挥有效的治疗作用。如某大肠杆菌天冬酰胺酶 K_m 为 10^{-5} mol/L，在酶的 K_m 值范围内，具有很强的抗肿瘤活性。

②纯度高，特别是注射用的酶类药物纯度更高。

③酶类药物都不同程度地存在免疫原性问题。可将酶包埋在半透性的膜囊中，利用膜的性质只让酶与底物反应后的产物通过，而不让作为抗原的酶分子通过，并且使能产生抗体的细胞和酶分子抗原不能直接接触，故能防止抗体的产生和延长其作用时间。

④通常在生理 pH（中性环境）下具有最高活力和稳定性。如胰淀粉酶作用

的最适 pH 为 6.7 ~ 7.0。

⑤酶类药物是生物活性物质，有时因工艺条件的变化，可导致蛋白质失活。因此对酶类药物，除了用通常采用的理化法检验外，尚需用生物检定法进行检定，以证实其生物活性。

⑥酶类药物需进行效价测定或酶活力测定，以表明其有效成分含量的高低。

一、酶类药物分析与检验的方法

1. 酶活力的检测方法

（1）基本概念 酶活力也称为酶活性，指酶催化特定化学反应（酶促反应）的能力。酶活力的大小可用在某一条件下催化某一特定反应的速率来表示。

$$v = \frac{\mathrm{d}[P]}{\mathrm{d}t} \text{ 或 } v = -\frac{\mathrm{d}[S]}{\mathrm{d}t}$$

式中 v——反应速率

[P]——产物浓度

t——时间

[S]——底物浓度

反应速率越快，酶活力越高。

酶的活力大小也就是酶量的大小，用酶的活力单位（U）来度量。酶的测定条件由各个实验室自己决定，故由于酶在不同的实验室因为规定的条件不同，酶单位值不同。为此国际生化学会推荐的国际单位，即在特定条件下，1min 内能使 1μmol 底物转化的酶量作为一个酶国际单位（U）。特定条件是指：温度选定为 25℃，其他条件（如 pH 及底物浓度）均采用最适条件。1979 年国际生化学会为使酶的活力单位与国际单位制的反应速率（mol/s）相一致，推荐用催量（katal，简称 Kat）来表示酶活力。1 催量定义为：在特定的测定系统中，每秒钟催化 1mol 底物转化的酶量。Kat 和 U 的换算关系：$1\mathrm{Kat} = 6 \times 10^7\mathrm{U}$。

在实际工作中，为了简便，人们往往采用各自习惯沿用的单位，如 α - 淀粉酶的活力可用每小时催化 1g 可溶性淀粉液化所需要的酶量来表示，也可用每小时催化 1mL 2% 可溶性淀粉液化所需要的酶量作为 1 个酶单位。有时甚至可直接用测得的物理量来表示，如以吸光度的变化值（$\Delta A/\Delta t$）来表示酶活力的单位。

酶的比活力代表酶的纯度。根据国际酶学委员会的规定，比活力用每毫克蛋白质所含的酶活力单位数表示，有时用每克酶制剂或每毫升酶制剂含有多少活力单位来表示（U/g 或 U/mL）。对同一种酶来说，比活力越高，酶越纯。

（2）酶促反应的条件 在选择合适的方法测定酶活力时，首先要满足酶促反应的最佳条件，其基本要求如下：所有待测定的酶分子都应该能够正常发挥它的作用。这就是说，反应系统中除了待测定的酶浓度是影响反应速率的唯一因素外，其他因素都处于最适于酶发挥催化作用的水平。确定反应条件时应考虑以下几个因素。

①底物：为了便于测定，从底物性质来看，选用的底物最好在物理化学性质上和产物不同。有些酶的底物和产物本身就有这个特点，有的则需要用色源或荧光源底物。为了不使酶促反应速率受其限制，反应系统应该使用足够高的底物浓度，判别标准是底物浓度 [S] 与 K_m 的关系（K_m 称为米氏常数，是重要的酶反应动力学常数）。底物浓度从米氏方程中可算出，不同底物浓度时酶促反应速率与最大反应速率的比值不同，理论上选用底物浓度 [S] ＝$100K_m$。因为这种情况下反应速率可达到最大速率的99%。大多数酶具有相对专一性，在可被它作用的各种底物中一般选择 K_m 最小的作测定底物。

②pH：pH影响酶活力的原因：pH引起酶变性而失活；pH改变酶的活性中心的解离状态；pH改变底物的解离状态。因此酶促反应通常借助缓冲系统来控制pH。大多数酶的活力最大时最适pH在4.5～8。

③温度：酶促反应对温度十分敏感，因为温度能直接影响化学反应速率本身，也能影响酶的稳定性，还可能影响酶的构象和酶的催化机制。一般而言，温度变化1℃，酶促反应速率可能相差5%左右。酶促反应的温度通常选用25℃、30℃、37℃，实验中温度变动应控制在±0.1℃以内。

④辅助因子：有些酶需要金属离子或相应的辅酶物质，在反应系统中应满足酶的这些辅助因子的需要。有时为了提高酶在反应系统中的稳定性，还可加入某些相应物质，如对巯基酶可加入二巯基乙醇等。

⑤空白和对照：每个酶促反应通常都应该有适当的空白和对照。空白是指杂质反应和自发反应引发的变化量，它提供的是未知因素的影响。空白值可通过不加酶的"底物空白对照"，或不加底物的"酶空白"，或两者都加（但酶需预先经过失效处理）；对照是指用纯酶或标准酶制剂测得的结果，主要作为比较或标定的标准，同时可消除或减少因各种条件改变对酶活力测定的影响。

总之，酶浓度和催化反应速率之间的关系是比较复杂的，但只要满足以上条件，正确测定初速率，就可以利用 v - [E] 的直线关系确定酶浓度。

（3）酶活力的测定方法　酶活力的测定是以酶能专一而高效地催化某些化学反应为基础，通过对酶促反应速率的测定或生成物等浓度的测定而检验相应物质的含量。

酶活力的测定是在酶最适反应条件下进行的（温度、pH、离子强度、反应时间等），可测定反应物的减少量或产物的生成量。酶促反应速率可用单位时间内底物的减少量或产物的生成量来表示。由于在酶反应时，底物一般是过量的，而且反应又不宜进行得太久，因此底物减少的量往往只占总量的极小百分数，不易正确分析；相反，产物从无到有，只要测定方法足够灵敏，就可以准确测定，所以在实际酶活力测定中，一般以测定产物的增加量为好。

测定酶活力主要有两种方法：取样测定法和连续测定法。取样测定法是在酶促反应开始后不同的时间，从反应系统中取出一定量的反应液，并用适当方法停止其反应后，再根据产物在化学性质上的差别，选用适当的检测方法进行定量分析，求得单位时间内酶促反应变化量的方法。连续测定法则是基于底物在物理化学性质上的不同，在反应过程中对反应系统进行直接连续检测的方法。显然从准确性和测定效率看连续法都比较好。

①取样测定法：在该方法中停止酶促反应通常采用添加酶的变性剂的方法，如加5%的三氯醋酸、3%的高氯酸或其他酸、碱、醇类。三氯醋酸是一种高效专一的蛋白质变性剂和沉淀剂，其缺点是在紫外光区有吸收，而高氯酸没有此缺点，并且用氢氧化钠中和、冷却后，$NaClO_4$还可沉淀除去，但它不适合于对酸和氧化剂敏感的测定对象。用于停止反应的试剂应根据具体反应灵活掌握，例如，以对硝基酚的衍生物作底物的酶促反应可用氢氧化钠或氢氧化钾停止反应，因为碱有利于硝基酚发色。另一种停止反应的办法是加热使酶失效。

在取样测定法中应用何种具体的检测方法要根据具体的酶反应而定。常用的检测方法有紫外－可见分光光度法、荧光分析法等。

取样测定法比较古老，但目前仍广泛采用。

②连续检测法

a. 紫外－可见分光光度法：根据产物和底物在某一波长或波段上，有明显的特征吸收差别而建立起来的连续检测方法。对于底物或产物有光吸收变化的酶反应，可用产物或底物最大光吸收波长处的光吸收变化来检验产物的生成或底物的减少量，然后计算出酶活力。酶分子的最大吸收波长是固定的。如胃蛋白酶效价的测定是在275nm的波长处测定吸光度的变化。

无光吸收变化的酶反应，可与一些能引起光吸收变化的酶反应偶联，使第一个酶反应的产物，转变为具有光吸收变化的第二个酶的产物来测量。此即酶偶联分析法。

紫外－可见分光光度法的特点：灵敏度高（可检测到10^{-9}mol水平的变化）、简便易行、时间短。

b. 荧光分析法：如果酶反应的底物与产物之一具有荧光，那么荧光变化的速率可以代表酶促反应速率。适用于一些底物或产物有荧光变化的酶反应。如还原型烟酰胺腺嘌呤二核苷酸磷酸（NADPH）的中性溶液发强的蓝白色荧光（460nm），而NAD（P）$^+$则无。

荧光分析法的特点：优点是灵敏度极高（高于光吸收测定法2~3个数量级），因此特别适于酶量或底物量极低时的快速分析。缺点是荧光读数与浓度间没有确切的比例关系，且常因测定温度、散射、仪器等的不同而不同。

c. 旋光测定法：若底物和产物的旋光性不同，可通过测定反应混合物的旋光性（方向和大小）变化来测定酶活力。许多糖类、氨基酸、天然产物等都具有旋光性，物质的旋光性可用旋光仪来测定。

d. 同位素测定法：用放射性同位素标记底物，酶反应后分离产物，测产物的放射性强度。此法灵敏度极高，但分离产物较麻烦。

e. 电化学方法

pH 测定：用玻璃电极，配合高灵敏的 pH 计，跟踪反应过程中 pH 的变化，用 pH 的变化测定酶促反应速率；也可恒定 pH，在酶反应过程中，不断加入酸或碱保持其 pH 恒定，用加入的酸或碱的速率来计算酶活力。

电位测定：在一些酶促氧化还原反应中，底物和产物具有不同的氧化还原电位，可用一恒定微电流极化的两个铂电极之间的电位差来测定电位变化。

电流测定：原理同电位测定，以恒定电压的两个铂电极测电流变化。

f. 化学反应法：酶促反应一段时间后，取出一部分反应液，用化学方法分析底物或产物的量。

2. 酶效价测定法

酶类药物的效价测定一般以其生物学作用为基础，选用特定的底物，在一定条件下比较供试品和相当标准品所产生的特定反应，通过等反应剂量间比例的运算，测得供试品中活体成分的效价。目前较多地以分光光度计作为辅助测定手段。《中国药典》（2010 年版）收载的胃蛋白酶、胰蛋白酶、糜蛋白酶等均采用此方法测得效价。如胃蛋白酶能催化血红蛋白水解成酪氨酸、色氨酸等，酪氨酸、色氨酸在紫外光区有特征吸收，故可采用三氯醋酸酶变性剂终止酶反应，利用紫外分光光度计取样测定法直接测定并计算效价。

二、胰蛋白酶的活力测定

（一）技术目标

（1）学习蛋白酶活力测定的方法之一——紫外分光光度计连续测定法。

（2）掌握分光光度计的原理和使用方法。

（二）实验原理

胰蛋白酶能催化蛋白质的水解，对于由碱性氨基酸（精氨酸、赖氨酸）的羧基与其他氨基酸的氨基所形成的键具有高度的专一性。此外还能催化由碱性氨基酸和羧基形成的酰胺键或酯键，其高度专一性仍表现为对碱性氨基酸一端的选择。胰蛋白酶对这些键的敏感性次序为：酯键 > 酰胺键 > 肽键。因此可利用含有这些键的酰胺或酯类化合物作为底物来测定胰蛋白酶的活力。

以 N-苯甲酰-L-精氨酸乙酯盐酸盐为底物，用紫外吸收法进行测定。苯甲酰 L-精氨酸乙酯在波长 253nm 下的紫外吸收远远弱于 N-苯甲酰-L-精氨酸。在胰蛋白酶的催化下，随着酯键的水解，苯甲酰-L-精氨酸逐渐增多，反应体系的紫外吸收也随之相应增加。

（三）试剂和器材

1. 试剂

（1）0.067mol/L 磷酸盐缓冲液（pH = 7.6）　　100mL。取 0.067mol/L 磷酸

二氢钾溶液 13mL 与 0.067mol/L 磷酸氢二钠溶液 87mL 混合。

（2）0.001mol/L 盐酸　100mL

（3）底物溶液的制备　取 N – 苯甲酰 – L – 精氨酸乙酯盐酸盐 85.7mg，加水溶解使成 100mL，作为底物原液；取 10mL，用 0.067mol/L 磷酸盐缓冲液（pH = 7.6）稀释成 100mL，按照紫外 – 可见分光光度法，恒温于 25℃ ± 0.5℃，以水作空白，在 253nm 波长处测定吸光度。必要时可用上述底物原液或 0.067mol/L 磷酸盐缓冲液（pH = 7.6）调节，使吸光度在 0.575 ~ 0.585，作为底物溶液。制成后应在 2h 内使用。

（4）供试品溶液的制备　取本品 3 支，分别加 0.001mol/L 盐酸溶液溶解并使成每毫升含 50 ~ 60U 的溶液。

2. 器材

（1）紫外分光光度计。

（2）万分之一天平。

（3）恒温水浴。

（4）秒表。

（四）操作步骤

①取底物溶液 3.0mL，加 0.001mol/L 盐酸溶液 200μL，混匀，作为空白。

②另取供试品溶液 200μL 加底物溶液（恒温于 25℃ ± 0.5℃）3.0mL，立即计时，混匀，使比色池内的温度保持在 25℃ ± 0.5℃。

③按照紫外 – 可见分光光度法，在 253nm 波长处，每隔 30s 读取吸光度，共 5min。

④以吸光度为纵坐标、时间为横坐标作图；每 30s 吸光度的改变应恒定在 0.015 ~ 0.018 之间，呈线性关系的时间不得少于 3min。若不符合上述要求，调整供试品溶液的浓度，再做测定。

⑤重复平行三次测定。

（五）结果处理

注射用胰蛋白酶效价测定数据记录

时间/s 吸光度	30	60	90	120	150	180	210	240	270	300
1										
2										
3										

在上述吸光度对时间的关系图中，取在直线上的吸光度，按下式计算：

$$P = \frac{A_1 - A_2}{0.003TW}$$

式中　P——每毫克供试品中含胰蛋白酶的量

$\quad\quad A_1$——直线上终止的吸光度

$\quad\quad A_2$——直线上开始的吸光度

$\quad\quad T$——A_1 至 A_2 读数的时间，min

$\quad\quad W$——测定液中含供试品的量，mg

$\quad$0.003——在上述条件下，吸光度每分钟改变 0.003，即相当于 1 个胰蛋白酶

$$\overline{P} = \frac{P_1 + P_2 + P_3}{3}$$

式中　P_1——第一组平行测得的 P 值

$\quad\quad P_2$——第二组平行测得的 P 值

$\quad\quad P_3$——第三组平行测得的 P 值

（六）注意事项

（1）酶浓度　在固定底物浓度、反应温度、pH 等条件下，调整反应液的酶浓度是效价测定的关键，酶浓度过高或过低都不能使反应速率保持恒定，最佳的测定浓度为 50～60U/mL。

（2）温度　温度变化对酶促反应速率较敏感，温度每升高 1℃，活力单位约增高 5%，反之，则下降。为准确控制反应温度，除调节水浴温度或室温外，由于在测定时受仪器散热和光照等影响，故必须随时测量比色池内反应物的温度，以保证测定结果的准确性。

（3）底物　因底物 N–苯甲酰–L–精氨酸乙酯盐酸盐易水解，其水溶液不稳定，故该底物溶液应在配制后 3h 内使用。N–苯甲酰–L–精氨酸乙酯盐酸盐作为底物测定本品酶活力，操作简便，准确度高，RSD 一般可控制在 5% 以下。

三、凝血酶的效价测定

本品为牛血或猪血中提取的凝血酶原经激活而得的凝血酶的无菌冻干品，每毫克效价不得少于 10U，含凝血酶应为标示量的 80% 以上。它的测定方法如下。

1. 纤维蛋白原溶液的配制

取纤维蛋白原约 30mg，精密称定，用 0.9% 氯化钠溶液 1.5mL 溶解，加凝血酶 0.1mL（约 3U），快速摇匀，室温放置约 1h 至完全凝固。取出凝固物，用水洗至洗出液加硝酸银不产生浑浊，在 105℃ 干燥 3h，称取质量，计算纤维蛋白原中含凝固物的质量分数（%）；然后用 0.9% 氯化钠溶液制成含 0.2% 凝固物的纤维蛋白原溶液，用 0.05mol/L 磷酸氢二钠液调节 pH 为 7.0～7.4，再用 0.9% 氯化钠溶液稀释成含 0.1% 凝固物的溶液，备用。

2. 标准曲线的绘制

取凝血酶标准品，用 0.9% 氯化钠溶液分别制成每毫升含 5.0U，6.4U，8.0U，10.0U 的标准溶液，另取内径 1cm、长 10cm 的试管 4 支，各精密加入纤维蛋白原溶液 0.9mL，置于（37 ± 0.5）℃ 水浴中保温 5min，再分别精密量取上

述 4 种浓度的标准溶液各 0.1mL，迅速加入上述各试管中，立即计时，摇匀，置于（37 ± 0.1）℃水浴中观察纤维蛋白的初凝时间，每种浓度测 5 次，求平均值。标准溶液的浓度应控制凝结时间在 14 ~ 60s 为宜，在双对数坐标纸上，以每管中标准品的实际单位数（U）为横坐标，凝结时间（t）为纵坐标，绘制标准曲线。

3. 测定方法

取本品 3 瓶，分别精密称定其内容物质量，每瓶按标示量分别加 0.9% 氯化钠溶液制成与标准曲线浓度相当的溶液，精密吸取 0.1mL，按标准曲线的绘制方法平行测定 5 次，求出凝结时间的平均值（误差要求同标准曲线）。在标准曲线上或用直线回归方程求得单位数后，按以下公式计算：

$$凝血酶（U/mg）= \frac{u \times 10 \times V}{W}$$

$$凝血酶（单位/瓶）= u \times 10 \times V$$

式中　u——0.1mL 供试液在标准曲线上读得的实际单位数

　　　V——每瓶供试品溶解后的体积，mL

　　　W——每瓶供试品的质量，mg

并计算出每瓶相当于标示量的百分数。

4. 注意事项

每瓶效价均应符合规定，如有一瓶不符合规定，另取 3 瓶复试均应符合规定。

项目六　维生素及辅酶类药物的检测

任务一　维生素类药物的检测

维生素是维持人类机体正常代谢功能所必需的一类活性物质，主要用于机体的能量转移和代谢调节，体内不能自行合成，需从食物中摄取。从化学结构上看，维生素类均属有机化合物，但并非同属一类化合物，其中有些是醇、酯，有些是酸、胺，还有些是酚和醛类，各具不同的理化性质和生理作用。《中国药典》（2010 年版）收载了维生素 A、维生素 B_1、维生素 B_2、维生素 B_6、维生素 B_{12}、维生素 C、维生素 D_2、维生素 D_3、维生素 E、维生素 K_1、叶酸、烟酸、烟酰胺等原料及制剂共 40 多个品种，按其溶解度分为脂溶性维生素（如维生素 A、维生素 D、维生素 E、维生素 K 等）和水溶性维生素（维生素 B_1、维生素 B_2、维生素 C、烟酸、泛酸和叶酸等）两大类。

维生素类药物的分析方法有生物法、微生物法、化学法和物理化学法，都是依据药物的生物特性及理化性质进行的，目前常用的分析方法主要是化学法或物理化学法。本项目主要介绍水溶性的维生素 C、脂溶性的维生素 A 的质量分析方法。

一、维生素 C 的检测

维生素 C 又称 L－抗坏血酸（L－ascorbic acid），在化学结构上和糖类十分相似，有 4 种光学异构体，其中以 L（＋）－抗坏血酸生物活性最强。《中国药典》收载有维生素 C 原料及其片剂、泡腾剂、颗粒剂和注射剂。

1. 维生素 C 的理化性质

（1）溶解性　维生素 C 在水中易溶，水溶液呈酸性；在乙醇中略溶，在氯仿或乙醚中不溶。

（2）酸性　维生素 C 的分子中具有烯二醇的结构，所以维生素 C 呈酸性。尤其是 C_3 上的羟基，由于受共轭效应的影响，酸性较强（$pK_1 = 4.17$）；C_2 上的羟基，由于邻位羰基的影响，酸性较弱（$pK_2 = 11.57$），故维生素 C 一般表现为一元酸，可与 $NaHCO_3$ 作用生成钠盐。

维生素 C 的结构

（3）旋光性　维生素 C 分子中有 2 个手性碳原子，故有 4 种光学异构体，其中 L（+）－抗坏血酸生物活性最强。

（4）还原性　维生素 C 分子中的烯二醇基具有很强的还原性，能够被很多氧化剂氧化成二酮基。

如：

$$维生素 C \xrightarrow{AgNO_3} Ag\downarrow（黑色）$$

$$维生素 C \xrightarrow{2,6-二氯吲哚酚} 无色（试液本身为红色）$$

$$维生素 C \xrightarrow[（碱性酒石酸铜）]{斐林溶液} CuO_2\downarrow（红色）$$

（5）水解性　在强碱中，维生素 C 分子结构中的内酯环可水解，生成酮酸盐。

L－二酮古罗糖酸（无生物活性）

（6）糖的性质　维生素 C 的结构与糖类相似，所以维生素 C 具有糖类的性质和反应。

（7）紫外吸收特性　维生素 C 分子结构中有共轭双键，其稀盐酸溶液在 243nm 波长处有最大吸收，可用于鉴别和含量测定。

2. 维生素 C 的鉴别试验

（1）与硝酸银反应

①原理：维生素 C 分子中有烯二醇基，具有强还原性，可被硝酸银氧化为去氢抗坏血酸，同时产生黑色金属银沉淀。

②方法：取本品 0.2g，加水 10mL 溶解。取该溶液 5mL，加硝酸银试液 0.5mL，即生成金属银的黑色沉淀。《中国药典》采用该法鉴别。

（2）与 2，6－二氯靛酚反应

①原理：2，6－二氯靛酚为染料，其氧化型在酸性介质中为玫瑰红色，在碱性介质中为蓝色。与维生素 C 作用后生成还原型无色的酚亚胺。

②方法：取本品 0.2g，加水 10mL 溶解。取该溶液 5mL，加 2，6－二氯靛酚

试液 1~2 滴，试液的颜色即消失。

（3）与其他氧化剂反应 维生素 C 可被亚甲基蓝、高锰酸钾、碱性酒石酸铜试液、磷钼酸等氧化剂氧化为去氢抗坏血酸，同时抗坏血酸可使其试剂退色，产生沉淀或呈现颜色。

（4）糖类反应 维生素 C 可在三氯醋酸或盐酸存在下水解、脱羧，生成戊糖，再失水，转化为糠醛，加入吡咯，加热至 50℃ 产生蓝色。

（5）紫外分光光度法 在 0.01mol/L 盐酸溶液中，在 243nm 波长处有唯一的最大吸收，利用此特征进行鉴别。英国药典采用本法，规定其吸收系数应为 545~585。

（6）红外分光光度法 维生素 C 分子中含有羟基、酯基，它们在红外光谱中产生特征吸收峰。《中国药典》（2010 年版）规定本品的红外吸收光谱应与对照的图谱一致。

3. 维生素 C 的杂质检查

（1）溶液的澄清度与颜色 维生素 C 及其制剂在贮存期间易变色，且颜色随贮存时间的延长而逐渐加深。因为维生素 C 的水溶液在高于或低于 pH5~6 时，受空气、光线和温度的影响，分子中的内酯环可发生水解，并进一步发生脱羧反应生成糠醛聚合呈色。为保证产品质量，需控制有色杂质的量。《中国药典》（2010 年版）采用控制吸光度的方法，具体方法如下。

①原料：取维生素 C 供试品 3.0g，加水 15mL，振摇使溶解，溶液应澄清无色；如显色，将溶液经 4 号垂熔玻璃漏斗滤过，取滤液，按照分光光度法，在 420nm 波长处测定吸光度，不得过 0.03。

②片剂：取本品的细粉适量（约相当于维生素 C 1.0g），加水 20mL，振摇使其溶解，滤过，滤液按照分光光度法，在 420nm 波长处测定吸光度，不得过 0.07。

③注射剂：取本品适量，加水稀释成 1mL 含有维生素 C 50mg 的溶液，按照分光光度法，在 420nm 波长处测定吸光度，不得过 0.06。

（2）铁、铜离子的检查

①铁：取本品 5.0g 两份，分别置 25mL 量瓶中。一份中加 0.1mol/L 硝酸溶液溶解并稀释至刻度，摇匀，作为供试品溶液（B）；另一份中加标准铁溶液（精密称取硫酸铁铵 863mg，置 1000mL 量瓶中，加 1mol/L 硫酸溶液 25mL，加水稀释至刻度，摇匀，精密量取 10mL，置 100mL 量瓶中，加水稀释至刻度，摇匀）1.0mL，加 0.1mol/L 硝酸溶液溶解并稀释至刻度，摇匀，作为对照溶液（A）。按照原子吸收分光光度法，在 248.3nm 波长处分别测定，应符合规定［若 A 和 B 溶液测得吸光度分别为 a 和 b，则要求 $b < (a-b)$］。

②铜：取本品 2.0g 两份，分别置 25mL 量瓶中。一份中加 0.1mol/L 硝酸溶液溶解并稀释至刻度，摇匀，作为供试品溶液（B）；另一份中加标准铜溶液

（精密称取硫酸铜 393mg，置 1000mL 量瓶中，加水稀释至刻度，摇匀，精密量取 10mL，置 100mL 量瓶中，加水稀释至刻度，摇匀）1.0mL，加 0.1mol/L 硝酸溶液溶解并稀释至刻度，摇匀，作为对照溶液（A）。按照原子吸收分光光度法，在 324.8nm 波长处分别测定，应符合规定。

4. 维生素 C 的含量测定

维生素 C 的含量测定大多是基于其具有强的还原性，可被不同氧化剂定量氧化。因容量分析法简便快速、结果准确，被各国药典所采用，如碘量法、2，6 - 二氯靛酚法等。又相继发展了紫外分光光度法和高效液相色谱法等，适用于复方制剂和体液中维生素 C 的测定。

（1）碘量法

①原理：维生素 C 在醋酸酸性条件下，可被碘定量氧化。根据消耗碘滴定液的体积，即可计算维生素 C 的含量。反应式如下：

$$\text{维生素C} + I_2 \xrightarrow{H^+} \text{脱氢维生素C} + 2HI$$

②方法：取本品 0.2g，精密称定，加新沸过的冷水 100mL 与稀醋酸 10mL 使溶解，加淀粉指示液 1mL，立即用碘滴定液（0.05mol/L）滴定，至溶液显蓝色并持续 30s 内不退。每 1mL 碘滴定液（0.05mol/L）相当于 8.806mg 的 $C_6H_8O_6$。

③注意事项

a. 操作中加入稀醋酸 10mL 使滴定在酸性溶液中进行。因此酸性介质中维生素 C 受空气中氧的氧化速度减慢，但样品溶于稀醋酸后仍需立即进行滴定。

b. 加新沸过的冷水目的是为了减少水中溶解氧的影响。

c. 维生素 C 的注射液中常加有亚硫酸盐如 $NaHSO_3$ 作为抗氧剂，抗氧剂 $NaHSO_3$ 对测定维生素 C 的含量有影响。可在滴定前加入丙酮或甲醛，使之与 $NaHSO_3$ 生成无还原性的加成物。

（2）2，6 - 二氯靛酚滴定法

①原理：2，6 - 二氯靛酚为一染料，其氧化型在酸性溶液中显红色，在碱性溶液中为蓝色。当与维生素 C 反应后，即转变为无色的酚亚胺（还原型）。因此，维生素 C 在酸性溶液中，可用 2，6 - 二氯靛酚标准液滴定至溶液显玫瑰红色为终点，无需另加指示剂。

②方法：精密量取本品适量（约相当于维生素 C 50mg），置 100mL 量瓶中，加偏磷酸 - 醋酸试液 20mL，用水稀释至刻度，摇匀；精密量取稀释液适量（约相当于维生素 C 2mg）置 50mL 的锥形瓶中，加偏磷酸 - 醋酸试液 5mL，用 2，6 - 二氯靛酚滴定液滴定至溶液显玫瑰红色，并持续 5s 不退色；另取偏磷酸 - 醋

酸试液 5.5mL，加水 15mL，用 2，6－二氯靛酚滴定液滴定，做空白试验校正。以 2，6－二氯靛酚滴定液对维生素 C 进行滴定度计算，即可。

③注意事项

a. 本法并非维生素 C 的专一反应，其他还原性物质对测定也有干扰。但由于维生素 C 的氧化速度远比干扰物质的快，故快速测定可减少干扰物质的影响。多用于含维生素 C 的制剂分析。

b. 也可用 2，6－二氯靛酚进行剩余比色测定，即在加入维生素 C 后，在很短的时间内，测定剩余染料的吸收强度，或利用醋酸乙酯或醋酸丁酯提取剩余染料后进行比色测定。

c. 由于 2，6－二氯靛酚滴定液不够稳定，贮存时易缓缓分解，故需经常标定，贮备液不宜超过一周。

（3）高效液相色谱法　本法选择色谱柱为 ODS（4.6nm × 20cm，5μm）；流动相为 5mmol/L NaH_2PO_4 溶液（磷酸调 pH 至 2.5）；流速为 1.0mol/min；检测波长 245nm；柱温 20℃。测定时进样 20μL，采用外标法，以峰高计算含量。理论板数按维生素 C 计应大于 2000，各峰分离度应大于 2。

取本品 10 片，精密称定，研细，精密称取适量（约相当于维生 C 100mg），置 100 mL 量瓶中，用流动相溶解并稀释至刻度，摇匀，滤过，再精密量取续滤液 5 mL，置 50 mL 量瓶中，用流动相稀释至刻度，摇匀，取 20μL 注入液相色谱仪，记录色谱图；另取维生素 C 对照品适量，同法测定。按外标法以峰面积计算出供试品中 $C_6H_8O_6$ 的含量。

二、维生素 A 的检测

维生素 A（vitamin A）包括维生素 A_1（retinol，视黄醇）、去氢维生素 A（dehydroretinol，维生素 A_2）和去水维生素 A（anhydroretinol，维生素 A_3）等。其中维生素 A_1 活性最高，维生素 A_2 的生物活性是维生素 A_1 的 30% ~ 40%，维生素 A_3 的生物活性是维生素 A_1 的 0.4%，故通常所说的维生素 A 是指维生素 A_1。维生素 A_1 是一种不饱和脂肪醇，在自然界中主要来自鲨鱼类无毒海鱼肝脏中提取的脂肪油（即鱼肝油），目前主要采用人工合成方法制取。在鱼肝油中维生素 A 多以各种酯类混合物的形式存在，其中主要为醋酸酯和棕榈酸酯。

《中国药典》收载的维生素 A 是指人工合成的维生素 A 醋酸酯结晶加精制植物油制成的油溶液，还收载维生素 A 胶丸、维生素 AD 胶丸和维生素 AD 滴剂。

1. 维生素 A 的理化性质

（1）溶解性　不溶于水，微溶于乙醇，易溶于乙醚、氯仿、异丙醇、环己烷、脂肪和油等。

（2）不稳定性　维生素 A 的分子中有多个不饱和键，性质不稳定，易被空气中的氧或氧化剂氧化，易被紫外光裂解，特别在加热和金属离子存在时，更易氧化变质，生成无生物活性的环氧化合物、维生素 A 醛或维生素 A 酸。维生素 A 对酸不稳定，遇 Lewis 或无水氯化氢乙醇液，可发生脱水反应，生成脱水维生素 A。维生素 A 醋酸酯较维生素 A 稳定，一般将本品或棕榈酸酯溶于植物油中供临床使用。因此，维生素 A 及其制剂除需密封在凉暗处保存外，还需充氮气或加入合适的抗氧剂。

（3）紫外吸收特性　维生素 A 分子中具有共轭多烯醇的侧链结构，在 325 ~ 328nm 范围内有最大吸收，可用于鉴别和含量测定。

（4）与三氯化锑呈色　维生素 A 在氯仿中能与三氯化锑试剂作用，产生不稳定的蓝色。可以用此进行鉴别或用比色法测定含量。

2. 维生素 A 的鉴别试验

（1）三氯化锑反应（Carr – Price 反应）

①原理：维生素 A 在饱和无水三氯化锑的无醇氯仿溶液中即显蓝色，渐变成紫红色。

②方法：取维生素 A 一滴，加氯仿 10mL 振摇使溶解；取出 2 滴，加氯仿 2mL 与 25% 三氯化锑的氯仿溶液 0.5mL，即显蓝色，渐变成紫红色。

③注意事项：反应需在无水、无醇条件下进行。因为水可使三氯化锑水解成氯化氧锑（SbOCl），而乙醇可以和碳正离子作用使其正电荷消失。所以仪器和试剂必须干燥无水，氯仿中必须无醇。

（2）紫外分光光度法

①方法：取相当于 10U 的维生素 A 供试品，加无水乙醇 – 盐酸（100 : 1）溶液溶解，立即用紫外分光光度计在 300 ~ 400nm 波长范围内进行扫描，应在 326nm 波长处有单一的吸收峰。将此溶液置水浴上加热 30s，迅速冷却，照上法进行扫描，则应在 348nm、367nm 和 389nm 波长处有三个尖锐的吸收峰，且在 332nm 波长处有较低的吸收峰或拐点。

②讨论：维生素 A 分子中含有 5 个共轭双键，其无水乙醇溶液在 326nm 波长处有最大吸收峰。当在盐酸催化下加热，则发生脱水反应而生成脱水维生素 A。后者比维生素 A 多一个共轭双键，故其最大吸收峰向长波长位移（红移），同时在 350 ~ 390nm 波长之间出现 3 个吸收峰，如图 6 – 1 所示。

（3）薄层色谱法

①方法：以硅胶为吸附剂，环己烷 – 乙醚（80 : 20）为流动相。分别取供试品与对照品（不同维生素 A 酯类）D 环己烷溶液（5U/μL）各 2μL，点于薄层板上，不必挥散溶剂，立即展开。取出薄层板后，置空气中挥干，喷以三氯化锑溶液，比较供试品和对照品溶液所显蓝色斑点位置，即可鉴别。

②讨论：本法为 BP（2009）鉴别浓缩合成品维生素 A（油剂）各种酯类的方法。采用硅胶为吸附剂，环己烷 – 乙醚（80 : 20）为流动相，分别取供试品与对照品（不同维生素 A 酯类）环己烷溶液以的三氯甲烷溶液（约 5U/μL）各

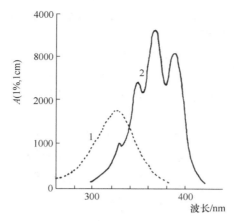

图 6 - 1 维生素 A 和去水维生素 A 的紫外吸收光谱

1—维生素 A 2—去水维生素 A

2μL，点于薄层板上，立即展开。取出薄层板置空气中挥干，喷以三氯化锑溶液，比较供试品与对照品溶液所显蓝色斑点位置，即可鉴别。

3. 维生素 A 的杂质检查

（1）酸值 维生素 A 在制备和贮藏过程中，酯化不完全或水解，均可生成游离醋酸。酸值大，不利于维生素 A 的稳定，故应控制酸值。

检查方法：取乙醇与乙醚各 15mL，置锥形瓶中，加酚酞指示液 5 滴，滴加氢氧化钠滴定液（0.1mol/L）至微显粉红色，再加本品 2.0g，振摇使完全溶解，用氢氧化钠滴定液（0.1mol/L）滴定，酸值不得过 2.0。

（2）过氧化值 维生素 A 结构中含共轭双键，易被氧化生成过氧化物，故应控制此类杂质。该杂质在酸性溶液中可将碘化钾氧化为碘，可用淀粉作指示剂，用硫代硫酸钠滴定液滴定测得。

检查方法：取本品 1.0g，加冰醋酸－氯仿（6∶4）30mL，振摇使溶解，加碘化钾的饱和溶液 1mL，振摇 1min，加水 100mL 与淀粉指示剂 1mL，用硫代硫酸钠滴定液（0.1mol/L）滴定至紫蓝色消失，并将滴定的结果用空白试验校正。消耗硫代硫酸钠滴定液不得过 1.5mL。

4. 维生素 A 的含量测定

目前，各国药典均收载紫外分光光度法作为维生素 A 法定的含量测定方法，替代了反应专属性差、呈色不稳定的三氯化锑比色法。下面重点介绍《中国药典》(2010 年版) 收载的紫外分光光度法，并简要介绍三氯化锑比色法。

（1）紫外分光光度法（三点校正法） 由于在维生素 A 的分子中具有共轭多烯的结构，所以具有特征的紫外吸收。可以用紫外分光光度法测定维生素 A 的含量。但维生素 A 原料中有很多结构相似的相关物质（即杂质），这些相关物质在维生素 A 的最大吸收波长附近也有吸收（相关物质产生的吸收称为不相关吸收），这些吸收干扰维生素 A 的测定。为了消除不相关吸收的影响，《中国药典》采用三点校正法测定维生素 A 的含量。

①测定原理：本法是在三个波长处测得吸光度，根据校正公式计算吸光度 A 校正值后，再计算含量，故本法称为三点校正法。该原理主要基于如下几条。

a. 杂质的不相关吸收在 310～340nm 波长范围内几乎呈一条直线，且随波长的增长吸光度下降。

b. 物质对光吸收呈加和性的原理。即在某一样品的吸收曲线上，各波长处的吸光度是维生素 A 与杂质吸光度的代数和，因而吸收曲线也是两者吸收的叠加。

②波长选择：三点波长选择的原则为一点选择在维生素 A 的最大吸收波长处（λ_1）；其他两点选择在 λ_1 的两侧各选一点（λ_2 和 λ_3）。

a. 第一法（等波长差法）：使 $\lambda_3 - \lambda_1 = \lambda_1 - \lambda_2$。《中国药典》规定，测定维生素 A 醋酸酯时，$\lambda_1 = 328nm$，$\lambda_2 = 316nm$，$\lambda_3 = 340nm$，$\Delta\lambda = 12nm$。

b. 第二法（等吸收比）法：$A_{\lambda_2} = A_{\lambda_3} = 6/7\ A_{\lambda_1}$。《中国药典》规定，测定维生素 A 醇时，$\lambda_1 = 325nm$，$\lambda_2 = 310nm$，$\lambda_3 = 334nm$，

③测定及计算方法：《中国药典》（2010 年版）二部附录维生素 A 测定法项下收载有"第一法"和"第二法"两种方法。合成的维生素 A 和天然鱼肝油中的维生素 A 均为酯式维生素 A，如供试品中干扰测定的杂质较少，能符合下列第一法测定的规定时，可用溶剂溶解供试品后直接测定，否则应按第二法进行，经皂化提取除去干扰后测定。

a. 第一法：（直接测定法，适用于纯度高的维生素 A 醋酸酯）。

测定方法：取维生素 A 醋酸酯适量，精密称定，加环己烷制成每 1mL 中含 9～15U 的溶液。然后在 300nm、316nm、328nm、340nm 和 360nm 五个波长下测定吸光度。确定最大吸收波长（应为 328nm）。计算各吸光度与波长 328 nm 处吸光度的比值。

选择吸光度：如果最大吸收波长在 326～329nm 之间，计算吸光度比值 A_i/A_{328}，并分别与《中国药典》规定的吸光度比值相减，即得到 5 个差值。判断每个差值是否超过规定值的 ±0.02，见表 6-1。

表 6-1 《中国药典》规定的吸光度比值

波长/nm	测得吸光度	吸光度比值		差值（计算－规定）
		计算值	药典规定值	（规定 ±0.02）
300	A_0	A_0/A_2	0.555	
316	A_1	A_0/A_2	0.907	
328	A_2	A_0/A_2	1.000	
340	A_3	A_0/A_2	0.811	
360	A_4	A_0/A_2	0.299	

判断法：

ⅰ．如果最大吸收波长在 326 ~ 329nm，且所测得的各波长吸光度比值不超过表 6 - 1 中规定值的 ± 0.02，可直接用 328nm 波长处测得的吸光度 A_{328} 计算 $E_{1cm}^{1\%}$。

ⅱ．如果最大吸收波长在 326 ~ 329nm，但所测得的各波长吸光度比值如有一个或几个超过表 6 - 1 中规定值的 ± 0.02，应按下式求出校正后的吸光度，然后再计算含量：

$$A_{328(校正)} = 3.52 \times （2 A_{328} - A_{316} - A_{340}）$$

如果 $\dfrac{A_{328(校正)} - A_{328}}{A_{328}} \times 100\%$ 所得的数值在 ± 3.0%，则仍不用校正公式计算吸光度，而直接用 A_{328} 代入 $E_{1cm}^{1\%} = A/（cL）$ 式中求出 $E_{1cm}^{1\%}$。

如果 $\dfrac{A_{328(校正)} - A_{328}}{A_{328}} \times 100\%$ 所得的数值在 - 15% ~ - 3%，则需用校正公式计算吸光度，即用 $A_{328(校正)}$ 代入 $E_{1cm}^{1\%} = A/（cL）$ 式中求出 $E_{1cm}^{1\%}$。

如果 $\dfrac{A_{328(校正)} - A_{328}}{A_{328}} \times 100\%$ 所得的数值小于 - 15% 或大于 - 3%，则不能用本法测定。而应采用第二法（皂化法）测定含量。

ⅲ．如果最大吸收波长不在 326 ~ 329nm，也不能用本法测定。同样采用第二法（皂化法）测定含量。

计算维生素 A 的效价：由 $E_{1cm}^{1\%}$ 计算维生素 A 的效价（U/g）。公式如下：

$$每克供试品含维生素 A 的效价（U/g）_{(供试品)} = E_{1cm（供试品）}^{1\%} \times 1900$$

式中　1900——维生素 A 醋酸酯在环己烷溶液中测定的换算因子

计算维生素 A 醋酸酯占标示量的含量：由前一步骤求得的效价计算维生素 A 醋酸酯的标示量含量（标示量）。公式如下：

$$标示量 = \frac{A \times D \times 1900 \times m_1}{m \times 100 \times L \times 标示量} \times 100\%$$

式中　A——直接测得的 A_{328} 或校正后的 $A_{328(校正)}$

　　　D——供试品的稀释倍数

　　　m_1——胶丸的平均内容物装量

　　　m——称取的内容物质量（即供试品取用量）

　　　L——比色皿厚度，cm

标示量为处方中规定的每粒胶丸中含有维生素 A 醋酸酯的国际单位数。

b．第二法（皂化法，适用于维生素 A 醇）

测定方法：精密称取供试品适量（约相当于维生素 A 总量 500U 以上，质量不多于 2g），置皂化瓶中，加乙醇 30mL 与 50%（质量分数）氢氧化钾溶液 3mL，置水浴中煮沸回流 30min，冷却后，自冷凝管顶端加水 10mL 冲洗冷凝管内部管壁，将皂化液移至分液漏斗中（分液漏斗活塞涂以甘油淀粉润滑剂），皂化瓶用水 60～100mL 分数次洗涤，洗液并入分液漏斗中，用不含过氧化物的乙醚振摇提取 4 次，每次振摇约 5min，第一次 60mL，以后各次 40mL，合并乙醚液，用水洗涤数次，每次约 100mL，洗涤应缓缓旋动，避免乳化，直至水层遇酚酞指示液不再显红色，乙醚液用铺有脱脂棉与无水硫酸钠的滤器滤过，滤器用乙醚洗涤，洗液与乙醚液合并，放入 250mL 量瓶中，用乙醚稀释至刻度，摇匀；精密量取适量，置蒸发皿内，在水浴上低温蒸发至 5mL 后，置减压干燥器中，抽干，迅速加异丙醇溶解并定量稀释制成每毫升含维生素 A 9～15U，照紫外 - 可见分光光度法，在 300nm、310nm、325nm 与 334nm 四个波长处测定吸光度，并测定吸收峰的波长。

选择吸光度：

ⅰ．如果最大吸收波长在 323～327nm，而且 A_{300}/A_{325} 的比值不大于 0.73，应按下式求出校正后的吸光度，然后再计算含量。

$$A_{325（校正）} = 6.815 A_{325} - 2.555 A_{310} - 4.260 A_{334}$$

如果 $\dfrac{A_{325（校正）} - A_{325}}{A_{325}} \times 100\%$ 所得的数值在 ±3.0%，则仍不用校正公式计算吸光度，而直接用 A_{325} 代入 $E_{1cm}^{1\%} = A/（cL）$ 式中求出 $E_{1cm}^{1\%}$。

如果 $\dfrac{A_{325（校正）} - A_{325}}{A_{325}} \times 100\%$ 所得的数值超过 ±3.0%，则需用校正公式计算吸光度，即用 $A_{325（校正）}$ 代入 $E_{1cm}^{1\%} = A/（cL）$ 式中求出 $E_{1cm}^{1\%}$。

ⅱ．如果最大吸收波长不在 323～327nm 或 A_{300}/A_{325} 的比值大于 0.73 时，说明供试品中杂质含量过高，则需经处理后过色谱柱，分离、纯化，再行测定。

计算维生素 A 的效价：由 $E_{1cm}^{1\%}$ 计算维生素 A 的效价（U/g），公式如下：

$$每克供试品含维生素 A 的效价（U/g）_{（供试品）} = E_{1cm（供试品）}^{1\%} \times 1830$$

式中　1830——换算因子

计算维生素 A 醇占标示量的百分含量：由前一步骤求得的效价计算维生素 A 醇的标示量含量（标示量）。公式如下：

$$标示量 = \frac{A \times D \times 1830 \times m_1}{m \times 100 \times L \times 标示量} \times 100\%$$

式中　A——直接测得的 A_{325} 或校正后的 $A_{325（校正）}$

D、m、m_1、L——与第一法计算式中的含义相同

④注意事项

a．采用三点法校正时，除其中一点是在吸收峰波长处测定外，其他两点分别在吸收峰两侧的波长处进行测定。因此仪器波长若不够准确时，会有较大误差，故在测定前，应校正仪器波长。测定应在半暗室中尽快进行。

b．《中国药典》（2010 年版）收载的维生素 A、维生素 A 胶丸、维生素 AD 胶丸和维生素 AD 滴剂均采用本法测定含量。

⑤应用示例：维生素 AD 胶丸中维生素 A 的测定方法如下。

a. 方法：精密称取维生素 AD 胶丸装量差异下的内容物 0.1287g（每丸内容物的平均装量 0.07985g，标示量每丸含维生素 A 10000U），置 10mL 烧杯中，加环己烷溶解并定量转移至 50mL 量瓶中，用环己烷稀释至刻度，摇匀；精密量取 2mL，置另一 50mL 量瓶中，用环己烷稀释至刻度，摇匀。以环己烷为空白，测得最大吸收波长为 328nm，并分别于 300nm、316nm、328nm、340nm 和 360nm 波长处测得吸光度见表 6-2，计算胶丸中维生素 A 占标示量的含量。

表 6-2　　　　　　　　　　胶丸中维生素 A 占标示量的含量

波长/nm	300	316	328	340	360
测得吸光度（A）	0.374	0.592	0.663	0.553	0.228

b. 计算

i. 计算各波长处的吸光度与 328nm 波长处的吸光度比值，并与规定比值比较（表 6-3）。

表 6-3　　　　　不同波长处吸光度比值、规定比值及比值之差

波长/nm	300	316	328	340	360
吸光度比值（A_i/A_{328}）	0.564	0.893	1.000	0.834	0.344
规定比值	0.555	0.907	1.000	0.811	0.299
比值之差	+0.009	-0.014	0	+0.023	+0.045

其中，比值 A_i/A_{328} 与规定比值之差为 +0.045，超过规定的 ±0.02 限度，故需计算校正吸光度。

ii. 计算校正吸光度，并与实测值比较。

$$A_{328(校正)} = 3.52 \times (2A_{328} - A_{316} - A_{340})$$
$$= 3.52 \times (2 \times 0.663 - 0.592 - 0.553) = 0.637$$

$$\frac{A_{328(校正)} - A_{328(实测)}}{A_{328(实测)}} \times 100\% = \frac{0.637 - 0.663}{0.663} \times 100\% = -3.92\%$$

因校正吸光度与实测值之差已超过实测值的 -3.0%，故应以 $A_{328(校正)}$ 计算含量。

iii. 计算供试品的吸收系数 $E_{1cm}^{1\%}$（328nm）值。

$$E_{1cm}^{1\%}（328nm）= \frac{A_{328(校正)}}{100ms/D} = \frac{0.637}{100 \times 0.1287/1250} = 61.87$$

式中　$A_{328(校正)}$——经校正的在 328nm 波长处测得的吸光度

m_S——取样量

D——稀释体积

iv. 计算供试品中维生素 A 的效价（U/g）及占标示量的含量。

$$供试品中维生素 A 效价 = E_{1cm}^{1\%}（328nm）\times 1900$$
$$= 61.87 \times 1900 = 117553（U/g）$$

$$标示量 = \frac{维生素 A 效价（U/g）\times 每丸内容物平均装量（g/丸）}{标示量（U/丸）} \times 100\%$$

$$= \frac{117553 \times 0.07985}{10000} \times 100\% = 93.87\%$$

（2）三氯化锑比色法

①原理：维生素 A 与三氯化锑的无水氯仿溶液作用，产生不稳定的蓝色，在 618～620nm 波长处有最大吸收，符合比尔定律。

②方法：取维生素 A 对照品，制成系列浓度的氯仿溶液，加入一定量的三氯化锑氯仿溶液，在 5～10s 内，于 620nm 波长处测定吸光度，绘制标准曲线。按同法测定供试品溶液的吸光度，根据标准曲线计算含量。

③注意事项

a. 本法产生的蓝色不稳定，要求操作迅速，一般规定加入三氯化锑后应在 5～10s 内测定。

b. 反应介质需无水，否则三氯化锑可水解产生 SbOCl 而使溶液浑浊，影响比色。

c. 温度对呈色强度的影响很大，样品测定时的温度与绘制标准曲线时的温度相差应在 ±1℃ 以内。否则，需重新绘制标准曲线。

d. 三氯化锑比色并非维生素 A 的专属性反应，在相同条件下，某些有关物质均与三氯化锑显蓝色，干扰测定，常使测定结果偏高。

e. 三氯化锑试剂有强的腐蚀性，易损坏皮肤和仪器，使用时应严加注意。

三、维生素 C 注射液的含量测定

（一）技术目标

（1）掌握碘量法测定维生素 C 注射液含量的原理及操作，并能进行有关计算。

（2）了解排除注射液中常用附加剂干扰的操作。

（二）实验原理

维生素 C 分子中含有二烯醇基，具有极强的还原性，在醋酸酸性条件下，可被碘定量氧化。根据消耗碘滴定液的体积，即可计算维生素 C 的含量。

维生素 C 注射液中加入抗氧化剂亚硫酸氢钠，亚硫酸氢钠会干扰碘量法测定，可加入掩蔽剂丙酮或甲醛与亚硫酸氢钠反应生成无还原性的加成产物，以消除干扰。

（三）试剂和器材

1. 试剂

维生素 C 注射液，丙酮，醋酸，可溶性淀粉，碘。

2. 器材

移液管，量筒，具塞锥形瓶，碱式滴定管。

（四）操作步骤

精密量取本品适量（约相当于维生素 C 0.2g），加水 15mL 与丙酮 2mL，摇匀，放置 5min，加稀醋酸 4mL 与淀粉指示液 1mL，立即用碘滴定液（0.05mol/L）滴定，至溶液显蓝色在 30s 内不退，即得。每 1mL 的碘滴定液（0.05mol/L）相当于 8.806mg 的 $C_6H_8O_6$。《中国药典》规定本品含维生素 C（$C_6H_8O_6$）应为标示量的 90.0% ~ 110.0%。

（五）注意事项

（1）测定中加入稀醋酸，是因为在酸性介质中，维生素 C 受空气中氧的氧化速度减慢。但供试品溶于稀醋酸后仍应立即进行滴定。

（2）测定中加入重新煮沸冷却的水，是为了减少水中溶解氧对测定的影响。

（3）测定中加入丙酮，是为了消除注射液中抗氧化剂亚硫酸氢钠的干扰。

四、维生素 AD 胶丸中维生素 A 的效价测定

（一）技术目标

（1）掌握 UV 三点校正法的实验原理。

（2）掌握维生素 A 效价测定的方法。

（二）实验原理

本法是在三个波长处测得吸光度，根据校正公式计算吸光度 A 校正值后，再计算含量，故本法称为"三点校正法"。该原理主要基于如下两点。

（1）杂质的无关吸收在 310 ~ 340nm 波长范围内几乎呈一条直线，且随波长的增加吸光度下降。

（2）物质对光的吸收呈加和性。即在某一样品的吸收曲线上，各波长处的吸光度是维生素 A 与杂质吸光度的代数和，因而吸收曲线也是两者的叠加。

（三）试剂和器材

1. 试剂

维生素 A 胶丸（规格 2.5 万单位/粒），环己烷，乙醚。

2. 器材

紫外 - 可见分光光度计，分析天平，石英比色皿，25mL 容量瓶若干，移液管，注射器，刀片，烧杯。

（四）操作步骤

1. 胶丸内容物平均质量的测定

取胶丸 20 粒，精密称定，用注射器将内容物抽出，再用刀片切开丸壳，用乙醚逐个洗涤丸壳三次，置 50mL 烧杯中，再用乙醚浸洗 1 ~ 2 次，置通风处，使乙醚挥散，精密称定，得总壳重，算出每丸内容物的平均质量。

2．供试品溶液的制备与测定

（1）第一法

方法：精密称取一粒维生素 AD 胶丸内容物，用环己烷溶解并定量稀释成 25mL。取 0.8mL 再用环己烷稀释至 25mL，即制成每 1mL 中含 9～15U 的溶液。按照分光光度法，分别在 300nm、316nm、328nm、340nm、360nm 五个波长下测定吸光度。计算各吸光度与波长 328 nm 处吸光度的比值和波长 328 nm 处的百分吸收系数 $E_{1cm}^{1\%}$ 值。

① 求 $E_{1cm}^{1\%}$：由 $A = E_{1cm}^{1\%} cL$，求得 $E_{1cm}^{1\%} = A/（cL）$。

② 求效价（U/g）：效价是指每克供试品中所含维生素 A 的国际单位数（U/g），即

$$U/g = \times 1900$$

式中　1900——维生素 A 醋酸酯在环己烷溶液中测定时的效价换算因子

由来：维生素 A 的含量用生物效价即国际单位（U/g）来表示。维生素 A 的国际单位规定如下：

$$1\ U = 0.344\mu g\ 维生素 A 醋酸酯$$
$$1\ U = 0.300\mu g\ 维生素 A 醇$$

因此，每 1g 维生素 A 醋酸酯相当的国际单位数为：

$$1 \times 10^6 /（0.344\mu g/U）= 2.907 \times 10^6 U$$

每 1g 维生素 A 醇相当的国际单位数为：

$$1 \times 10^6 /（0.300\mu g/U）= 3.33 \times 10^6 U$$

因为：　　　　　　　换算因子 =（U/g）/ $E_{1cm}^{1\%}$

所以：　　换算因子（维生素 A 醋酸酯）= $2.907 \times 10^6 /1530 = 1900$

　　　　　换算因子（维生素 A 醇）= $3.33 \times 10^6 /1820 = 183$。

③ 求维生素 A 占标示量的含量：

$$标示量\% =（E_{1cm}^{1\%} \times 1900 \times m）/标示量 \times 100\%$$
$$=（AD \times 1900 \times m_1）/（m \times 100 \times L \times 标示量）\times 100\%$$

式中　A——直接测得的 A_{328} 或 A_{328}（校正）

　　　D——供试品的稀释倍数

1900——维生素 A 醋酸酯在环己烷溶剂中测定时的换算因子

　　m_1——胶丸的平均内容物质量

　　m——称取的内容物质量（即供试品取用量）

　　L——比色池厚度，cm

标示量——制剂规格（瓶签上注明的每粒胶丸含有的维生素 A 醋酸酯的国际单位数）

④ A 值的选择：首先计算吸光度比值（即 A_i/A_{328}）。

a. 如果最大吸收波长在 326～329nm，并分别计算 5 个波长下的差值，均不得超过 ±0.02 时，则不用校正公式计算吸光度，而直接用 328nm 处测得的吸光

度 A_{328} 求得 $E_{1cm}^{1\%}$。

b. 如果最大吸收波长在 326~329nm，并分别计算 5 个波长下的差值，如有一个或几个超过 ±0.02，这时应按以下方法判断：

第一法校正公式：$A_{328(校正)} = 3.52 \times (2A_{328} - A_{316} - A_{340})$

再按下式计算校正吸光度与实测吸光度的差值对实测吸光度的百分率（d）：

$$d = [A_{328(校正)} - A_{328(测)}] / A_{328(测)} \times 100\%$$

若 $A_{328(校正)}$ 与 A_{328} 相差不超过 ±3.0%，则不用校正吸光度，仍以未经校正的 A_{328} 求得 $E_{1cm}^{1\%}$。

若 $A_{328(校正)}$ 与 A_{328} 相差在 −15%~−3%，则以 $A_{328(校正)}$ 求得 $E_{1cm}^{1\%}$。

若 $A_{328(校正)}$ 与 A_{328} 相差小于 −15% 或大于 +3%，则不能用本法测定，而应用第二法（皂化法）测定含量（本次试验不做）。

c. 如果最大吸收波长不在 326~329nm，也不能用本法测定，而应用第二法（皂化法）测定含量（本次试验不做）。

（2）第二法（皂化法）

方法：精密称取供试品适量（约相当于维生素 A 总量 500U 以上，质量不多于 2g），置皂化瓶中，加乙醇 30mL 与 50%（质量分数）氢氧化钾溶液 3mL，依法皂化后，用不含过氧化物的乙醚提取并定量稀释成每 1mL 中含维生素 A 为 9~15U 的溶液，在 300nm、310nm、325nm、334nm 波长处测定吸光度，并确定最大吸收波长（应为 325nm）。

计算：计算同第一法，换算因子为 1830。

第二法校正公式：$A_{325(校正)} = 6.815A_{325} - 2.555A_{310} - 4.260A_{334}$

（五）结果处理

（1）计算各波长处吸光度与 328nm 处吸光度比值。

λ/nm	300	316	328	340	360
吸光度比值（A_i / A_{328}）					

（2）计算校正吸光度，并与实测值比较，即求 d。

（3）求 $E_{1cm(供试品)}^{1\%}$。

（4）求效价 U/$g_{(供试品)}$。

（5）求标示量的含量。

（六）注意事项

（1）在含量测定时胶壳要尽量洗干净，避免内容物残留，使粒重尽量准确。

（2）由于所取的样品量非常小，所以用于收集样品的小烧杯一定要用溶剂洗涤多次并合并入容量瓶中，容量瓶口也要冲洗使样品全部转入。

（3）在测定不同波长下的吸光度时每一次都要用空白液进行调零。

任务二　辅酶类药物的检测

一、辅酶 A 的检测

辅酶 A（CoA）是类似二核苷酸的化合物，它是酰基转移酶的辅酶，在生物体内以还原型（活化型）与氧化型（非活化型）并存，并可在生理条件下相互转化。在体外微碱性条件下，还原型在空气中迅速被氧化而成氧化型，而氧化型又可被巯基化合物等还原物质还原成还原型。辅酶 A 对糖、脂肪及蛋白质的代谢起重要作用，其中对脂肪代谢的促进作用尤为重要，可用于防治冠状动脉粥样硬化及肝炎的治疗。

1. 质量检查

本品为白色或微黄色粉末，因分子结构中有硫醇基，故有类似蒜的臭气，有引湿性。在水或生理盐水中易溶，在乙醇、乙醚或丙酮中不溶。

（1）鉴别　本品的结构中含有腺嘌呤，有紫外吸收，可照分光光度法测定。

取本品，加水制成每毫升含辅酶 A 约 10U 的溶液，在 258nm 波长处有最大吸收，在 230nm 波长处有最小吸收。

（2）检查

①均一性：取本品适量，加 0.1% 1，4 – 二硫代苏糖醇制成每毫升含 2mg 的溶液，照纸色谱法试验，吸取上述溶液 10μL 点于色谱滤纸上，照上行法，以异丁酸 – 浓氨溶液 – 水 – 15.4% 1，4 – 二硫代苏糖醇（66：1：33：0.1）为展开剂，避光展开，晾干，置紫外光灯（254nm）下检视，应显一个斑点，R_f 值约为 0.55。

②干燥失重：取本品 0.2g，置五氧化二磷干燥器中，减压干燥至恒重，减失质量不得超过 5.0%。

③热原：取本品，加注射用水溶解制成每毫升含 5U 辅酶 A 的溶液，按《中国药典》检查，剂量按家兔体重每千克注射 1mL，应符合规定。

2. 效价测定

本品采用磷酸转乙酰化酶紫外分光光度法测定辅酶 A，其原理为：在 PTA 催化下，乙酰磷酸盐与还原型辅酶 A（Co – SH）之间乙酰基可逆地转移，形成乙酰辅酶 A 和磷酸。

$$CoA - SH + CH_3CO - OPO_3H_2 \xrightarrow{PTA} CoA - S - COCH_3 + H_3PO_4$$

在反应中乙酰磷酸盐是过量的，CoA – SH 量的多少决定了乙酰辅酶 A 的量，基于乙酰辅酶 A 在 233nm 处的吸光度比 CoA – SH 强得多，其微摩尔吸收系数之差 $\Delta E_{233nm} = 4.44 \text{cm}^2/\mu\text{moL}$，可直接计算出 CoA 的效价。测定方法如下：

（1）供试品溶液的制备　精密称取辅酶 A 适量，加水制成每 1mL 约含 1mg 的溶液。

（2）测定法　取三羟甲基氨基甲烷缓冲液（pH7.6）〔取三羟甲基氨基甲烷 12.1g，加水 500mL 使溶解，用 1mol/L 盐酸溶液（约 70mL）调节 pH 至 7.6，加水稀释至 1000mL〕3.0mL，置 1cm 比色皿中，加入乙酰磷酸二锂盐溶液（取乙酰磷酸二锂盐 91.2mg，加水溶解并稀释至 6.0mL，必要时滤过）0.1mL，再精密加入供试品溶液 0.1mL，混匀，照分光光度法〔《中国药典》（2010 年版）〕，在 233nm 波长处测定吸光度为 A_0，用微量注射器加入磷酸转乙酰化酶溶液 ｛取磷酸转乙酰化酶适量，用三羟甲基氨基甲烷缓冲液（pH8.0）〔取三羟甲基氨基甲烷 12.1g，加水 500mL 使溶解，用 1mol/L 盐酸溶液（约 70mL）调节 pH 至 8.0，加水稀释至 1000mL〕制成每 1mL 含 30～40U 的溶液，必要时离心，分取上清液。临用时配制｝0.01mL，混匀，在 3～5min 内测定最高的吸光度为 A_1；再加入磷酸转乙酰化酶溶液 0.01mL，混匀，测定吸光度为 A_2，以三羟甲基氨基甲烷缓冲液（pH7.6）3.0mL、乙酰磷酸二锂盐溶液 0.1mL 及供试品溶液 0.1mL，置 1cm 比色皿中，混匀后，作为空白。按下式计算：

$$\Delta A = 2A_1 - A_0 - A_2$$

$$每毫升含辅酶 A 的单位数 = \Delta A \times 5.55 \times 413$$

按干燥品计算，CoA 原料药为每毫克效价不得小于 170U。

二、辅酶 Q_{10} 的检测

辅酶 Q_{10}（CoQ_{10}）是生物体内广泛存在的脂溶性醌类化合物。不同来源的辅酶 Q 其侧链异戊烯单位的数目不同，人类和哺乳动物是 10 个异戊烯单位，故称辅酶 Q_{10}。辅酶 Q 在体内呼吸链中质子移位及电子传递中起重要作用，它是细胞呼吸和细胞代谢的激活剂，也是重要的抗氧化剂和非特异性免疫增强剂。临床上主要用于亚急性肝炎、恶性肿瘤、心脏病、高血压等多种疾病的治疗。本品的毒副反应主要有厌食、恶心、手脚发冷和心悸。

1. 质量检查

本品为黄色或橙黄色结晶性粉末；无臭无味，遇光易分解。本品在氯仿、苯、丙酮、乙醚或石油醚中溶解，在乙醇中微溶解，在水中不溶。该品的熔点为 48～52℃。

（1）鉴别

①取含量测定项下的供试品溶液，加硼氢化钠 50mg，摇匀，溶液黄色消失。

②在含量测定项下记录的色谱图中，供试品溶液主峰的保留时间应与辅酶 Q_{10} 对照品主峰的保留时间一致。

③本品的红外光吸收图谱应与辅酶 Q_{10} 对照品的图谱一致。

（2）检查

①有关物质：避光操作。精密量取含量测定项下的供试品溶液 1.0mL，置

100mL 量瓶中，加无水乙醇稀释至刻度，作为对照溶液。取对照溶液 20μL 注入液相色谱仪，照含量测定项下的色谱条件，调节检测灵敏度，使主成分峰高为满量程的 25%。再精密量取上述供试品溶液 20μL，注入液相色谱仪，记录色谱图至主峰保留时间的 2 倍。各杂质峰面积的和不得大于对照溶液的主峰面积。

②水分：取该品，照水分测定法［《中国药典》（2010 年版）］测定，含水分不得过 0.2%。

③炽灼残渣：取该品 1.0g，依法检查［《中国药典》（2010 年版）］，遗留残渣不得过 0.1%。

④重金属：炽灼残渣项下遗留的残渣，依法检查［《中国药典》（2010 年版）］，含重金属不得过百万分之二十。

2. 含量测定

照高效液相色谱法［《中国药典》（2010 年版）］测定。避光操作。

（1）色谱条件与系统适用性试验　用十八烷基硅烷键合硅胶为填充剂；以甲醇 – 无水乙醇（1:1）为流动相；柱温 35℃；检测波长为 275nm。理论板数按辅酶 Q_{10} 峰计算应不小于 3000。

（2）测定法　取本品 20mg，精密称定，加无水乙醇约 40mL，在 50℃水浴中振摇溶解，放冷后，移至 100mL 量瓶中，加无水乙醇至刻度，摇匀，作为供试品溶液。精密量取供试品溶液 20μL 注入液相色谱仪，记录色谱图；另取经五氧化二磷干燥至恒重的辅酶 Q_{10} 对照品适量，同法测定。按外标法以峰面积计算。

项目七　糖类、脂类和核酸类药物的检测

本项目主要介绍糖类、脂类、核酸类药物的结构、理化性质和质量分析等有关知识，使学生掌握此类药物的分析方法，为学生从事此类药物检测方面的工作奠定职业基础。

任务一　糖类药物的检测

狭义的糖类药物是指含糖结构的药物，而广义的糖类药物是指以糖类为基础的药物，即可以通过与糖类或糖类相关的结合蛋白和酶类的相互作用，从而影响一些生理和病理过程的药物，即以糖为作用靶点的药物。

糖类药物包括单糖、低聚糖和多糖。单糖是指不能被水解成更小分子的糖类，常见的有葡萄糖、果糖、半乳糖、甘露糖等。低聚糖又称寡糖，通常通过糖苷键将 2~4 个单糖连接而成小聚体，水解时生成几个单糖（2~10 个），如二糖（蔗糖、麦芽糖、乳糖等）。由糖苷键结合的糖链，超过 10 个以上的单糖组成的聚合糖称为多糖。其中由一种单糖或其衍生物构成的多糖称为同多糖，如淀粉、纤维素、糖原等；由一种以上单糖或其衍生物构成的多糖称为杂多糖，如果胶、透明质酸等。

多糖广泛存在于高等植物、动物、微生物、地衣和海藻中，如植物种子、茎和叶组织、动物黏液、昆虫及甲壳动物的壳真菌、细菌的胞内胞外等。多糖在抗肿瘤、抗炎、抗病毒、降血糖、抗衰老、抗凝血、免疫促进等方面发挥着生物活性作用。具有免疫活性的多糖及其衍生物常常还具有其他的活性，如硫酸化多糖具有抗 HIV 活性及抗凝血活性，羧甲基化多糖具有抗肿瘤活性。

一、单糖、双糖类药物分析

（一）基本性质

葡萄糖属于单糖，是人体能量的主要来源之一。乳糖、蔗糖属于双糖，常被用作药物制剂的赋形剂或矫味剂。

单糖分子中都含有羰基，具有还原性。单糖在水溶液中主要呈半缩醛的环状结构。单、双糖均为无色结晶或白色结晶性的松散粉末或颗粒性粉末，易溶于水，微溶于乙醇，不溶于氯仿、乙醚等有机溶剂。单、双糖分子中有不对称碳原子，均具有一定的比旋度。

（二）鉴别试验

1. 灼烧试验

糖类用直火加热，先熔融膨胀，后燃烧并发生焦糖臭，遗留多量的碳。可用于蔗糖的鉴别。

2. Fehling 反应

单糖或含有半缩醛基的双糖分子结构中，均有醛基或酮基，都具有还原性。Fehling 反应是在碱性酒石酸铜试液（Fehling 试液）中，糖将铜离子还原，生成红色的氧化亚铜沉淀。这种颜色反应是 Fehling 反应的基础，可用于对还原糖的定量，也用于测定血糖和糖尿病患者的尿糖。

（1）葡萄糖的鉴别　取本品约 0.2g，加水 20mL 溶解后，缓慢滴入温热的碱性酒石酸铜试液中，即生成氧化亚铜的红色沉淀。无水葡萄糖、葡萄糖注射液、葡萄糖氯化钠注射液和莪术油葡萄糖等均可用 Fehling 反应进行鉴别。

（2）蔗糖的鉴别　取本品适量，加 0.05mol/L 硫酸溶液煮沸，用 0.1mol/L 氢氧化钠溶液中和，再加碱性酒石酸铜试液，加热，生成氧化亚铜的红色沉淀。

（三）葡萄糖和乳糖的杂质检查

1. 葡萄糖的一般检查项目

按《中国药典》规定的检查项目进行。

（1）酸度、氯化物和硫酸盐　酸度检查方法：取本品 2.0g，加水 20mL 溶解后，加酚酞指示液 3 滴与 0.02mol/L 氢氧化钠溶液 0.20mL，应显粉红色。

（2）溶液的澄清度与颜色　取本品 5g，加热水溶解后，放冷，用水稀释至 10mL，溶液应澄清无色。如显浑浊，与 1 号浊度标准液比较，不得更浓；如显色，与对照液（取比色用氯化钴液 3mL、比色用重铬酸钾液 3mL 与比色用硫酸铜液 6mL，加水稀释至 50mL）1.0mL，加水稀释至 10mL 比较，不得更深。

（3）乙醇溶液的澄清度　如淀粉水解不完全，葡萄糖中就会有淀粉、糊精等杂质。糊精不溶于乙醇。取葡萄糖 1.0g，溶于 90% 乙醇 30mL 中，置水浴上加热回流约 10min 后，溶液应澄清。

（4）亚硫酸盐与可溶性淀粉　亚硫酸盐可能是在硫酸水解淀粉制备葡萄糖的过程中，因部分硫酸被还原生成的；也可能是用亚硫酸盐作防腐剂而遗留下来的。为了控制亚硫酸盐和可溶性淀粉的限量，取本品 1.0g，加水 10mL 溶解后，加碘试液 1 滴，即应显黄色。如有亚硫酸盐存在，则退色；如有可溶性淀粉，则呈蓝色。

（5）其他　对一般杂质，如干燥失重、炽灼残渣、铁盐、重金属和砷盐等，均应控制其限量。

2. 葡萄糖注射液中 5 - 羟基糠醛的测定（紫外分光光度法）

葡萄糖水溶液在高温加热灭菌时，葡萄糖易分解产生 5 - 羟基糠醛，其增加量与灭菌温度和时间成正比。

方法：精密量取葡萄糖注射液适量（约相当于葡萄糖 0.1g），置 100mL 量瓶中，加水稀释至刻度，摇匀，置于 1cm 吸收池中，在 284nm 处测定，吸光度不得大于 0.32。

3. 乳糖的杂质检查

乳糖主要由动物乳汁中提取制得，如处理不当，蛋白质可能包在糖块中不易除去。利用蛋白质类杂质遇硝酸汞试液产生的白色絮状沉淀，进行特殊杂质"蛋白质"的检查。

方法：取本品 5.0g，加热水 25mL 溶解后，放冷，加硝酸汞试液 0.5mL，5min 内不得生成絮状沉淀。

（四）含量测定

1. 原料药的含量测定

葡萄糖、乳糖和蔗糖不规定含量测定，因其分子结构中含有若干个手性碳原子，具有旋光性，其比旋度反映出这些药物的纯度。因此《中国药典》中对这些糖类不做专项含量测定，而是规定比旋度的范围，见表 7 – 1。

表 7 – 1　　　　　　　　　　　药用糖的比旋度范围

药物名称	无水葡萄糖	葡萄糖	乳糖	蔗糖
比旋度	$+52.6° \sim +53.2°$	$+52.5° \sim +53.0°$	$+52.0° \sim +52.6°$	不得少于 $+66°$

2. 制剂的含量测定

（1）葡萄糖注射液的含量测定　旋光度法。

方法：精密量取本品适量（约相当于葡萄糖 10g），置 100mL 容量瓶中，加氨试液 0.2mL，用水稀释至刻度（10% 或 10% 以下规格的本品可直接取样测定），摇匀，静置 10min，依法测定旋光度，与 1.0426（为计算因子）相乘，即得供试液中含有 $C_6H_{12}O_6 \cdot H_2O$ 的质量。

加入氨试液的作用：由于药用葡萄糖是 D – 葡萄糖，而 D – 葡萄糖有 α 和 β 两种互变异构体，因而药用葡萄糖是它们的混合物。虽说葡萄糖 α 和 β 两种互变异构体的比旋度相差甚远，但它们在水溶液中达到平衡时比旋度却趋于恒定值（$+52.5° \sim +53.0°$），因而仍可用于测定。当进行葡萄糖比旋度测定时，首先使上述反应达到平衡，一般放置至少 6h。加热、加酸或加弱碱可加速平衡。

本法准确、简便，《中国药典》用旋光法测定葡萄糖注射液、葡萄糖氯化钠注射液以及莪术油注射液中葡萄糖含量。

（2）葡萄糖氯化钠注射液含量测定

①葡萄糖：按葡萄糖注射液项下的方法测定。

②氯化钠：硝酸银滴定法。

方法：精密量取本品 20mL，加水 30mL，加 2% 糊精溶液 5mL、2.5% 硼砂溶液 2mL 与荧光黄指示液 5~8 滴，用硝酸银滴定液（0.1mol/L）滴定。每 1mL 滴定液（0.1mol/L）相当于 5.844mg 的氯化钠。

加糊精的作用：加糊精溶液以形成保护胶体，使氯化银沉淀呈胶体状态，则具有较大的表面，有利于对指示剂的吸附，有利于滴定终点的观察。

加硼砂的作用：加硼砂溶液是为了增加 pH，因为本品 pH 过低，如在 3.5

时，则无终点出现。加入 2.5% 硼砂溶液 2mL 后，溶液 pH 为 7，可促使荧光黄电离，以增大荧光黄阴离子的有效浓度，使终点变化敏锐。

二、多糖类药物的结构分析

多糖的分子质量很大，常带负电荷，水溶液具有一定的黏度，能被酸或碱水解成单糖和低聚糖或其他多糖。含糖醛酸和氨基糖基的多糖如肝素、透明质酸等均具有酸性。多糖分子中单糖的组分不同、糖苷键的连接方式和位置不同以及相对分子质量的不同等构成了其不同的生理功能和生物活性，因此多糖类药物的化学结构与生物活性密切相关。

多糖类药物的结构分析主要包括：单糖组成、分子质量、糖苷键连接方法、糖苷键连接位置等的分析。可采用纸色谱法、薄层色谱法、高效液相色谱法、气－质联用技术等对单糖进行分离和鉴定；用凝胶色谱法等其他测定方法可进行多糖相对分子质量及分子质量的分布测定；用红外光谱、核磁共振、化学反应后产物的分析等实验，可帮助确定糖苷键的连接方式及糖苷键的位置。

（一）多糖中单糖的组成分析

多糖经水解后，用纸色谱分析、薄层色谱法分离鉴定以及颜色反应以确定单糖组成，用高效液相色谱法和高碘酸氧化生成甲酸以及比色法定量测定各单糖的组分比。

1. 定性鉴别

多糖在矿酸存在下水解成单糖，单糖在浓酸中加热脱水生成糖醛或其衍生物，它们在 α － 萘酚作用下生成有色物质，可用于糖类的一般鉴别。此外，利用糖分子结构中含有不对称碳原子所具有的旋光性质，在一定条件下，各种糖具有其特有的比旋度，可用来鉴别糖类物质。

如硫酸软骨素为大分子酸性黏多糖类药物，其分子中具有半缩醛基结构，有还原性，与碱性酒石酸铜试液反应，加热，即产生氧化亚铜的红色沉淀，可用于硫酸软骨素的鉴别。

取样品 20mg，加 0.5～1mol/L 硫酸溶液 2mL，充氮除氧封管，在 100℃水解 11h，水解液用碳酸钡中和，离心过滤，滤液进行以下分离鉴定。

（1）纸色谱分离　取滤液（多糖水解液）点滴于滤纸上，同时点滴 D－葡萄糖、D－甘露糖、L－阿拉伯糖、L－鼠李糖、D－木糖、D－半乳糖等单糖对照液，分别用：①正丁醇－丙酮－水（4:5:1）、②乙酸乙酯－吡啶－水（10:4:3）、③正丁醇－冰醋酸－水（3:1:1）、④正丁醇－浓氨水－水（12:10:1）、⑤乙酸乙酯－吡啶－乙酸－水（10:11:2:3）为展开剂（也可用其他分离单糖的展开剂）进行纸色谱分离。展开后以苯胺－邻苯二甲酸的正丁醇饱和溶液喷雾显色。根据样品和对照品的 R_f 值及斑点颜色进行鉴定。

（2）薄层色谱法　可用 0.1mol/L 磷酸二氢钠溶液调配硅胶 G 制备薄层板。

经100℃活化后用纸色谱同样的对照品、展开剂（或其他适用于单糖分离的展开剂）和显色剂检出薄层斑点。根据R_f值进行鉴定。

（3）高效液相色谱法　用HRC－NH$_2$色谱柱，以乙腈－水（75:25）为流动相，流速0.8mL/min，示差折光检测器检出不同单糖组分。

（4）色谱法与质谱分析联用（GC－MS）　水解液中和后，制成硅烷化衍生物进行气相色谱分析，以MS检测。GC－MS不仅可测出多糖的组成，还可测得单糖之间的物质的量的比。酸完全水解的条件是测定单糖组分的重要环节。如己聚糖水解条件通常用1mol/L硫酸于100℃4～6h，戊聚糖为0.25mol/L硫酸于70℃8h，氨基葡聚糖则为4mol/L硫酸于100℃9h。但对连有阿拉伯呋喃的多糖，其阿拉伯糖部分极易水解，需严格控制水解条件以防止降解反应。

2. 各单糖的含量测定及组成的分子比值

（1）高效液相色谱法　根据上述所得的色谱峰，用归一化法求出各组分的百分含量，并用外标法进行定量。

（2）化学测定法　根据不同的单糖特性用不同的化学测定法进行含量测定。例如，葡萄糖可用3，5－二硝基水杨酸比色法定量，氨基半乳糖或氨基葡萄糖用Rondle法定量葡萄糖醛酸，果酸可用钼酸铵比色法，蔗糖用Roe比色法，五碳糖用苔黑酚比色法。

根据测得的各单糖含量，以其中一种单糖为1进行换算，求得各单糖的分子比值。

（二）分子质量的测定

多糖的相对分子质量可用以下方法测定。

1. 高效液相色谱法

《中国药典》（2010年版）附录收载了用高效液相色谱法测定多糖的分子质量与分子质量分布。

（1）对仪器的一般要求　色谱柱为测多糖专用的凝胶柱（按所测样品的分子质量大小选择特定排阻范围的凝胶柱）。检测器为示差折光检测器。

（2）测定法

①系统校正：根据供试品分子质量大小，一般选用5个已知分子质量的多糖标准品（常用的为葡聚糖）分别用流动相制成每1mL中约含10mg的标准溶液，分别取上述标准溶液25μL，注入液相色谱仪，记录色谱图。由GPC专用软件绘制标准曲线，得线性回归方程：

$$\lg M_r = a + b t_R$$

式中　M_r——标样的已知平均分子质量

　　　　t_R——标样的保留时间

②样品测量：取供试品溶液25μL注入液相色谱仪，记录色谱图。按下式计算分子质量：

$$M_n = \frac{\sum RI_i}{\sum \left(\dfrac{RI_i}{M_i}\right)}$$

$$M_n = \frac{\sum RI_i M_i}{\sum RI_i}$$

$$D = \frac{M_r}{M_n}$$

式中　M_r——数均分子质量

RI_i——样品 i 级分的物质量，即供试品在保留时间 i 的峰高

M_i——样品 i 级分的分子质量，即供试品在保留时间 i 的分子质量。

（3）结果处理　采用 GPC 专用软件，可获得供试品归一化色谱图，微分、积分分子质量分布图，可得各时间点的分子质量（片段数据）和各种平均分子质量。根据供试品需要选择各项测定结果。

2．其他测定法

如用黏度计测定特性黏度，从而推算平均相对分子质量。用超速离心分析法，根据沉降系数（S）和扩散系数（D），推算平均相对分子质量等。

（三）糖苷键连接方式的测定

1．红外光谱测定

β 型糖苷键在红外吸收光谱中在 890cm^{-1} 处有特征吸收，α 型糖苷键则在 840cm^{-1} 处有特征吸收，根据其红外吸收光谱，可以确定糖苷键的连接方式是 α 型或 β 型。同时根据红外吸收光谱的其他波数的吸收峰可知是否有 V_{OH-O}（分子间氢键）、C—H 伸缩振动、羰基 C—O 伸展振动、醚键 C—O—C 的伸展振动以及—S—O—键的伸展振动等的结构情况。

2．核磁共振谱

核磁共振谱（NMR）可用 ^{1}H - NMR 谱和 ^{13}G - NMR 测定多糖结构中的糖苷键（α 型或 β 型）。如在 ^{1}H - NMR 谱中的化学位移 $\delta 5.4$ 或 $\delta 5.1$，有两个信号说明分子结构中的糖苷键为 α 型；如有 $\delta 4.53$，说明有 β - 糖苷键。

（四）糖苷键连接位置的测定

1．高碘酸氧化

高碘酸能作用于多糖分子中的 1，2 - 二羟基和 1，2，3 - 三羟基。例如，两分子葡萄糖以 1，2 - 糖苷键、1，4 - 糖苷键或 1，6 - 糖苷键缩合时，均能被高碘酸氧化，而 1，3 - 糖苷键缩合则不能被高碘酸氧化。且不同位置的缩合，被氧化后生成的甲酸（或甲醛）的量也不同，测定生成甲酸（或甲醛）的量可以推算多糖中各单糖的连接位置，同时可推算出支链数。

一般可取多糖样品 25mg 溶于 20mmol/L 高碘酸钠溶液 50mL 中，在 5～15℃ 暗处放置氧化 14d，取 25mL 加乙二醇 1mL，用 0.12mol/L 的氢氧化钠溶液滴定，以测定甲酸生成量。

2. Smith 降解

将高碘酸氧化产物还原，在无机酸存在的条件下控制水解，水解液经中和后，用纸色谱法进行分离鉴定，以确定糖苷键的连接位置。

取多糖样品 25mg 溶于 20mmol/L 高碘酸溶液 50mL 中，放置暗处氧化 14d，然后加入乙二醇 1.5mL，用离子水透析 24h，减压蒸馏至约 20mL，加入硼氢化钠 30mg，用电磁搅拌器搅拌还原 2h，放置过夜，加入 36% 乙酸调节至 pH 为 5~6，除去过量的硼氢化钠，再透析 24h。透析液浓缩至干，加 0.05mol/L 硫酸溶液 1mL，在 15℃ 水解 24h。用碳酸钠中和，过滤。滤液经浓缩后用纸色谱法分离鉴定单糖。如有葡萄糖和甘油生成说明有 1，3 - 糖苷键。

3. 甲基化反应产物分析

多糖经甲基化试剂作用，分子中的羟基甲基化，然后用甲酸和三氟乙酸水解，以 GC 鉴定甲基化水解产物，即可推断多糖分子中各单糖间的结合位置。如多糖分子中带有支链，甲基化水解后可生成二甲基单糖。根据生成二甲基单糖的分子数即可推断有几个支链。

4. 乙酰解后质谱分析

取多糖样品 50mg，加乙酸酐 - 乙酸 - 硫酸（48∶32∶6）85mL，在室温中放置 9d，然后在 80℃ 加热，用电磁搅拌器搅拌 30min，倒入冰水中，用碳酸钠调节至 pH 为 4~5，用氯仿提取 3 次，每次 20mL，蒸去氯仿，残渣进行质谱分析，根据分子离子峰（m/z）判断，如有二乙酰葡萄糖或二乙酰、四乙酰单糖碎片峰，表明有支链结构。

三、多糖类药物的理化特性分析

多糖类药物的理化特性主要包括：性状、溶解度、比旋度、特性黏度、纯度检查及含量测定等。

（一）物理常数测定

1. 溶解度测定

溶解度是药品的一种物理性质，《中国药典》（2010 年版）采用的测定方法为：准确称取（或量取）供试品一定量，加入一定量的溶剂，在（25±2）℃ 每隔 5min 振摇 30s，30min 内观察溶解情况。一般看不到溶质颗粒或液滴时，即认为已完全溶解。

按照《中国药典》（2010 年版）关于溶解度的要求，测定多糖药物在水、有机溶剂、稀碱溶液中的溶解度。大多数葡聚糖在水中溶解度小，不溶于有机溶剂，但能溶于稀碱溶液。酸性黏多糖则能溶于水中。

2. 比旋度

各种多糖均有一定的比旋度，一般可按照《中国药典》（2010 年版）比旋度测定法进行测定。

167

3．特性黏度

可按《中国药典》（2010 年版）的黏度测定法测定。黏度是指流体对流动的阻抗能力，《中国药典》测定动力黏度、运动黏度和特性黏数三种黏度，前两者单位分别是帕秒（Pa·s）、平方毫米每秒（mm²/s）；后者是相对黏度，无单位。黏度测定采用的黏度计有平氏黏度计、旋转式黏度计和乌氏黏度计三种。

（二）纯度分析

多糖类药物的纯度包括：有关杂质、无机物、重金属、铁盐、砷盐等纯度检查。

1．有关杂质的测定

多糖类药物的"有关杂质"主要来自提取所用的原始原料如动植物、微生物（细菌、真菌）及海藻分离提取过程中可能引入的杂质，如部分水解的低聚糖及混入的核酸、蛋白质等。

检查方法：可采用聚丙烯酰胺凝胶电泳法或琼脂糖凝胶电泳法、紫外分光光度法及高效液相色谱法（HPLC）等；聚丙烯酰胺凝胶电泳法或琼脂糖凝胶电泳法及 HPLC 法可以检查部分可能水解的低聚糖。一般多糖类在 200nm 或小于 200nm 波长处有最大吸收峰，用紫外分光光度法于 200～400nm 处进行扫描，在 260nm 处或 280nm 处应无最大吸收峰，如有吸收峰则表示可能混入了核酸或蛋白质。

2．一般杂质检查

可按《中国药典》（2010 年版）的要求和方法对无机物、重金属、铁盐、砷盐等进行限度控制。

（三）含量测定

糖类药物的含量测定方法有比色法、紫外分光光度法、高效液相色谱法（HPLC）、气相色谱法（GC）、生物检定法等。如硫酸软骨素用过量酸水解后，水解产物在 288nm 处有最大吸收，其吸光度与硫酸软骨素的含量呈线性关系，通过用精制硫酸软骨素为标准品绘制标准曲线，可求得样品的含量。卫生部药品标准采用比色法测定硫酸软骨素的含量，方法专属性较强，操作简便，结果稳定。

肝素可根据其抗凝血作用，采用生物检定法，比较肝素标准品与供试品延长新鲜兔血或兔、猪血浆凝结时间的作用，来测定供试品的效价。此外为中、美、英三国药典的测定方法。另外，肝素的效价测定还可用色原底物法，鉴于肝素的抗 FXa 活性对抗血栓效应的重要性，《美国药典》把色原底物测定用于肝素的质量控制。

HPLC 法因其具有快速、方便、分辨率高、重现性好、不被样品破坏等优点，特别适用于某些热敏糖类的测定。近年来，HPLC 在糖类的分离和分析中有较大发展，主要体现在检测方法的改进，包括提高检测灵敏度和开发通用的检测方法。过去在糖类化合物测定中，常用示差折光检测器，灵敏度较低，需采用柱前或柱后衍生化提高灵敏度。然而，这些方法大部分仅适用于含特有化学基团的糖如还原糖。为满足多种糖类能同时测定的目的，需发展通用的检测法如间接电导测定法、采用蒸发光散射检测器等。GC法已常规用于分析可挥发的糖类衍生物，借助此分析方法可对糖类化合物进行定性分析或定量测定。由于糖类分子间的引力一般较强，挥发性弱，遇热又不稳定，一般先制备成易挥发、对热稳定的衍生物，再进行GC分析。现在较多使用三甲基硅烷（TMS）作为糖的衍生化试剂。

四、香菇多糖的检测

香菇多糖是从伞菌科真菌香菇子实体中经提取分离纯化获得的均一组分的多糖，具有抗病毒、抗肿瘤、调节免疫功能和促进干扰素生成等功能。香菇多糖目前除了作为抗肿瘤药物在临床上应用外，还可用于抗辐射、抗病毒型肝炎、抗糖尿病等。

本品按干燥品计算，含香菇多糖经酸水解后以无水葡萄糖计，不得少于85.0%。测定方法如下。

1. 单糖测定

精密称取香菇多糖0.5g，加水60mL，加热使溶解，加氢氧化钠试液调节pH至中性，精密加碘滴定液（0.1mol/L）25mL，摇匀，逐滴加氢氧化钠试液4mL，边加边剧烈振摇，密塞，暗处放置10min，加稀硫酸4mL，立即用硫代硫酸钠滴定液（0.1mol/L）滴定，至近终点时，加淀粉指示液2mL，继续滴定至蓝色消失，并将滴定结果用空白试验校正。每1mL碘滴定液（0.1mol/L）相当于9.008mg无水葡萄糖。本品含单糖以无水葡萄糖计，不得超过15%。

2. 香菇多糖含量测定

精密称取香菇多糖0.1g，置碘量瓶，加水20mL加热使溶解，加稀硫酸25mL，加热回流4h，放冷，加酚酞指示液1~2滴，自"用氢氧化钠试液调节pH至中性"开始，同上操作。将上述结果减去单糖的含量即为香菇多糖的含量。

五、肝素钠的检测

肝素钠是自兔或牛的肠黏膜中提取的硫酸氨基葡聚糖的钠盐，属黏多糖类物质。它的生物检定方法是比较肝素标准品与供试品延长新鲜兔血或兔、猪血浆凝结时间的作用，以测定供试品的效价。测定方法如下。

1. 标准品溶液的配制

精密称取肝素标准品适量，按标示效价加灭菌水溶解使成每1mL含100U的溶液。分装于适宜的容器内，4~8℃贮存，如无沉淀析出，可在3个月内使用。

2. 标准品稀释液的配制

精密量取标准品溶液，按高、中、低剂量组（dS3、dS2、dS1）用0.9%氯化钠溶液配制成三种浓度的稀释液，相邻两浓度的比值（r）应相等；调节剂量使低剂量组各管的平均凝结时间较不加肝素对照管组明显延长。高剂量组各管的平均凝结时间，用新鲜兔血者以不超过 60min 为宜，其稀释液一般可配成每毫升含肝素 2～5U，r 为 1:0.7 左右；用血浆者以不超过 30min 为宜，其稀释液一般可配成每毫升含肝素 0.5～1.5U，r 为 1:0.85 左右。

3. 供试品溶液与稀释液的配制

按供试品的标示量或估计效价（AT），照标准品溶液与稀释液的配制法配成高、中、低（dT3、dT2、dT1）三种浓度的稀释液。相邻两浓度之比值（r）应与标准品相等，供试品与标准品各剂量组的凝结时间应相近。

4. 血浆的制备

迅速收集兔血或猪血置预先放有 8% 枸橼酸钠溶液的容器中，枸橼酸钠溶液与血液容积之比为 1:19，边收集边轻轻振摇，混匀，迅速离心约 20 min，离心力不超过 1500g 为宜。立即分出血浆，分成若干份分装于适宜容器内，低温冻结贮存。临用时置（37±0.5）℃水浴中融化。用两层纱布或快速滤纸过滤，使用过程中在 4～8℃放置。

5. 检定方法

（1）新鲜兔血　取管径均匀（0.8cm×3.8cm）、清洁干燥的小试管若干支，每管加入一种浓度的标准或供试稀释液 0.1 mL，每种浓度不少于 3 管，各浓度的试管支数相等。取刚抽出的兔血适量，分别注入小试管内，每管 0.9 mL，立即混匀，避免产生气泡，并开始计算时间。将小试管置（37±0.5）℃恒温水浴中，从动物取血时起至小试管放入恒温水浴的时间不得超过 3 min。注意观察并记录各管凝血时间。

（2）血浆　取上述规格的小试管若干支，分别加入血浆一定量。置（37±0.5）℃恒温水浴中预热 5～10 min，依次每管加入一种浓度的标准或供试稀释液及 1% 氯化钙溶液（每种浓度不得少于 3 管，各浓度的试管支数相等）。血浆、肝素稀释液和氯化钙溶液的加入量分别为 0.5mL、0.4 mL 和 0.1 mL。加入后，立即混匀，避免产生气泡，并开始计算时间，注意观察并记录各管凝结时间。将各管凝结时间换算成对数，照生物检定统计法中的量反应平行线测定法计算效价及实验误差。

说明：检定法（1）的可信限率（FL%）不得大于 10%。检定法（2）的可信限率（FL%）不得大于 5%。

任务二　脂类药物的检测

脂类是脂肪和类脂（包括磷脂、糖脂、固醇和固醇脂）的总称。广泛存在于生物体，不易溶于水而易溶于脂性溶剂。脂类药物，即药用的脂类物质，主要有以下几种。

（1）磷脂（卵磷脂、脑磷脂）　卵磷脂是细胞膜的重要组成物质，能促进肝内脂肪的运输，是常用的抗脂肪肝的药物；卵磷脂、脑磷脂也可用于治疗冠心病、神经衰弱症。

（2）多价不饱和脂肪酸（PUFA）和前列腺素 亚油酸、亚麻酸、花生四烯酸、DHA（二十二碳六烯酸）、EPA（二十碳五烯酸）等有降血脂、降血压、抗脂肪肝的作用，可用于冠心病的治疗。前列腺素 PGE1、PGE2、PGE2a 已成功用于催产和中期引产，PGI2 有望用于抗血栓和防止动脉粥样硬化。

（3）胆酸 去氧胆酸可治疗胆囊炎，猪去氧胆酸可治疗高脂血，鹅去氧胆酸可作胆结石溶解药。

（4）固醇 主要有胆固醇、麦角固醇和 β - 谷固醇等。胆固醇是人工牛黄的主要原料，β - 谷固醇有降低血胆固醇的作用。

（5）卟啉 主要有血红素、胆红素。原卟啉用于治疗肝炎，还用作肿瘤的诊断与治疗。

一、胆酸类药物分析

1. 性质

熊去氧胆酸为白色粉末，无臭，味苦。在乙醇中易溶，在氯仿中不溶；在冰醋酸中易溶，在氢氧化钠试液中溶解。熔点为 200～204℃。

比旋度：取本品精密称定，加无水乙醇溶解并定量稀释制成每 1mL 中含 40mg 的溶液，依法测定，比旋度为 +52.5°～ +53.0°。

2. 鉴别

（1）取本品 10mg，加硫酸 1mL 与甲醛一滴使溶解，放置 5min 后，再加水 5mL，生成蓝绿色悬浮物。

（2）本品的红外吸收光谱应与对照的图谱一致。

3. 检查

（1）异臭 取本品 2.0g，加水 100mL，煮沸 2min，应无臭。

（2）氯化物 取本品 1.0g，加冰醋酸 10mL，振摇使溶解，加水稀释至 100mL，摇匀，放置 10min，滤过，取续滤液 25mL，依法检查，与标准氯化钠溶液 5.0mL 制成的对照液比较，不得更浓（0.02%）。

（3）硫酸盐 取上述氯化钠项下剩余的滤液 40mL，依法检查，与标准硫酸钾溶液 2.0mL 制成的对照液比较，不得更浓（0.05%）。

（4）有关物质 取本品，加氯仿 - 乙醇（9:1）制成每 1mL 含 1.0mg 的溶液作为供试品溶液；另取鹅去氧胆酸对照品，加氯仿 - 乙醇（9:1）制成每 1mL 含 15μg 的溶液作为对照品溶液（Ⅰ）；再取胆石酸对照品，加氯仿 - 乙醇（9:1）制成每 1mL 含 1.0μg 的溶液作为对照品溶液（Ⅱ）。依照薄层色谱法试验，吸取上述三种溶液各 10μL，分别点于同一硅胶 G 薄层板上，以氯仿 - 丙酮 - 冰醋酸（7:2:1）为展开剂，展开后晾干，于 120℃加热 30min，喷 20% 磷钼酸的乙醇溶液，再在 120℃ 加热 2～3min，立即检视。供试品溶液如显与对照品溶液（Ⅰ）相同的杂质斑点，其颜色与对照品溶液（Ⅰ）的主斑点比较不得更深；如显其他杂质斑点，其颜色与对照品溶液（Ⅱ）所显的主斑点比较，不得更深。

（5）干燥失重　取本品在 105℃ 干燥 2min 减失质量不得超过 1.0%。

（6）炽灼残渣　取本品 1.0g，依法检查，遗留残渣不得超过 0.2%。

（7）钡盐　取异臭项下的溶液，加盐酸 2mL 煮沸 2min，放冷，滤过，并用水洗涤，洗液与滤液合并使成 100mL，摇匀；取 10mL，加稀硫酸 1mL，不得发生浑浊。

（8）重金属　取炽灼残渣项下遗留的残渣，依法检查，含重金属不得超过 0.002%。

（9）砷盐　取本品 1.0g，加水 23mL 溶解后，加盐酸 5mL，依法检查，应符合规定（0.0002%）。

4．含量测定

熊去氧胆酸和鹅去氧胆酸因分子结构中均含有羧基，可以酚酞为指示剂，用氢氧化钠滴定液进行滴定：取本品约 0.5g，精密称定，加中性乙醇（对酚酞指示液显中性）40mL 与新沸过的冷水 20mL，溶解后，加酚酞指示液 2 滴，用氢氧化钠滴定液（0.1mol/L）滴定，至近终点时，加新沸过的冷水 100mL，继续滴定至终点。每 1mL 氢氧化钠滴定液（0.1mol/L）相当于 39.26mg 的去氧胆酸 $C_{24}H_{40}O_4$。

二、固醇类药物分析

1．性质

（1）胆固醇　为白色片状结晶，无臭；在丙酮、氯仿、乙醚、乙酸乙酯、石油醚中溶解，在乙醇中微溶，在水中不溶；熔点为 147～150℃；取本品，精密称定，加二氧六环溶解并制成每 1mL 含 20mg 的溶液，依法测定，比旋度应为 −38°～−34°。

（2）谷固醇　又称谷甾醇或麦角醇，为片状结晶；熔点 140℃；难溶于水、甲醇和乙醚，易溶于苯和氯仿；可与毛地黄皂苷产生沉淀。

2．鉴别

（1）胆固醇

方法一：取本品约 10mg，加氯仿 1mL 溶解后，加硫酸 1mL，氯仿层显血红色，硫酸层对光侧视显绿色荧光。

方法二：取本品约 5mg，加氯仿 2mL 溶解，加乙酸酐 1mL，硫酸 1 滴，即显粉红色，迅速变为蓝色，最后呈亮绿色。

（2）谷固醇制剂

①谷固醇达克罗宁膜：取本品数片，加氯仿提取，氯仿液蒸干，残渣加乙酸

酐 2mL，温热使溶解，加硫酸 1 滴，迅即由紫堇色变为墨绿色。

②谷固醇软膏：取本品约 1g，加水 10mL，搅拌均匀，移置分液漏斗中，加乙醚 20mL，轻轻摇匀。分取乙醚层置水浴上蒸干，加乙酸酐 2mL，温热使溶解，加硫酸 1 滴，迅即由紫堇色变为绿色。

3．胆固醇的检查

（1）溶解度　取本品 0.5g，加乙醇 50mL，温热使溶解后，静置 2h，不得产生沉淀或浑浊。

（2）酸度　取本品约 1.0g，置具塞锥形瓶中，加乙醚 10mL 溶解后，精密加氢氧化钠溶液（0.1mol/L）10mL，振摇约 1min，缓缓加热除去乙醚，煮沸 5min，放冷，加水 10mL，在磁力搅拌下加酚酞指示液 2 滴，用硫酸滴定液（0.05mol/L）滴定至粉红色消失，同时做空白试验。空白试验消耗的硫酸滴定液体积与供试品消耗的硫酸滴定液体积之差不得超过 0.5mL。

（3）干燥失重　取本品在 105℃ 干燥至恒重，减失质量不得超过 0.3%。

（4）炽灼残渣　取本品 1.0g，依法检查，遗留残渣不得超过 0.1%。

4．含量测定

（1）谷固醇原料药的含量测定　谷固醇可溶于无水乙醇，在水浴中煮沸，加入洋地黄皂苷乙醇液后，取出，静置过夜，即可产生沉淀。用垂熔坩埚滤过，用丙醇 - 水 - 乙醇（73∶18∶9）洗涤 3 次（8mL、4mL、4mL），然后在 105℃ 干燥 3h，放冷，精密称定，即得（每 1g 沉淀物相当于 0.253g 谷固醇）。

（2）谷固醇软膏的含量测定　精密称取本品适量（约相当于谷固醇 0.15g），加水 20mL，搅拌，使均匀分散，移置分液漏斗中，加氯仿 2mL，振摇，静置分层，将氯仿层通过铺有无水硫酸钠的漏斗，收集于 100mL 量瓶中，如此提取 4 次，最后用少量氯仿洗涤，合并滤液与洗液，并用氯仿稀释至 100mL。精密量取 10mL，置小烧杯中，在水浴上蒸干，加无水乙醇 10mL，摇匀，再置水浴上加热至沸。加入烧沸的洋地黄皂苷的乙醇溶液（1→100）9mL，摇匀，缓慢滴加水 2mL，冷却，静置过夜，沉淀用称定质量的垂熔坩埚缓缓抽滤，用丙酮 - 水 - 乙醇（73∶18∶9）洗涤 3 次（8mL、4mL、4mL），然后在 105℃ 干燥 3h，放冷，精密称定，即得（每 1g 沉淀物相当于 0.253g 的总固醇）。

三、磷脂类药物分析

1．性质

大豆磷脂为黄色或黄棕色半固体；吸湿性强，易氧化；在植物油、乙醚和乙醇中易溶，在丙酮中不溶；酸值不得大于 12（注射用），或不得大于 30（口服用）；本品的碘值应为 90～110（注射用），或不得低于 75（口服用）。

2．鉴别

（1）取 0.5% 本品的乙醇溶液 2mL，加 5% 氯化镉溶液 1～2 滴，即产生白色沉淀。

（2）取 10% 本品的乙醇溶液 2mL，加硝酸铋钾溶液（取硝酸铋 8g，加硝酸 20mL 使溶解；另取碘化钾 27.2g，加水 50mL 使溶解。合并上述两种溶液，加水稀释成 100mL）1~2 滴，即产生砖红色沉淀。

3. 检查

（1）酸度　取本品 0.15g，加水 10mL 溶解后，依法测定，pH 应为 5.0~7.0（供注射用）。

（2）溶液的颜色　取本品，加乙醇制成每 1mL 中含 6mg 的溶液。依分光光度法，在 350nm 波长处测定吸光度，不得超过 0.5（供注射用）或 0.8（供口服用）。

（3）丙酮不溶物　取本品 1g，加丙酮约 15mL，搅拌后，滤过，残渣再用丙酮洗涤，洗至丙酮几乎无色。

（4）残渣　在 105℃ 干燥至恒重，不溶物不得少于 90.0%。

（5）氮　取本品 0.1g，精密称定，依照氮测定法测定。含氮量应为 1.5%~2.0%。

（6）干燥失重　取本品在 105℃ 干燥 4h，减失质量不得超过 3.0%。

4. 含量测定

（1）测定原理　将样品中的有机磷酸化合物分解转化为无机磷酸盐，再利用在酸性溶液中磷酸盐与钼酸铵及亚硫酸钠和对苯二酚试剂作用生成钼蓝，在 620nm 波长处测定吸光度。与磷酸二氢钾标准液按同样方法操作测得的吸光度比较，即可算出大豆磷脂中磷的含量。

（2）测定方法

①对照品溶液的制备：精密称取经 105℃ 干燥至恒重的磷酸二氢钾对照品 0.0439g，置 50mL 量瓶中，加水溶解并稀释至刻度，摇匀，精密量取 10mL，置另一 50mL 量瓶中，加水稀释至刻度，摇匀。每 1mL 相当于 0.04mg 的磷。

②供试品溶液的制备：精密称取本品 0.15g，置凯氏烧瓶中，加硫酸 20mL 及硝酸 50mL，缓缓加热至溶液呈淡黄色，小心滴加过氧化氢溶液，使溶液退色，继续加热 30min，冷却后，转移至 100mL 量瓶中，加水稀释至刻度，摇匀。

③测定：精密量取对照品溶液与供试品溶液各 2mL，分别置 50mL 量瓶中，各依次加入钼酸铵－硫酸试液 4mL，亚硫酸钠试液 2mL，新鲜配制的对苯二酚试液（取对苯二酚 0.5g，加水适量使溶解，加硫酸 1 滴，加水稀释成 100mL）2mL，加水稀释至刻度，摇匀，暗处放置 40min，依照分光光度法，在 620nm 处分别测定吸光度，计算含磷量。

四、多烯脂酸类药物分析

鱼油含二十碳五烯酸（EPA）和二十二碳六烯酸（DHA）等多不饱和脂肪

酸（多烯脂酸 PUFA）。大多数鱼类的油中均有 EPA，动物体内的磷脂中也存在，是 α-亚麻酸的新陈代谢产物、PG3 系列前列腺素的前体。EPA 和 DHA 为鱼油多不饱和脂肪酸的主要组成部分。

DHA 是神经系统细胞生长及维持的一种主要元素，是大脑和视网膜的重要构成成分，对胎婴儿智力和视力发育至关重要。DHA 也是构成细胞及细胞膜的主要成分之一。EPA 是人体自身不能合成但又不可缺少的重要营养素，因此称为人体必需脂肪酸。EPA 可帮助降低胆固醇和甘油三酯的含量，促进体内饱和脂肪酸代谢，从而可降低血液黏稠度，增进血液循环，提高组织供氧而消除疲劳，防止脂肪在血管壁的沉积，预防动脉粥样硬化的形成和发展，预防脑血栓、脑溢血、高血压等心血管疾病。

1. 性质

多烯脂酸（DHA 和 EPA）酯为浅黄色至黄色澄明的油状液体，有鱼腥味；在氯仿、乙醚中极易溶解，在水中不溶；相对密度为 0.905～0.920；折射率为 1.480～1.495；取本品 2.0g，加乙醇-乙醚（1:1）混合液［临用前加酚酞指示液 1.0mL，用氢氧化钠滴定液（0.1mol/L）调至显粉红色］30mL，依法测定酸值不得大于 2.0；碘值应为 300 以上。

2. 鉴别

气相色谱法：在含量测定项下记录的色谱图中两主峰的保留时间应与 EPA 和 DHA 对照品峰的保留时间一致。

3. 检查

（1）过氧化值　取本品 1.0g，加冰醋酸-氯仿（6:4）30mL，振摇溶解，加碘化钾的饱和溶液 1mL，振摇 1min，加水 100mL 与淀粉指示液 1mL，用硫代硫酸钠滴定液（0.01mol/L）滴定，至紫蓝色消失，并将滴定结果用空白试验校正。消耗硫代硫酸钠滴定液（0.01mol/L）不得超过 1.5mL。

（2）不皂化物　取本品 5g，精密称定，置锥形瓶中，加 2mol/L 乙醇制氢氧化钾溶液 50mL，水浴回流 1～2h（溶液应澄清，如显浑浊则需继续加热回流），加水 50mL，放冷，移至分液漏斗中，用石油醚萃取 3 次（每次 50mL），合并醚液。先用 50% 的中性乙醇 50mL 洗涤 3 次，每次 25mL，再用水洗涤，每次 50mL，洗至洗液对酚酞指示液不显色为止。洗涤后的醚液置恒重的蒸发皿中，水浴蒸干，105℃干燥 1h，精密称定，残渣不得超过 3%。

（3）砷盐　取本品 2.0g，置 50mL 石英坩埚中，加硝酸镁 2.5g，再覆盖氧化镁 0.5g，小火加热，至炭化完全。置 550℃炽灼使完全灰化，放冷，加水 3mL，分次缓缓加入盐酸 7mL，使残渣溶解，转移至测砷瓶中，坩埚加入盐酸 3mL 洗涤，再加水洗涤 3 次，每次 5mL，洗液合并至锥形瓶中，依法检查。精密量取标准砷溶液 2mL 代替供试品，同法制备砷对照液。应符合规定（杂质限量为 0.0001%）。

4. 含量测定

鱼油多不饱和脂肪酸不稳定，其酯有利于蒸馏分离，故多以其酯的形式作为药用。现以鱼油多不饱和脂肪酸乙酯的产品为例，介绍其含量测定方法。

山东省药品标准规定，本品是用鲭鱼油、沙丁鱼油或马面鲀油经乙酯化，浓缩精制，加适量稳定剂制成；含二十碳五烯酸乙酯和二十二碳六烯酸乙酯的总量不得少于 70.0%。

其含量测定依照《中国药典》气相色谱法测定。

（1）仪器及性能要求　固定相：聚二乙二醇酯（DEGS），涂布浓度为 10%，载体 Chromosorb W AWDMCS 80 - 100，柱长 1.0 ~ 1.5m，内径 3mm，柱温 185℃，进样温度 250℃，最小峰面积 500。理论板数按二十碳五烯酸乙酯峰计算不低于 1500，二十碳五烯酸乙酯峰与二十二碳六烯酸乙酯峰与相邻峰的分离度应不小于 1.0，且两主峰间不得少于三个内组分峰。

（2）对照品溶液的制备　取二十碳五烯酸乙酯对照品 25mg，精密称定，置 10mL 量瓶中，加正己烷（色谱纯）溶解并稀释至刻度，摇匀。

（3）供试品溶液的制备　取本品适量，精密称定，加正己烷（色谱纯）溶解并稀释成每 1mL 约含 10mg 的溶液。

（4）测定法　精密量取供试品溶液 2μL，注入气相色谱仪，记录色谱图；另取对照品溶液，同法测定。按外标法以峰面积计算。

五、紫外 - 可见分光光度法测定胆红素的含量

（一）实验原理

胆红素是自猪、牛胆汁提取或人工有机合成制得的一种胆色素。胆红素是配制人工牛黄的主要原料，药理实验表明有镇静、抗惊厥和解热作用。

胆红素分子中具有多个共轭不饱和双键结构，所以对光有特征吸收，可采用紫外 - 可见分光光度法测定含量：供试品经氯仿 - 乙醇（7∶3）的混合溶液加热回流，提取液加入乙醇和重氮化溶液，暗处放置后，用分光光度计于波长 533nm 处测定吸光度，按胆红素计算其含量。

（二）试剂和器材

1. 试剂

氯仿 - 乙醇（7∶3）的混合溶液，乙醇，重氮化溶液，盐酸。

2. 器材

紫外 - 可见分光光度计，分液漏斗。

（三）操作步骤

（1）对照品溶液的制备　取胆红素对照品 10mg，精密称定，置 100 mL 棕色量瓶中，用氯仿溶解并稀释至刻度，摇匀，精密量取 5 mL，置 50 mL 棕色量瓶中，加乙醇稀释至刻度，摇匀，制成每 1mL 含胆红素 10μg 的溶液。

（2）供试品溶液的制备　取本品细粉 10mg，精密称定，置锥形瓶中，加氯仿－乙醇（7∶3）的混合溶液 60 mL、盐酸 1 滴，摇匀，置水浴上加热回流 30min，放冷，移至 100 mL 棕色量瓶中。容器用少量混合溶液洗涤，洗液并入同一量瓶中，加上述混合溶液至刻度，摇匀。精密量取 3 mL，置具塞试管中，加乙醇至 9 mL，精密加入重氮化溶液（甲液：取对氨基苯磺酸 0.1g，加盐酸 1.5 mL 与水适量使成 100 mL。乙液：取亚硝酸钠 0.5g，用水溶解并稀释至 100 mL，置冰箱内保存。临用时取甲液 10 mL 与乙液 0.3 mL，混匀）1 mL，摇匀，在 15～20℃ 的暗处放置 1h，作为供试品溶液。

（3）标准曲线的绘制　精密量取对照品溶液 1mL、2mL、3mL、4 mL、5 mL 分别置具塞试管中，加乙醇至 9 mL，各精密加入重氮化溶液（甲液：取对氨基苯磺酸 0.1g，加盐酸 1.5 mL 与水适量使成 100 mL。乙液：取亚硝酸钠 0.5g，用水溶解并稀释至 100 mL，置冰箱内保存。临用时取甲液 10 mL 与乙液 0.3 mL，混匀）1 mL，摇匀，在 15～20℃ 的暗处放置 1h，以相应的试剂为空白，在 533nm 波长处测定吸光度。以吸光度为纵坐标，浓度为横坐标，绘制标准曲线。

（4）供试品的测定　精密量取上述供试品溶液 3mL，置具塞试管中，照标准曲线的制定项下的方法，自"加乙醇至 9 mL"起，依法测定吸光度，按标准曲线法计算含量，即得。

人工牛黄胆红素不得少于 0.63%。

注：分光光度法应以配制供试品的同批溶剂为对照，采用 1cm 的石英吸收池。以吸光度最大的波长作为测定波长，一般供试品的吸光度读数，以在 0.3～0.7 之间的误差较小。仪器的狭缝波带宽度应小于供试品吸收带的半宽度，否则测得的吸光度偏低。狭缝宽度的选择，应以减少狭缝宽度时供试品的吸光度不再增加为准。由于吸收池和溶剂本身可能有空白吸收，因此测定供试品的吸光度后应减去空白读数，再计算含量。

任务三　核酸类药物的检测

核酸类药物指具有药用价值的核酸、核苷酸、核苷，甚至碱基等一类药物的统称。它是一类由某些动植物、微生物细胞中提取出的核酸（包括核苷酸和脱氧核苷酸），或者用人工合成法制备的具有核酸结构（包括核苷酸和碱基结构）同时又具有一定药理作用的物质。除了天然存在的碱基、核苷、核苷酸等被称为核酸类药物以外，它们的类似物、衍生物或这些类似物、衍生物的聚合物也属于核酸类药物。

核酸类药物是一大类具有重要生理活性的药物，具有多种药理作用，按其作用特点可分为：①抗病毒剂，代表药物有三氮唑核苷、无环鸟苷、阿糖腺苷等，临床上用于抗肝炎病毒、疱疹病毒及其他病毒；②抗肿瘤剂，代表药物有治疗消化道癌的氟尿嘧啶以及用于治疗各种急性白血病的阿糖胞苷等；③干扰素诱导剂，代表药物有聚肌胞，临床上用于抗肝炎病毒、疱疹病毒等；④免疫增强剂，主要用于抗病毒及抗肿瘤的辅助治疗；⑤供能剂，代表药物有药用腺苷三磷酸（ATP），用于肝炎、心脏病等多种疾病的辅助治疗。

一、核酸的分类

依据核酸类药物及其衍生物的化学结构和组成成分分为四大类。

1. 碱基及其衍生物

多数是经过人工化学修饰的碱基衍生物，主要有 6 – 氨基嘌呤、硫唑嘌呤、巯嘌呤、氟胞嘧啶、氟尿嘧啶、阿昔洛韦、硫代鸟嘌呤、氮杂鸟嘌呤等。这一类药物的结构和人体正常生理代谢的结构类似，因而可以干扰正常代谢物的功能，在核酸合成的不同水平加以阻断而产生功效。

2. 核苷及其衍生物

依据形成核苷的碱基或核糖的不同分为以下几类。

（1）腺苷类　腺苷、环磷酸苷、S – 腺苷甲硫氨酸（SAM）、腺苷钴胺（辅酶维生素 B_{12}）、腺苷二醛等。

（2）尿苷类　氟尿嘧啶、尿苷、杂氮尿苷、乙酰氮杂尿苷等。

（3）胞苷类　阿糖胞苷、氟环胞苷、5 – 氮杂胞苷、脱氧氮杂胞苷等。

（4）肌苷类　肌苷、肌苷二醛、异丙肌苷、去羟肌苷、硫代肌苷等。

（5）脱氧核苷类　氮杂脱氧核苷、三氟胸苷等。

3. 核苷酸及其衍生物

（1）单核苷酸类　腺苷酸（AMP）、鸟苷酸（UMP）、肌苷酸、环腺苷酸（cAMP）、双丁酰环腺苷酸、辅酶 A（CoA）等。

（2）核苷二磷酸类　尿苷二磷葡萄糖、胞苷二磷胆碱等。

（3）核苷三磷酸类　腺苷三磷酸（ATP）、胞苷三磷酸（CTP）、尿苷三磷酸（UTP）、鸟苷三磷酸（GTP）等。

（4）核苷酸类混合物　5′ – 核苷酸、2′, 3′ – 核苷酸、脱氧核苷酸、核酸等。

4. 多核苷酸类

（1）二核苷酸类　辅酶（Co I）、辅酶 II（Co II）、黄素腺嘌呤二核苷酸（活性维生素 B_2 等）。

（2）多核苷酸类　聚肌胞苷酸（PolyI: C）、聚腺尿苷酸（PolyA: U）、转移因子（TF）、核糖核酸（RNA）、脱氧核糖核酸（DNA）等。

此外，国内外采用 DNA 重组技术或反义 RNA 技术研制的核酸类药物品种已超过 100 种，20 多种核酸类药物正在进行临床试验。这些新药包括全合成反义药物、核酸疫苗、核糖核酸抑制剂、基因治疗药物、核苷类似物、核酶等。

二、核酸的理化性质

1. 核酸的两性性质

核酸含有磷酸基和碱基，所以是两性电解质。在一定的 pH 条件下，可以解离而带电荷，因此都有一定的等电点。核酸的磷酸基酸性强，因此核酸通常表现为酸性。核酸的等电点较低，在 pH 近中性的条件下，核酸以阴离子状态存在。

2. 核酸的紫外吸收性质

嘌呤环与嘧啶环具有共轭双键，使碱基、核苷、核苷酸和核酸具有紫外吸收性质，最大吸收峰在 260nm 波长附近。不同核苷酸有不同的吸收特性，可以用紫外分光光度计加以定量及定性测定。对待测样品是否纯品可用紫外分光光度计读出 A_{260}/A_{280} 比值，纯 DNA 应大于 1.8，纯 RNA 应达到 2.0，若样品混有杂蛋白，比值明显降低。

3. 核酸的变性和复性

（1）变性　在某些理化因素（如强酸、强碱、尿素、温度等）的影响下，DNA 双螺旋区的氢键断裂和碱基堆积力破坏，有规律的双螺旋结构变成单链无规律的"线团"，但不发生共价键的断裂，这种变化过程称为核酸的变性。引起核酸变性的因素有很多，有热变性、酸碱变性等。

DNA 在加热变性时，双螺旋结构失去一半时的温度称为该 DNA 的变性温度，也称熔点或熔解温度（T_m）。DNA 的 T_m 值一般在 $82 \sim 95℃$，每种 DNA 都有一个特征性的 T_m 值。

（2）复性　变性因素消除后，变性 DNA 的两条链通过碱基配对重新形成双螺旋的过程。热变性 DNA 缓慢冷却，可以复性，此过程称为退火。

4. 核酸的颜色反应

核酸中含有磷酸和戊糖，它们在一定的条件下与某些试剂作用而呈色。利用这些颜色反应，可以对核酸进行定性或定量测定。

（1）苔黑酚反应　RNA 中的核糖与浓盐酸或浓硫酸作用脱水生成糠醛，糠醛在有 Fe^{3+} 存在时，能与苔黑酚试剂反应生成深绿色化合物。该绿色化合物在 670nm 波长处有最大吸收峰。

（2）二苯胺反应　DNA 中的脱氧核糖与浓硫酸作用生成 5 - 羟基 - 4 - 羰基戊醛，5 - 羟基 - 4 - 羰基戊醛与二苯胺反应生成蓝色化合物。该化合物在 595nm 波长处有最大吸收峰。

（3）DNA 与 RNA 水解后可生成磷酸　磷酸与钼酸反应生成磷钼酸，磷钼酸可被维生素 C、氯化亚锡等还原剂还原成蓝色化合物，称为钼蓝。钼蓝在 660nm 处有最大吸收峰。

三、核酸类药物的鉴别试验

1. 一般鉴别试验

一般鉴别试验主要是依据某一类药物的化学结构或理化性质的特征，通过典型的化学反应，在适当条件下产生颜色、荧光、沉淀或气体等，从而来鉴别药物的真伪。

（1）巯嘌呤

方法一：取本品约 20mg，加乙醇 20mL，微热使溶解，加 1% 乙酸铅的乙醇溶液 1mL，生成黄色沉淀。

方法二：取本品约 20mg，加硝酸数滴，置水浴上蒸干，遗留物为黄色，放冷后，加氢氧化钠试液 1~2d，即变为黄棕色。

方法三：取本品约 10mg，加氨试液 10mL，应溶解澄清；加入硝酸银试液 1mL，即生成白色絮状沉淀；加硝酸共热，沉淀不溶解。

（2）氟胞嘧啶　取本品的水溶液（1→100）5mL，加溴试液 0.15mL，溴液的颜色即消失或减退。

2. 紫外吸收法

根据化合物的紫外吸收光谱中特征吸收峰的波长和强度来进行物质的鉴定或纯度检查。核酸类药物含有嘌呤、嘧啶等碱基，这些碱基中含有共轭双键（ $=C-C=$ ），在紫外区 260nm 处有最高吸收峰，在 230nm 处有最低吸收峰。如 6－氨基嘌呤、阿糖腺苷、氟尿嘧啶、硫唑嘌呤、肌苷等核酸类药物均可采用紫外分光光度法来鉴别。

（1）6－氨基嘌呤　取本品约 0.3g，用 0.1mol/L 盐酸溶液配成 500mL 溶液，取 1mL 溶液，再以 0.1mol/L 盐酸稀释成 100mL，依照紫外－可见分光光度法测定其吸光度，在 261~265nm 波长处有最大紫外吸收。

（2）氟尿嘧啶　取本品含量测定项下［《中国药典》（2010 年版）］的溶液，依照紫外－可见分光光度法测定，在 265nm 波长处有最大吸收，在 232nm 波长处有最小吸收。

（3）阿昔洛韦　取本品，精密称定，加水溶解并稀释成每 1mL 中约含 10μg 的溶液，依照紫外－可见分光光度法，在 252nm 波长处测定吸光度，吸收系数 $E_{1cm}^{1\%}$ 为 603~641。

3. 红外吸收法

广泛用于有机药物的定性与结构分析，在药物的鉴别试验中应用非常普遍。阿糖腺苷、氟尿嘧啶、肌苷、三磷酸腺苷二钠、三氮唑核苷酸等核酸类药物的鉴别试验均可采用红外吸收光谱法。

方法：对比法。药品的红外光吸收图谱应与对照的图谱（《药品红外光谱集》）一致。

4．薄层色谱（TLC）法

将供试品溶液点样于薄层板上，经展开，检查所得的色谱图，与适宜的对照物按同法所得的色谱图做对比。用于药品的鉴别或杂质检查。

如用于三氮唑核苷的鉴别：取本品与三氮唑核苷对照品，分别加水制成每 1mL 中含 20mg 的溶液，用薄层色谱法试验。吸取上述溶液各 5μL，分别点于同一硅胶 G 薄层板上，以乙酸乙酯 – 乙醇（1:1）为展开剂，展开后，晾干，喷以硫酸，在 105℃加热 10min，立即检视，供试品所显主斑点的颜色与位置应与对照品的斑点相同。

5．高效液相色谱（HPLC）法

在 HPLC 法中，保留时间与组分的结构和性质有关，是定性的参数，可用于药物的鉴别。如《中国药典》收载的肌苷的鉴别项下规定：在含量测定项下记录的色谱图中，供试品溶液中主峰的保留时间应与对照品溶液主峰的保留时间一致。

四、核酸类药物的杂质检查

1．一般杂质检查

核酸类药物的一般杂质检查同其他药物的一般杂质检查，具体包括氯化物、硫酸盐、铁盐、重金属、砷盐、水分、易炭化物、炽灼残渣、干燥失重等。检查方法收录于《中国药典》附录中，杂质限度要求收录于《中国药典》正文检查项下。

2．特殊杂质检查

特殊杂质指某一个或某一类核酸药物的生产或贮藏过程中引入的杂质，如巯嘌呤中的 6 – 羟基嘌呤检查、氟胞嘧啶中的氟尿嘧啶、三磷酸腺苷二钠中的一磷酸腺苷钠和二磷酸腺苷二钠等、肌苷中的有关物质等特殊杂质。核酸类药物特殊杂质的检查主要是利用药物和杂质在化学性质、光谱及色谱性质的差异进行的。

（1）巯嘌呤中的 6 – 羟基嘌呤检查　取含量测定项下的溶液，依照紫外 – 可见分光光度法测定，在 255nm 与 325nm 波长处的吸光度比值不得超过 0.06。

（2）氟胞嘧啶中的氟尿嘧啶　取本品适量，精密称定，加冰醋酸 – 水（8:2）溶解，并稀释制成每 1mL 中约含 25mg 的溶液作为供试品溶液；另取氟尿嘧啶对照品适量，精密称定，加上述溶剂溶解，并稀释制成每 1mL 中约含 50μg 的溶液作为对照品溶液，分别点于同一硅胶 GF254 薄层板上，以氯仿 – 冰醋酸（13:7）为展开剂，展开，晾干，置紫外灯下（254nm）检视。供试品溶液如显杂质斑点，与对照品溶液的主斑点比较，不得更深。

（3）肌苷中有关物质的检查　取本品，加水制成每 1mL 中含 0.5mg 的溶液，作为供试品溶液；精密量取 1mL，置 100mL 量瓶中，加水稀释至刻度，摇匀，作为对照溶液。照含量测定项下［《中国药典》（2010 年版）］的色谱条件，取对照溶液 20μL 注入液相色谱仪，调节检测灵敏度，使主成分峰的峰高为满量程的 20%。再精密量取供试品溶液与对照液各 20μL 分别注入液相色谱仪，记录色谱图至主峰保留时间的 2 倍。供试品溶液色谱图中各杂质峰面积的总和，不得大于对照溶液的主峰面积。

五、核酸类药物的含量测定方法

1. 滴定分析法

基于氟胞嘧啶、6－氨基嘌呤等核酸类药物的弱碱性，在非水溶液冰醋酸中的碱性增强，用酸性滴定液直接滴定，终点较为明显，可得到比较满意的结果。

例 7－1：氟胞嘧啶的含量测定

取本品约 0.1g，精密称定，加冰醋酸 20mL 与乙酸酐 10mL，微热使其溶解，放冷，照电位滴定法 [《中国药典》(2010 年版)]，用高氯酸滴定液 (0.1mol/L) 滴定，并将滴定结果用空白试验进行校正。每 1mL 高氯酸滴定液 (0.1mol/L) 相当于 12.91mg 的氟胞嘧啶。

含量测定结果的计算公式如下：

$$含量 = \frac{(V - V_0) \times \frac{c}{0.1} \times 12.91 \times 10^{-3}}{m} \times 100\%$$

式中　V——滴定过程中所消耗的高氯酸滴定液的体积，mL

　　　V_0——空白试验中所消耗的高氯酸滴定液的体积，mL

　　　c——高氯酸滴定液的实际浓度，mol/L

0.1——滴定度中高氯酸滴定液的浓度，mol/L

　　　m——待测药物的称样量，g

例 7－2：6－氨基嘌呤的含量测定

精确称取本品 0.2g，加冰醋酸 40mL，温热使其溶解，冷却后再加无水乙酸 40mL 溶解后，加入氯化甲基玫瑰苯胺指示剂 1～2 滴，用过氯酸滴定液 (0.1mol/L) 滴定至终点（溶液由紫色变为淡绿色），并将滴定结果用空白试验进行校正，即得。每 1mL 过氯酸滴定液 (0.1mol/L) 相当于 13.51mg 的 6－氨基嘌呤。

2. 紫外－可见分光光度法

紫外－可见分光光度法的定量分析有很高的灵敏度，可测至 10^{-7}～10^{-4} g/mL，相对误差可达 1% 以下，在药物的含量测定中应用广泛。

例 7－3：阿糖腺苷的含量测定

精密称取本品适量，加盐酸溶液 (0.01mol/L) 制成每 1mL 约含 10μg 的溶液，依照紫外－可见分光光度法 [《中国药典》(2010 年版)]，在 258nm 处测定吸光度，按 $C_{10}H_{13}N_5O_4$ 的吸收系数 $E_{1cm}^{1\%}$ 为 556 计算，即得。

3. 高效液相色谱法

绝大部分的核酸类药物含量测定都采用高效液相色谱法。定量测定时，可根据供试品的具体情况采用峰面积法或峰高法。

（1）内标法加校正因子测定供试品中主成分含量　按各药品项下的规定，精密称（量）取对照品和内标物质，分别配成溶液，精密量取各溶液，配成校正因子测定用的对照溶液。取一定量注入仪器，记录色谱图。测量对照品和内标物质的峰面积或峰高，按下式计算校正因子：

$$f = \frac{A_S c_R}{A_R c_S}$$

式中　A_S——内标物质的峰面积或峰高

A_R——对照品的峰面积或峰高

c_S——内标物质的浓度，mol/L

c_R——对照品的浓度，mol/L

再取各药品项下含有内标物质的供试品溶液，注入仪器，记录色谱图，测量供试品中待测成分和内标物质的峰面积或峰高，按下式计算含量：

$$c_X = f \times \frac{A_X c_S}{A_S}$$

式中　A_X——供试品的峰面积或峰高

c_X——供试品的浓度，mol/L

A_S、c_S 和 f 的意义同上。

（2）外标法测供试品中主成分含量　按各药品项下的规定，精密称量取对照品和供试品，配制成溶液，分别精密取一定量注入仪器，记录色谱图。测量对照品和供试品待测成分的峰面积（或峰高），按下式计算含量：

$$c_X = c_R \times \frac{A_X}{A_R}$$

例 7－4：肌苷的含量测定

①色谱条件与系统适用性试验：用十八烷基硅烷键合硅胶为填充剂；以甲醇－水（10∶90）为流动相；检验波长为 248nm。理论塔板数按肌苷峰计算不少于 2000。

②测定：取本品适量，精密称定，加水溶解制成每 1mL 水中约含 20μg 的溶液，精密量取 20μL 注入液相色谱仪，记录色谱图；另精密称取对照品适量，同法测定，按外标法以峰面积计算，即得。

六、三磷酸腺苷二钠片的含量测定

三磷酸腺苷又名腺嘌呤核苷三磷酸，简称腺三磷（ATP），为一种辅酶，有改善机体代谢的作用，参与体内脂肪、蛋白质、糖、核酸以及核苷酸的代谢。药用 ATP 为其二钠盐，带 3 个结晶水（ATP－Na_2·$3H_2O$），在碱性溶液中（pH

10）较稳定，25％时每月约分解 3％。按无水物品计算，含 $C_{10}H_{14}N_5Na_2O_{13}P_3$ 不得少于 95.0％。其制剂有三磷酸腺苷二钠注射液。

1．性状

本品为白色粉末或类白色粉末或结晶状物；无臭，味咸；有吸湿性。在水中易溶，在乙醇、乙醚或氯仿中几乎不溶。

2．鉴别

（1）取本品约 20mg，加稀硝酸 2mL 溶解后，加钼酸铵试液 1mL，加热，放冷，即析出黄色沉淀。这是磷酸盐的鉴别反应。

（2）取本品水溶液（3→10000）3mL，加 3，5 – 二羟基甲苯乙醇溶液（1→10）0.2mL，加硫酸亚铁铵盐酸溶液（1→1000）3mL，置水浴中加热 10min，即显绿色。这是核酸鉴别的一般反应。

（3）三磷酸腺苷二钠的盐酸（0.01mol/L）溶液（20μg/mL）在 257nm 波长处有最大吸收。A_{250}/A_{260} 应为 0.79～0.89；A_{280}/A_{260} 应为 0.17～0.27。

（4）本品的红外吸收图谱应与对照的图谱（《药品红外光谱集》）一致。

（5）本品的水溶液显钠盐的火焰反应［《中国药典》（2010 年版）］。

①火焰显色：取铂丝，用盐酸浸润后，蘸取供试品，在无色火焰中燃烧，火焰即显鲜黄色。

②醋酸氧铀锌反应：取供试品的中性溶液，加醋酸氧铀锌试液，即生成黄色沉淀。

3．检查

（1）酸度　取本品 0.5g，加水 10mL 溶解后，测定 pH 应为 2.5～3.5。

（2）溶液的澄清度与颜色　取本品 0.15g，加水 10mL 溶解后，溶液应澄清无色；如显色，与黄色 1 号标准比色液比较［《中国药典》（2010 年版）］，不得更深。

（3）杂质　ATP 在生产中易带入 ADP、AMP 等特殊杂质，贮存中也易分解成 ADP、AMP 等，故要严格控制其杂质的含量。

照含量测定项下三磷酸腺苷二钠的质量比的方法测定，按下式计算，有关物质不得过 5.0％。

$$杂质含量 = \frac{0.671T_1 + 0.855T_2 + T_x}{0.671T_1 + 0.855T_2 + T_3 + T_x} \times 100\%$$

式中　T_1——一磷酸腺苷钠的峰面积

　　　T_2——二磷酸腺苷二钠的峰面积

　　　T_3——三磷酸腺苷二钠的峰面积

　　　T_x——其他物质的峰面积

0.671——一磷酸腺苷钠与三磷酸腺苷二钠分子质量的比值

0.855——二磷酸腺苷二钠与三磷酸腺苷二钠分子质量的比值

（4）水分　取本品适量，精密称定，以乙二醇 – 无水甲醇（60：40）为溶剂，并使溶解完全，照水分测定法［《中国药典》（2010 年版）］测定，含水分为 6.0% ~12.0%。

（5）氯化物　取本品 0.10g，依法检查［《中国药典》（2010 年版）］，与标准氯化钠溶液 5mL 制成的对照液比较，不得更浓（0.05%）。

（6）铁盐　取本品 1.0g，依法检查［《中国药典》（2010 年版）］，与标准铁溶液 1mL 制成的对照液比较，不得更深（0.001%）。

（7）重金属　取本品 1.0g，加水 23mL 溶解后，加乙酸盐缓冲液（pH3.5）2mL，依法检查［《中国药典》（2010 年版）］，含重金属不得过 0.001%。

（8）热原　取本品，加注射用水制成每 1mL 中含 2mg 的溶液，依法检查［《中国药典》（2010 年版）］，剂量按家兔体重每 1kg 缓慢注射 1mL，应符合规定（供注射用）。

4．含量测定

（1）总核苷酸　取本品适量，精密称定，加 0.1mol/L 磷酸盐缓冲液使溶解并制成每 1mL 中含 20μg 的溶液。照紫外 – 可见分光光度法［《中国药典》（2010 年版）］测定，在 259nm 波长处测定吸光度，按 $C_{10}H_{14}N_5Na_2O_{13}P_3$ 的吸收系数 $E_{1cm}^{1\%}$ 为 279 计算。

（2）三磷酸腺苷二钠的质量比　照高效液相色谱法［《中国药典》（2010 年版）］测定。

①色谱条件与系统适用性试验：用十八烷基硅烷键合硅胶为填充剂；以 0.2mol/L 磷酸盐缓冲液 – 甲醇（95∶5）为流动相；检测波长为 259nm；柱温为 35℃；理论板数按三磷酸腺苷二钠峰计算应不低于 1500；出峰次序依次为一磷酸腺苷钠、二磷酸腺苷二钠与三磷酸腺苷二钠。各色谱峰的分离度应符合规定。

②测定法：取本品适量，精密称定，用流动相制成每 1mL 中含 4mg 的溶液，取 10μL 注入液相色谱仪，记录色谱图，按下式计算三磷酸腺苷二钠（T_3）在总核苷酸中的质量比。

$$三磷酸腺苷二钠的质量比 = \frac{T_3}{0.671T_1 + 0.855T_2 + T_3 + T_x}$$

式中各项含义同"杂质含量"计算公式。

三磷酸腺苷二钠含量按下式计算：

$$三磷酸腺苷二钠含量（\%） = 总核苷酸 × 三磷酸腺苷二钠的质量比$$

模块二 实践技能操作篇

实训一 丙氨酸的一般杂质检查

一、实 训 背 景

L-丙氨酸易溶于水，微溶于乙醇，是组成蛋白质的氨基酸之一。虽然为人体非必需氨基酸，但却是人体血液中含量最高的氨基酸。它可为转氨酶提供氨基供体，在临床上常添加到输液中；在食品工业中，L-丙氨酸可以作为甜味剂和提鲜剂，正越来越受到人们的欢迎和重视；它还是生产维生素 B_6 及氨基丙醇的重要原料。目前，L-丙氨酸的主要工业生产方法是游离细胞酶法，是以 L-天冬氨酸为原料，通过 β-脱羧酶脱去 JB 位的羧基而得到。由于原料 L-天冬氨酸中含一定量的富马酸、β-脱羧酶中含有少量的消旋酶，故其最终产品中会含有富马酸、L-天冬氨酸、D-丙氨酸等杂质，其杂质将直接影响下游产品维生素 B_6 及氨基丙醇的质量。

二、实 训 目 标

（1）了解丙氨酸［《中国药典》（2010 年版）］一般杂质的检查内容。

（2）熟悉生物药物一般杂质检查选用仪器的原理和方法。

（3）熟悉生物药物中酸度、氯化物、硫酸盐、铁盐、重金属及砷盐测定的基本原理、操作方法及限量计算方法。

（4）正确使用纳氏比色管、紫外-可见分光光度计和测砷器。

三、实 训 内 容

检查酸度、氯化物、硫酸盐、铁盐、重金属和砷盐。

四、实 训 内 容

（1）酸度 称取丙氨酸 1.0g，置 50mL 烧杯，加新沸并放冷的纯化水 20mL 搅拌使溶解。选用玻璃电极为指示电极、饱和甘汞电极为参比电极的酸度计，分别用苯二甲酸盐标准缓冲液（25℃，pH4.01）、硼砂标准缓冲液（25℃，pH9.18）对仪器进行校正，仪器示值与表列数值一致后，依法［《中国药典》（2010 年版）］测定，pH 应为 5.5～7.0。

（2）氯化物　称取丙氨酸 0.3g，加水搅拌溶解使成 25mL，加稀硝酸 10mL，置 50mL 纳氏比色管加水使成约 40mL，摇匀，即为供试液。另取标准氯化钠溶液 6mL，置 50mL 纳氏比色管中，加稀硝酸 10mL，加水使成 40mL，摇匀，即得对照溶液。于供试溶液与对照溶液中，分别加入硝酸银试液 1mL，加水稀释使成 50mL，摇匀，在暗处放置 5min，同置黑色背景上，从比色管上方向下观察、比较，供试管不得浓于对照管［《中国药典》（2010 年版）］。

（3）硫酸盐　称取丙氨酸 1.0g，加水搅拌使成约 40mL，置 50mL 纳氏比色管中，加稀盐酸 2mL，摇匀，即为供试液。另取 2mL 标准硫酸钾溶液，置 50mL 纳氏比色管中，加水使成约 40mL，加稀盐酸 2mL，摇匀，即得对照溶液。于供试溶液与对照溶液中，分别加入 25% 氯化钡溶液 25mL，用水稀释至 50mL，充分摇匀，放置 10min，同置黑色背景上，从比色管上方向下观察、比较，供试管不得浓于对照管。

（4）铁盐　称取丙氨酸 1.0g，加水搅拌溶解使成 25mL，移置 50mL 纳氏比色管中，加稀盐酸 4mL 与硫酸铵 50mg，用水稀释使成 35mL 后，加 30% 硫氰酸铵溶液 3mL，再加水适量稀释成 50mL，摇匀，得供试液；另取标准铁溶液 1mL，置 50mL 纳氏比色管中，加水使成 25mL，加稀盐酸 4mL 与过硫酸铵 50mg，用水稀释使成 35mL，加 30% 硫氰酸铵溶液 3mL，再加水适量稀释成 50mL，摇匀，即为对照液。立即将供试液与对照液进行比较，供试管不得深于对照管。

如果供试管与对照管色调不一致，或者结果判断有困难，可将供试溶液与对照溶液分别移至 250mL 分液漏斗中，各加正丁醇 20mL 振摇，提取，分层后，将正丁醇层移至 50mL 纳氏比色管中，再用正丁醇稀释至 25mL，比较，进行结果判断，供试液提取颜色不得深于对照液的提取液。

（5）重金属　称取丙氨酸 2.0g，置 25mL 纳氏比色管中，加水 23mL 溶解后，加醋酸盐缓冲液（pH3.5）2mL，得供试溶液。取 25mL 纳氏比色管，加标准铅溶液 2mL，再加醋酸盐缓冲液（pH3.5）2mL，用水稀释成 25mL，得对照溶液。在供试管和对照管中分别加入硫代乙酰胺溶液 2mL，摇匀，放置 2min，同置白纸上，自上向下透视，供试管中显示的颜色与对照管比较，不得更深。

（6）砷盐

①仪器装置（图 1）：测试时，于导管 C 中装入醋酸铅棉花约 60mg（装管高度约为 60~80mm），再于旋塞 D 的顶端平面放一片溴化汞试纸（试纸大小以能覆盖孔径而不露出平面外为宜），盖上旋塞盖 E 并旋紧，即得。

②标准砷斑的制备：精密量取标准砷溶液 2mL，置 A 瓶中，加盐酸 5mL 与水 21mL，再加碘化钾试液 5mL 与酸性氯化亚锡试液 5 滴，在室温放置 10min 后，加锌粒 2g，立即将已照上法装妥的导气管 C 密塞于 A 瓶上，并将 A 瓶置 25~40℃ 水浴中，反应 45min，取出溴化汞试纸即得。

③检查法：称取丙氨酸 2.0g，置 A 瓶中加水 23mL 溶解后，加盐酸 5mL，照

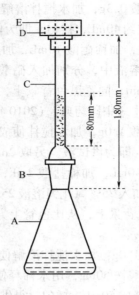

图 1　仪器装置

A—检砷瓶　B—检砷瓶磨口塞　C—导气管　D—具孔玻璃旋塞　E—具孔玻璃旋塞盖

标准砷斑的制备，自"再加碘化钾试液 5mL"起，依法操作，得供试品砷斑。供试品砷斑的颜色应不深于标准砷斑。

五、实 训 注 意

（1）酸度的检查　溶剂应避免引入改变酸性、碱性的因素，因此应煮沸后室温放冷；酸度计的玻璃电极与饱和甘汞电极使用前要活化，酸度计校正时注意温度因素，按规定［《中国药典》（2010 年版）］调整；在酸度计的示数显示稳定后读取数据，平行，取相近的三次测得值的均值为测定值。

（2）纳氏比色管要配对，用铬酸洗液洗除污物，用水冲洗干净；采用旋摇的方法使管内液体混合均匀。

（3）观察氯化物、硫酸盐的检查结果，应按要求从比色管上方向下观察，有利于结果的准确。限量的计算：

杂质限量（%）＝（标准溶液浓度×标准溶液体积）/供试品量×100%

（4）铁盐检查中最好均用正丁醇进行提取，避免视觉差异导致结果的偏差。

（5）重金属检查时，结果判断有一定难度，应同置白色背景，自比色管上方向下观察，必须透视。

（6）砷盐检查所用仪器与试液等照本法检查，均不应生成砷斑，或至多生成仅可辨认的斑痕；锌粒应无砷，以能通过一号筛的细粒为佳，如锌粒较大，用量应酌情增加，反应时间也延长为 1h；醋酸铅棉花是取脱脂棉 1.0g，浸入醋酸铅试液与水的等容混合液 12mL 中，湿透后，挤压除去过多的溶液，并使之疏松，在 100℃ 以下干燥后，贮于玻璃瓶中备用，装填于导气管时应保证棉花长度且蓬松而无明显缺隙、致密又能让气体顺畅通过；若供试品需经有机破坏后检砷，应用标准砷溶液代替供试品，照各药品项下规定的方法同法处理后，依法制备标准砷斑；溴化汞试纸的直径应大于导气孔外径、小于（或等于）旋盖内径。

实训二　灭菌制剂的无菌检查

一、实训背景

一些生物药品及生物制品都应当无外来杂菌，所以需要进行抽样做无菌检验或纯粹检验。活菌菌苗和灭活疫苗的半成品也应当进行纯粹或无菌检验，不得混有杂菌。

二、实训目标

（1）对无菌制剂进行检查，掌握常用注射剂的无菌检验法及结果判定方法。

（2）掌握无菌制剂无菌检验的常用培养基的配制。

三、实训流程

1．材料

（1）菌种

需氧菌：金黄色葡萄球菌。

厌氧菌：生孢梭菌。

真菌对照：白色念珠菌。

（2）培养基　硫乙醇酸盐液体培养基、改良马丁培养基。

（3）供试品　注射制剂。

（4）其他　无菌吸管、滴管、注射器、针头、小砂轮、酒精、棉签等。

2．方法

（1）任意抽取供试品2只，用砂轮在安瓿瓶颈划一环形线。

（2）用碘酒、酒精消毒安瓿瓶颈，待干后将颈部打开。

（3）用无菌注射器按规定量（表1）吸取供试品液，分别接种不同种类的培养基管中（各2支），混匀，注意严格无菌操作。

表1　　每支（瓶）液体或混悬制剂供试品无菌检验时抽验量及培养基用量

每瓶（或支）供试品装量（V）/mL	$V < 0.5$	$0.5 \leqslant V < 5$	$5 \leqslant V < 20$	$20 \leqslant V < 100$
每瓶（或支）供试品接入培养基的 最小量/mL	全量	0.5	1.0	5.0
最小检验数/瓶（或支）	20①	10	10	10
培养基用量/mL	15	15	40	40

注：每种培养基各接种10支供试品。

（4）用 4 支无菌吸管分别吸取上述四种阳性对照菌液各 1mL，分别接种于需氧菌培养基、厌氧菌培养基、真菌培养基中，作为阳性对照。

（5）将上述试验管和对照按药典规定的温度及时间进行培养（表 2）。

表 2　　　　　　　　　　　　　　培养的温度及时间

培养基类型	培养温度/℃	培养时间/日	培养基数量/支	
			测试管	对照管
需氧培养基	30～35	5	2	2
厌氧培养基	30～35	5	2	2
真菌培养基	25～28	7	2	2

3．结果观察

（1）经上述时间培养后，去除各管观察结果，先看对照管，再看试验管。

（2）对照管在一般情况下，需氧菌在培养 24h 后可有生长；厌氧菌 3～5 日可有生长；真菌 5～7 日即可生长。当有菌生长时，各管会变浑浊，应进一步做涂片、染色、镜检来证实。

（3）在各试验管中，若需氧、厌氧及真菌培养各管均有澄清，或虽有浑浊，但证实无菌生长，可判为供试品合格；若需氧、厌氧及真菌培养其中任何一管有浑浊，并证实有菌生长，应重新取样按上述方法复试，复试时被检样品和培养基量均应加倍。若复试后仍有相同细菌生长，可确认该供试品为无菌检验不合格。若复试中有不同的细菌或真菌生长，应再做一次检验，若仍有菌生长，即可判断该批供试品为无菌检验不合格（表 3）。

表 3　　　　　　　　　　　　　　无菌实验结果记录表

无菌实验结果记录

品名：_____　批　　号：_____
规格：_____　检验日期：_____
检定依据：《中国药典》（2010 年版）
检测环境：温度：_____　湿度：_____
培养箱（Ⅰ）：_____培养箱（Ⅰ）：_____
培养基种类、温度及装量：
液体硫乙醇酸盐培养基（Ⅰ批号：____）：培养需氧菌、厌氧菌、阳性菌及阴性对照，温度 30～35℃，装量 100mL。
改良马丁肉汤培养基（Ⅱ批号：____）：培养真菌，温度 23～28℃，装量 100 mL。
营养肉汤培养基（Ⅲ批号：____）：培养对照菌，温度 30～35℃，装量 10mL。

续表

对照菌：金黄色葡萄球菌 CMCC（B）26003。

菌液制备：取对照菌接种于 10mL（Ⅲ）培养基内，经 30～35℃培养 18～24h 后，用 0.9% 无菌氯化钠溶液 10 倍递增至每毫升小于 100 个菌，备用。

样品处理：取样_____，全量通过全封闭式薄膜过滤器过滤后，再分别注入上述培养基，置 30～35℃（Ⅰ）及 23～28℃（Ⅱ）培养。观察结果如下：

培养天数		1	2	3	4	5	6	7	8	9	10	11	12	13	14
硫乙醇酸盐培养基（35℃）	供试品														
	阴性对照														
	阳性对照														
改良马丁培养基（25℃）	供试品														

结论：　　　□符合规定　　　　　□不符合规定

检验人：_____　　　复核人：_____

实训三　口服制剂的微生物限度检查

一、实 训 背 景

微生物限度检查法是检查非规定灭菌制剂及其原料、辅料受微生物污染程度的方法。检查项目包括细菌数、霉菌数、酵母菌数及控制菌检查。非规定灭菌制剂及其原料、辅料受微生物污染的程度。

二、实 训 目 标

对口服制剂进行微生物限度检查，学习口服药物制剂的细菌总数和真菌总数的测定方法。

三、实 训 流 程

（一）细菌总数的测定

1. 材料

（1）普通营养琼脂。

（2）试剂　待测药品（供试品）、50mL 无菌生理盐水玻珠瓶、9mL 无菌生理盐水管。

（3）其他　无菌平皿、1mL 无菌吸管、无菌乳钵、酒精灯等。

2. 方法

（1）无菌操作取供试品 5mL（或 5g），加于 50mL 无菌生理盐水玻珠瓶中，充分混匀，制成 1:10 均匀的供试液。

（2）用无菌吸管取 1:10 供试液，加入到 9mL 无菌生理盐水管中，制成 1:100 的供试液，再用同样的方法制成 1:1000 的供试液（每稀释一次换一支吸管）。

（3）分别吸取各稀释度的供试液 1mL，置于直径 90mm 的无菌平皿中，注入 15～20mL 温度不超过 45℃的熔化的营养琼脂培养基，混匀。待琼脂凝固后，经 35℃倒置培养 48h 观察结果。每稀释级每种培养基至少制备 2 个平板。

（4）阴性对照试验　取试验用的各浓度的稀释液各 1mL，置无菌平皿中，注入培养基，凝固，倒置培养。每种计数用的培养基各制备 2 个平板，均不得有菌生长。

（5）计算每一平皿中的菌落数，一般选择细菌菌落数在 30～300 的平板计数为宜。再将菌落数乘以稀释倍数，去其平均值，即可得到每毫升（或每克）待测药品（供试品）中的细菌总数。

3. 结果观察

细菌总数若在《中国药典》（2010 年版）所限定的范围内，即判断该药品合格；若超过限量则判断该药品不合格。

（二）真菌及酵母菌数的测定

1．材料

（1）培养基　玫瑰红钠琼脂培养基。

（2）试剂　待测药品（供试品）、50mL 无菌生理盐水玻珠瓶、9mL 无菌生理盐水管。

（3）其他　无菌平皿、1mL 无菌吸管、无菌乳钵、酒精灯等。

2．方法

（1）供试液按细菌总数测定方法进行制备。

（2）分别无菌吸取 1∶1、1∶10、1∶100、1∶1000 的稀释液各 1mL 注入无菌平皿内，每个稀释度接种 2～3 个平皿。

（3）注入 15～20mL 温度不超过 45℃的熔化的营养琼脂培养基，充分混匀。待琼脂凝固后，23～25℃培养 72h，观察结果。每稀释级每种培养基至少制备 2 个平板。

（4）阴性对照试验　取试验用的各浓度的稀释液各 1mL，置无菌平皿中，注入培养基，凝固，倒置培养。每种计数用的培养基各制备 2 个平板，均不得有菌生长。

（5）计数每个平皿内生长的真菌及酵母菌菌落的总数。应选有菌丝的真菌菌落和酵母菌菌落计数。

3．结果观察

宜选取酵母菌平均菌落数在 30～300 个、真菌平均菌落数在 30～100 个的稀释级，作为菌数报告（取两位有效数字）的依据，分别以真菌和酵母菌的菌落数乘以稀释度，即为供试品中的真菌及酵母菌总数（表4）。

表4　　　　　　　　　　微生物限度检查结果记录表

微生物限度检查结果记录
品名：_____　　　批　号：_____
规格：_____　　　检验日期：_____
检定依据：《中国药典》（2010 年版）
检测环境条件：　　　温度：____　湿度：____
供试液制备方法：取本品____，加 pH7.0 无菌氯化钠 - 蛋白胨缓冲液至__ mL，使浓度成____备用。
本品经按《中国药典》____版　附录"微生物限度检查法"检查，结果如下：
一、细菌总数检查
培养基批号：_____　培养箱：_____　（30～35℃；48h±1h）

续表

细菌数	平皿号	稀释度				阴性对照	空白对照	备注
		-1	-2	-3	-4			
	1							
	2							
	3							
	平均数							
	总数	（每克不得过____ g）						

二、真菌及酵母菌检查

培养基批号：_____培养箱：_____　（25～28℃；72h±1h）

真菌及酵母菌	平皿号	稀释度				阴性对照	空白对照	备注
		-1	-2	-3	-4			
	1							
	2							
	3							
	平均数							
	总数	（每克不得过____ g）						

三、活螨检查

用直接法　　□未检出　　　　□检出　　　　（不得检出）

结论：

检验人：_____　　　　　　　检验人：_____

实训四　$TCID_{50}$ 测定猪伪狂犬病毒活疫苗的病毒含量

一、实训背景

$TCID_{50}$ 是指半数细胞培养物感染量，病毒感染一半组织时病毒的稀释度。猪伪狂犬病毒活疫苗内含有一定量的活病毒，在细胞培养物上接种后可以引起细胞病变，从而可以测定该疫苗的 $TCID_{50}$，进而确定病毒含量。

二、实训目标

利用 $TCID_{50}$ 来测定猪伪狂犬病毒活疫苗的病毒含量。

三、实训流程

1. 试剂与材料

待检猪伪狂犬病毒活疫苗；1640 培养基；PK15（猪肾上皮细胞）细胞；移液枪；多道微量可调移液器；倒置显微镜；96 孔微孔板；Eppendorf 管等。

2. 实训方法与步骤：

（1）准备细胞　取出一块细胞培养板，每个孔传 8000 ~ 10000 个细胞（一个 T25 瓶的细胞消化后加 10mL 培养液正好传一块 96 孔板，要传匀）。每个孔的细胞铺成单层大约 60% 丰度即可接种病毒（下午传好板，第二天早上就能用）。细胞对照选取 16 个孔即可。滴定与对照可以在一块培养板上进行，操作中注意不要窜孔。也可以分别在不同的细胞培养板上进行，但要保证实验条件一致。

（2）稀释待检疫苗　准备 8 支 Eppendorf 管，标记为 1 到 8 号管。向每支试管中加入 1.8mL 病毒稀释液，向 1 号试管中加入 0.2mL 病毒活疫苗液，依次 10 倍系列稀释至 8 号管。

（3）接种　取细胞培养板，用多道微量可调移液器（又称排枪）吸去 96 孔微孔板中的培养液，吸取孵育液加在每孔中再轻轻吹打一次，然后吸出孵育液（此步目的是去除血清，因为血清能干扰病毒的吸附）。将稀释好的病毒活疫苗液加到 96 孔板上，每孔 100μL，根据观察的习惯，一般从右到左，从上到下，从高稀释度到低稀释度（10^{-1}，10^{-2}）到原液加样。同时做病毒对照组和细胞对照组。置 37℃ CO_2 培养箱中孵育 1h，取出培养板吸去病毒活疫苗（从低浓度向高浓度吸取可避免窜孔），加入维持液 200μL 继续在 37℃ CO_2 培养箱中培养。

（4）培养　将培养板放置于 CO_2 培养箱，37℃ 培养 72h。

（5）结果判断　取出培养板，70% 以上的细胞出现 CPE 判为感染。

（6）$TCID_{50}$ 计算举例

①CPE 结果：见表 5。

表5				TCID₅₀测定结果（接种剂量100μL）			
病毒 稀释度	接种细 胞管数	无病变 细胞管数	有病变 细胞管数	累积总数		细胞病变 管比例	出现细胞 病变率
				无病变管	有病变管		
10^{-1}	4	0↓	4	0	16	16/16	100%
10^{-2}	4	0	4	0	12	12/12	100%
10^{-3}	4	0	4	0	8	8/8	100%
10^{-4}	4	1	3	1	4	4/5	80%
10^{-5}	4	3	1↑	4	1	1/5	20%
10^{-6}	4	4	0	8	0	0/8	0%
正常对照	4	4	0				

②计算：按 Reed Muench 法。

$$距离比例 = \frac{高于50\%的病变率 - 50}{高于50\%的病变率 - 低于50\%的病变率} = \frac{80-50}{80-20} = \frac{30}{60} = 0.5$$

$$lgTCID_{50} = 距离比例 \times 稀释度对数之间的差 + 高于50\%病变率的稀释度的对数$$
$$= 0.5 \times (-1) + (-4)$$
$$= -4.5$$

所以 $TCID_{50} = 10^{-4.5}/100\mu L$，即将该病毒稀释 $10^{-4.5}$ 接 $100\mu L$ 可使50%的细胞发生病变。

四、注 意 事 项

（1）建议每个稀释度接种8个孔，若要统计分析则还要增加至16个孔。

（2）病毒稀释过程中一定将病毒液与孵育液充分混匀。

（3）此过程中需要使用加样器和枪头。使用前用75%乙醇擦拭加样器，并用紫外线照射20min，确保无菌。使用新高压的枪头，外包装一定在超净台（或安全柜）中打开。

实训五　血凝试验测定鸡新城疫活疫苗的病毒含量

一、实训背景

鸡新城疫活疫苗中所含病毒能够对鸡血红细胞进行凝集。可以通过凝集试验对鸡新城疫活疫苗中的病毒含量进行测定。

二、实训目标

通过对待检鸡新城疫活疫苗病毒进行血凝试验，检测鸡新城疫活疫苗病毒的含量，从而为判断疫苗是否合格提供一定依据。

三、实训流程

1. 材料准备

（1）仪器　孵育箱，移液枪，枪头，96孔微孔板。

（2）材料　待检疫苗，鸡新城疫抗体。

（3）试剂　生理盐水或PBS液，1%红细胞悬液，抗凝剂（0.5%肝素钠）。

（4）1%鸡红细胞液的制备

①采血：用注射器吸取抗凝剂约1mL，取至少2只SPF鸡（如果没有SPF鸡，可用常规试验证明体内无禽流感和新城疫抗体的鸡），采血2~4mL，与生理盐水混合，放入装10mL生理盐水的离心管中混匀。

②洗涤鸡红细胞：将离心管中的血液经1500~1800 r/min离心8min，弃上清液，沉淀物加入生理盐水，轻轻混合，再经1500~1800r/min离心8min，用吸管移去上清液及沉淀红细胞上层的白细胞薄膜，再重复2次以上过程后，加入生理盐水20mL，轻轻混合成红细胞悬液，4℃保存备用，不超过5天。

③10%鸡红细胞悬液：取生理盐水保存不超过5天的红细胞，在锥形刻度离心管中1500~1800r/min离心8min，弃去上清液，准确观察刻度离心管中红细胞体积（mL），加入9倍体积（mL）的生理盐水或PBS液，用吸管反复吹吸使生理盐水或PBS液与红细胞混合均匀。

④1%鸡红细胞液：取混合均匀的10%鸡红细胞悬液1 mL，加入9 mL生理盐水或PBS液，混合均匀即可。

2. 抗原血凝效价测定（HA试验，微量法）

（1）在96孔微孔板的1~12孔均加入25μL生理盐水，换滴头。

（2）吸取25μL病毒悬液加入第1孔，混匀。

（3）从第1孔吸取25μL病毒液加入第2孔，混匀后吸取25μL加入第3孔，如此进行倍比稀释至第11孔，从第11孔吸取25μL弃之，换枪头。

（4）每孔再加入 25 μL 生理盐水。

（5）每孔均加入 25 μL 体积分数为 1% 的鸡红细胞悬液（将鸡红细胞悬液充分摇匀后加入）。

（6）振荡混匀，在室温（20~25℃）下静置 15 min 后观察结果。

四、结 果 判 定

将板倾斜（45°左右），观察血凝板，判读结果。

＋＋＋＋：红细胞全部凝集，均匀铺于孔底，即 100% 红细胞凝集。

＋＋＋：红细胞凝集基本同上，但孔底有大圈。

＋＋：红细胞于孔底形成中等大的圈，四周有小凝块。

＋：红细胞于孔底形成小圆点，四周有少许凝集块。

－：红细胞于孔底呈小圆点，边缘光滑整齐，即红细胞完全不凝集 。

以 100% 凝集的病毒最大稀释度为该病毒血凝价，即为一个血凝单位。

表6　　　　　　　　　　　鸡新城疫血凝效价（HA）的测定

孔号	1	2	3	4	5	6	7	8	9	10	11	12
病毒稀释倍数	1:2	1:4	1:8	1:16	1:32	1:64	1:128	1:256	1:512	1:1024	1:2048	对照
生理盐水	25μL	25μL	25μL	25μL	25μL	25μL	25μL	25μL	25μL	25μL	25μL	25μL
病毒液	25μL	25μL	25μL	25μL	25μL	25μL	25μL	25μL	25μL	25μL	25μL	25μL 弃去
1%红细胞悬液	25μL	25μL	25μL	25μL	25μL	25μL	25μL	25μL	25μL	25μL	25μL	25μL
置振荡器上混匀 1~2min，放 37℃ 静置 15min												
结果例示	#	#	#	#	#	#	#	＋＋	－	－	－	－

注：#表示 100% 完全凝集，＋＋ 表示 50% 凝集，－表示不凝集。

从表6中看出，该新城疫疫苗的血凝价为 1:128，则 1:128 为 1 个血凝单位，1:64 为 2 个血凝单位，1:32 为 4 个血凝单位。HI 试验时，病毒抗原液 25μL 内须含 4 个凝集单位，则应将原病毒液做成 128/4 = 32 倍的稀释液。

实训六　血凝抑制试验测定猪细小病毒灭活疫苗的效力

一、实 训 背 景

由于猪细小病毒颗粒上的血凝素能凝集鸡或豚鼠红细胞，因此在猪细小病毒灭活疫苗的悬液中加入细小病毒特异性抗体，且这种抗体的量足以抑制疫苗中病毒颗粒或其血凝素时，则红细胞表面的受体就不能与病毒颗粒或血凝素直接接触，这时红细胞的凝集现象就被抑制，该实验方法称为血凝抑制。

二、实 训 目 标

通过应用血凝抑制试验，可以测定猪细小病毒疫苗的效力，从而检测疫苗质量是否合格。

三、实 训 流 程

1. 材料准备

仪器：孵育箱，移液枪，枪头，96孔微孔板。

材料：待检猪细小病毒灭活疫苗，猪细小病毒阳性血清。

试剂：生理盐水或者PBS缓冲液、0.6%鸡或豚鼠红细胞液（按实训五方法制备）。

2. 实训流程

（1）将待检猪细小病毒灭活疫苗稀释成4个单位血凝抗原（待检疫苗，$1/128 \times 4 = 1:32$）。

（2）在96孔微孔板上的1~12孔内各加入25μL PBS缓冲液。

（3）在第1孔内加入猪细小病毒阳性血清25μL，然后倍比稀释至第11孔，最后弃50μL。

（4）第1~12孔内加入4单位血凝抗原或待检疫苗25μL（第12孔为病毒对照）。

（5）混合振荡1min，放入37℃温箱中作用1h。

（6）每孔加入0.6%红细胞悬液25μL。

（7）轻轻振荡均匀后放于室温作用2h。

四、结 果 判 定

将反应板倾斜呈45°角，沉于管底的红细胞沿着倾斜面向下呈线状流动者为沉淀，表明红细胞未被或不完全被病毒凝集；如果孔底的红细胞铺平孔底，凝成均匀薄层，倾斜后红细胞不流动，说明红细胞被病毒所凝集。

表7					猪细小病毒红细胞凝集抑制（H1）试验							
孔号	1	2	3	4	5	6	7	8	9	10	11	12
阳性血清稀释倍数	1:2	1:4	1:8	1:16	1:32	1:64	1:128	1:256	1:512	1:1024	红细胞对照	抗原对照
生理盐水	25μL	25μL	25μL	25μL	25μL	25μL	25μL	25μL	25μL	25μL	50μL	25μL
阳性血清	25μL	25μL	25μL	25μL	25μL	25μL	25μL	25μL	25μL	25μL	25μL弃掉	
4单位血凝抗原	25μL	25μL	25μL	25μL	25μL	25μL	25μL	25μL	25μL	25μL		25μL
振荡器上振荡1～2min，放于37℃作用1h												
0.6%红细胞悬液	25μL	25μL	25μL	25μL	25μL	25μL	25μL	25μL	25μL	25μL	25μL	25μL
振荡器上振荡1～2min，放于室温作用2h												
结果例示	−	−	−	−	−	−	−	＋＋	＃	＃	−	＃

注：− 表示不凝集 、＋＋ 表示部分凝集、＃ 表示完全凝集。

＋＋＋＋：红细胞呈细沙样均匀铺于孔底，即100%凝集。

＋＋＋：红细胞均匀铺于孔底，边缘不整齐而稍向孔底集中，即75%凝集。

＋＋：红细胞形成一个环状，四周有下凝集块，即50%凝集。

＋：红细胞于孔底形成圆团，边缘不够光滑，四周稍有凝集块，即25%凝集。

−：红细胞于孔底形成圆团，边缘光滑整齐，即无凝集。

能将4单位抗体凝集红细胞的作用完全抑制的疫苗最高稀释倍数，称为该疫苗的红细胞凝集抑制效价，用被检疫苗的稀释倍数或以2为底的对数（$\log_2$）表示。见表7，该疫苗的红细胞凝集抑制效价为1:128或HI效价为7（$\log_2$）。

五、注 意 事 项

（1）红细胞用前请摇匀。

（2）用枪加样定要准，尽量不要有气泡。

（3）结果判定有耐心，温度时间必须严格控制。

（4）HA和HI勿相混。

实训七　琼脂扩散试验测定马传染性贫血活疫苗的效力

一、实训背景

可溶性抗原与相应的抗体特异性结合，两者比例适当并有电解质存在及一定的温度条件下，经一定的时间，可形成肉眼可见的沉淀物，称为沉淀反应。沉淀反应的抗原可以是多糖、蛋白质、类脂等，与相应的抗体相比，抗原分子小（＜20pm），单位体积内所含抗原量多，具有较大的反应面积。为了使抗原－抗体之间的比例适合，不使抗原过剩，故一般均应稀释抗原，并以抗原最高稀释度仍能与抗体出现沉淀反应为该抗体的沉淀反应效价（滴度）。

免疫扩散法就是使抗原与抗体在琼脂糖凝胶中自由扩散而相遇，从而形成抗原－抗体复合物，此复合物分子质量增大并产生聚集，不再继续扩散而形成肉眼可见的带状或线状沉淀带。抗原－抗体复合物的沉淀带是一种特异性的半渗透性屏障，它可以阻止免疫学性质与其相似的抗原－抗体分子通过，而允许那些性质不相似的分子继续扩散，这样由不同抗原或不同抗体所形成的沉淀带各有各的位置，从而可以分离和鉴定混合系统。

琼脂糖凝胶作为扩散介质，其内部为多孔网状，而且孔径很大，可以允许大分子物质（相对分子质量自十几万到几百万以上）自由通过。大多数抗原和抗体的相对分子质量都在20万以上，可以在琼脂糖凝胶中自由扩散。而且琼脂糖凝胶又具有良好的化学稳定性、含水量大、透明度好、来源方便、处理容易等优点，因此是免疫沉淀检测技术中最理想的扩散介质。

琼脂扩散试验可在试管内、平皿中以及玻片上的琼脂中进行。又可分为单向琼脂扩散试验和双向琼脂扩散试验两类。

二、实训目标

利用琼脂扩散试验测定马传染性贫血活疫苗的效力。

三、实训流程

（1）试剂　生理盐水，琼脂粉，马传染性贫血病毒及待检疫苗免疫血清。

（2）设备和器材　平皿、打孔器和挑针、滴管、有盖搪瓷盒（内铺有湿润的滤纸）、三角烧杯、玻璃搅拌棒、微量加样器、其他常用器材。

（3）凝胶板的制备　称取一定量的琼脂粉，按1.5%的比例加入生理盐水煮沸熔化，在水平桌上将溶化的琼脂倒入平皿内，制成厚度3~4mm的琼脂糖凝胶板，自然冷却（注意不宜在室温下放置过久，尽量缩短操作时间，以免干燥）。

（4）根据要求（孔径即孔的直径，孔距即两孔圆心之间的距离，包括两孔的半径 3～5mm）打成梅花形孔图。一组共 7 个孔，中间 1 孔，周围 6 孔。用打孔器打孔，剔出孔内的琼脂（注意不要挑破孔缘）。

（5）在酒精灯上来回过 2～3 次火焰，使孔底边缘的琼脂稍许熔化，封底，避免加样后液体从孔底渗漏。

（6）将疫苗加入中心孔（约 15μL，加样至孔满为止，不可外溢）。倍比稀释的免疫血清加入周围孔，留 1 孔加双蒸水，以做空白对照。待孔内液体渗入凝胶后即可放于温盒中（如需要可重复加样，加样间隔时间应掌握在第一次加样后孔内液体尚未完全扩散的情况下即加入，以免孔周围形成不透明的白色圈）。湿盒一般于 37℃保温 24～48h。

（7）结果判定 首先检查标准阳性血清孔和抗原孔之间是否出现明显的致密的白色沉淀线，而阴性孔则不出现，只有在对照组出现正确结果的前提下，被检孔才可参照标准判定。

（8）标本的保存 为了保存标本，可染色处理，步骤如下。

用生理盐水浸洗待保存的玻板 2～3 天，每天换水 1～2 次，洗去多余的抗原－抗体及其他蛋白。

浸洗后于玻板的凝胶上加 5% 甘油或用 0.5% 琼脂填孔防裂，用湿的优质滤纸覆在凝胶上（两者之间不要有空气），37℃过液使其彻底干燥。

打湿滤纸，轻轻揭下，洗净胶面。

用 0.05% 氨基黑（用 5% 醋酸配）染色 10min，再用 5% 醋酸脱色至背景无色为止，干燥保存。也可用 0.1%～0.5% 考马斯亮蓝（10%～20% 醋酸配制）染色 5～15min，再用 10%～20% 醋酸脱色至背景无色，干燥保存。

四、注意事项

（1）制备琼脂板应在水平台上进行，防止产生厚薄不匀。板的厚度要求一致（7.5cm 的平皿，用 15mL 琼脂液）。浇制时防止产生气泡。平皿浇制的琼脂板在 4℃冰箱内可保存 15 天。

（2）打孔的孔径、孔距力求准确、合适。

（3）加滴孔中的抗原和血清时，孔内必须加满而又不能外溢。加样时不能带进小气泡。

实训八 红霉素的效价测定

一、实训背景

红霉素是由红霉素链霉菌所产生的大环内酯（macrolide）系的代表性的抗生素。主要对革兰阳性菌具有抗菌性。浊度法测定抗生素效价是利用抗生素在液体培养基中对试验菌生长的抑制作用。通过测定培养后细菌浊度值的大小，比较标准品与供试品对试验菌生长抑制的程度，以测定供试品效价的一种方法。在国际上，抗生素效价测定以管碟法和浊度法并行。浊度法具有耗时短、灵敏度高、操作简单、人为影响因素少、测定结果准确度与精密度高的优点。

二、实训目标

利用浊度法检测红霉素原料或者红霉素制剂的质量。

三、实训流程

1. 实训试剂

金黄色葡萄球菌［CMCC（B）260031］、红霉素标准品（批号 KH10596，效价 897U/mg），待测红霉素，抗生素效价培养基Ⅲ。

2. 实训仪器

培养箱、万分之一或十万分之一电子天平、高压灭菌锅、恒温干燥箱、容量瓶、移液管、刻度吸管。

3. 实训方法

（1）制备菌悬液　取金黄色葡萄球菌［CMCC（B）260031］的营养琼脂斜面培养物，接种于营养琼脂斜面上，在 35~37℃培养 20~22 h。临用时用 5 mL灭菌水或 0.9% 灭菌氯化钠溶液将菌苔洗下制成悬液，备用。

（2）pH7.8 磷酸盐缓冲液　取磷酸氢二钾（$K_2HPO_4 \cdot 3H_2O$）5.59g 与磷酸二氢钾（KH_2PO_4）0.41g 加水定容至 1000 mL，分装，灭菌。

（3）标准溶液的制备　精密称取适量红霉素标准品，按红霉素每 10mg 加乙醇 4 mL 使之溶解，溶解后加高压灭菌去离子水定容至 50 mL，使其浓度为1000U/mL，备用。

（4）制备含试验菌液体培养基　取制备好的菌悬液 0.25mL 加入到 400mL 抗生素检定培养基Ⅲ号中，混匀。使高、低剂量管经培养后（35~37℃，一般3~4h）测定的吸光度在 0.3~0.7，且剂距为 2 的相邻剂量间的吸光度差值不小于 0.1）。

（5）取配好的红霉素标准溶液（1000U/mL），用 pH7.8 的磷酸盐缓冲液稀释成最终浓度分别为 0.2U/mL、0.27U/mL、0.36U/mL、0.49U/mL、0.66U/mL、0.89U/mL 的 6 个剂量，剂量间的比例应适宜（常为 1∶1.25 或更小）。供试品根据估计效价或标示量溶液选择中间剂量，每一剂量不少于 3 个试管。在各试验管内精密加入含试验菌的液体培养基 9mL，再分别精密加入各浓度的标准品或供试品溶液 1mL，立即混匀，35～37℃培养 4h，取出立即加入甲醛溶液（1→3）0.5mL 终止微生物生长。

取上述浓度溶液 1mL 加入到比色管中，每个浓度做 5 管在 530nm 或 580nm 波长处测定吸光度。同时另取 2 支试管各加入 pH7.8 的磷酸盐缓冲液 1mL，再分别加入含试验菌的液体培养基 9mL，其中 1 支试管同法操作，作为细菌生长情况的阳性对照，另一支试管立即加入甲醛溶液 0.5mL，混匀，作为吸光度测定的空白液。按照标准曲线法进行效价计算。

四、注　意　事　项

（1）浊度法测定抗生素效价时抗生素溶液的浓度非常低，因此测定时所用的试验器具应严防抗生素残留和污染。

（2）试验用菌种应保持新鲜、纯净，对抗生素反应灵敏。菌种对测定影响很大，若菌种不适合，将得不出正确的结果甚至得不出结果；若菌种不新鲜，其生长速度慢，在规定时间内浊度（吸光度）达不到要求；若菌种不纯，各管形成的吸光度精密度差，可信限率高；若菌种对抗生素反应不灵敏，高、低剂量抗生素形成的吸光度距离减小，测定结果可信限率显著增高。试验菌最好现用现洗，试验用斜面最好一周内使用，否则可影响试验结果。

（3）浊度法试验时，培养时间不可过长，吸光度不可过高。高、低剂量吸光度达到 0.3 以上即可。若发现某种剂量下细菌生长缓慢或停止生长应停止试验，否则测定结果变化较大。

实训九　维生素 C 注射液的含量测定

一、实 训 背 景

维生素 C 又名抗坏血酸，是一种水溶性维生素，其水溶液呈酸性反应，在空气中易被氧化。维生素 C 注射液为无色或微黄色的澄明液体。含维生素 C（$C_6H_8O_6$）应为标示量的 90.0% ~ 110.0%。维生素 C 分子中的烯二醇基具有还原性，能被 I_2 定量地氧化成二酮基。

$$C_6H_8O_6 + I_2 \Longrightarrow C_6H_6O_6 + 2HI$$

因此通过碘量法可用碘标准溶液测定维生素 C 注射液中维生素 C 的含量，进而评估药物质量。

二、实 训 目 标

通过碘量法，测定维生素 C 注射液中维生素 C 的含量。

三、实 训 流 程

1. 仪器

酸式滴定管、碘量瓶 4 个、烧杯、量筒（50mL/20mL）、胖肚移液管、洗耳球、滤纸、胶头滴管。

2. 试剂

（1）稀醋酸　取冰醋酸 60mL，加水稀释至 1000mL，即得。

（2）淀粉指示剂（10g/L）　取可溶性淀粉 0.5g，加水 5mL 搅匀后，缓缓倾入 100mL 沸水中，随加随搅拌，继续煮沸 2min，放冷，倾取上层清液，即得。本液应临用新制。

（3）硫代硫酸钠滴定液（0.1mol/L）。

（4）碘滴定液（0.05mol/L）制备与标定

①制备：取碘 13.0g，加碘化钾 36g 与水 50mL 溶解后，加盐酸 3 滴与水适量使成 1000mL，摇匀，用垂熔玻璃滤器滤过。

②标定：精密量取本液 25mL，置碘瓶中，加水 100mL 与盐酸 1mL，轻摇混匀，用硫代硫酸钠滴定液（0.1mol/L）滴定至近终点，加淀粉指示液 2mL，继续滴定至蓝色消失。

3. 实训流程

（1）滴定管试漏，滴定管清洗，移液管清洗。

（2）精密量取本品适量（约相当于维生素 C 0.2g）至碘量瓶中，加水 15mL 与丙酮 2mL 摇匀，放置 5min。

（3）加稀醋酸 4mL 与淀粉指示剂 1mL，用碘滴定液滴定，至溶液显蓝色并持续 30s 不退色。

（4）平行测定两份并计算本品含量，应符合规定。两次平行结果的相对偏差不得超过 0.2%，取其平均值为测定结果。每 1mL 碘滴定液（0.05mol/L）相当于 8.806mg 的 $C_6H_8C_6$，维生素 C 应为标示量的 90.0% ~ 110.0% 为合格。

4. 实验结果记录与计算

$$维生素 C 的含量 = \frac{c_{12} \times V_{12} M_{Vc}}{V_{Vc} \times 样品标示量} \times 100\%$$

式中　c_{12}——碘滴定液的浓度

V_{12}——消耗的碘滴定液体积

M_{Vc}——维生素 C 的摩尔质量，176.12g/mol

V_{Vc}——样品体积

四、注 意 事 项

（1）加入稀醋酸与淀粉指示液后，立即用碘滴定液滴定，防止氧化。

（2）滴定至终点后必须盖上塞子。

（3）近终点时注意半滴控制。

（4）由于维生素 C 的还原性很强，较容易被溶液和空气中的氧氧化，在碱性介质中这种氧化作用更强，因此滴定宜在酸性介质中进行，以减少副反应的发生。考虑到 I^- 在强酸性中也易被氧化，故一般选在 pH 为 3 ~ 4 的弱酸性溶液中进行滴定。

（5）溶解碘时应加入过量的碘化钾及少量水研磨成糊状，使 I_2 完全生成 I_3^- 后再稀释。否则加水后 I_2 不再溶解。

（6）必须用新沸并冷却过的蒸馏水溶解样品，目的是减少蒸馏水中的溶解氧。

附录　生物药物检测技术常用试剂配制

1. 硫代硫酸钠滴定液（0.1mol/L）

配制：取硫代硫酸钠26g与无水碳酸钠0.20g，加新沸过的冷水适量使溶解成1000mL，摇匀，放置1个月后滤过。

标定：取在120℃干燥至恒重的基准重铬酸钾0.15g，精密称定，置碘瓶中，加水50mL使溶解，加碘化钾2.0g，轻轻振摇使溶解，加稀硫酸40mL，摇匀，密塞；在暗处放置10min后，加水250mL稀释，用本液滴定至近终点时，加淀粉指示液3mL，继续滴定至蓝色消失而显亮绿色，并将滴定的结果用空白试验校正。每1mL的硫代硫酸钠滴定液（0.1mol/L）相当于4.903mg的重铬酸钾。根据本液的消耗量与重铬酸钾的取用量，算出本液的浓度，即得。

室温在25℃以上时，应将反应液及稀释用水降温至约20℃。

如需用硫代硫酸钠滴定液（0.01mol/L或0.005mol/L）时，可取硫代硫酸钠滴定液（0.1mol/L）在临用前加新沸过的冷水稀释制成。

2. PBS液

称取氯化钠8g，氯化钾0.2g，$Na_2HPO_4 \cdot 12H_2O$ 3.63g，KH_2PO_4 0.24g，溶于900mL双蒸水中，用盐酸调pH至7.4，加水定容至1L，常温保存备用。

3. 氨试液

取浓氨水200mL，置1000mL量杯中，加水稀释至500mL。

4. 碱性酒石酸铜试液（配600mL）

（1）取硫酸铜结晶20.8g，置500mL量杯中，加水使溶解成300mL，转移至500mL试剂瓶中备用（可长期保存）。

（2）取酒石酸钾钠结晶103.8g与氢氧化钠30g，置500mL量杯中，加水使溶解成300mL，转移至500mL试剂瓶中备用。临用前将两液等量混合，即得（需新鲜配制）。

5. 0.2%酚酞指示液（配500mL）

粗称酚酞1g，置500mL量杯中，加95%乙醇500mL，使溶解，即得（可长期保存）。

6. 0.02mol/L氢氧化钠滴定液（配500mL）

取氢氧化钠0.4g，置500mL量杯中，加水使溶解成500mL（可长期保存）。

7. 稀硝酸（配4000mL）

取硝酸（16mol/L）210mL，置3000mL烧杯中，加水稀释至2000mL。配2次（可长期保存）。

8. 标准氯化钠溶液（10μg/mL）（配1000mL）

精称氯化钠 16.5mg，置100mL量瓶中，加水适量使溶解并稀释至刻度，摇匀，作为贮备液（100μg/mL）（可长期保存）。

临用前，精密量取贮备液 100.0mL，置1000mL量瓶中，加水稀释至刻度，摇匀，即得。

9. 硝酸银试液（配500mL）

取硝酸银 8.75g，置500mL量杯中，加水溶解至500mL（需新鲜配制）。

10. 稀盐酸（配3000mL）

取盐酸（12.5mol/L）702mL，置5000mL烧杯中，加水稀释至3000mL（可长期保存）。

11. 标准硫酸钾溶液（100μg/mL）（配500mL）

精称硫酸钾 90.5mg，置100mL烧杯中，加水溶解后，转移至500mL量瓶中并稀释至刻度，摇匀，即得（每1mL相当于100μg的 SO_4^{2-}）（可长期保存）。

12. 25%氯化钡（配3000mL）

粗称 $BaCl_2$ 750g，置5000mL烧杯中，加水超声溶解并稀释至3000mL（澄清）（可长期保存，如浑浊，过滤）。

13. 标准铅溶液（10μg/mL）（配600mL）

精称硝酸铅 16mg，置50mL烧杯中，加硝酸 0.5mL 与水 5mL 溶解后，转移至100mL量瓶中，用水稀释至刻度，摇匀，作为贮备液（100μg/mL）（放冰箱长期保存）。临用前，精密量取贮备液 10.0 mL，置100 mL量瓶中，加水稀释至刻度，摇匀，即得。

14. 稀醋酸（配2000mL）

粗量冰醋酸（17.5mol/L）60mL，置1000mL量杯中，加水稀释至1000mL，调pH3.5（可长期保存）。

15. 醋酸盐缓冲液（pH3.5）（配2000mL）

粗称醋酸铵 250g，置1000mL量杯中，加水 250mL 溶解后，加 7mol/L 盐酸溶液 380mL，用 2mol/L 盐酸溶液或 5mol/L 氨溶液准确调节 pH 至 3.5（电位法指示），用水稀释至1000mL，即得（需新鲜配制）。

16. 硫代乙酰胺试液（配1200mL）

（1）粗称硫代乙酰胺 8g，置500mL烧杯中，加水 200mL 超声溶解，转移至试剂瓶中（硫代乙酰胺液），置冰箱中保存（需新鲜配制）。

（2）粗称 NaOH 40g，置1000mL量杯中，加水溶解至1000mL。取 600mL NaOH，200mL 水，800mL 丙三醇在3000mL烧杯中混匀（混合液）。转移至试剂瓶中，置冰箱中保存（可长期保存）。

临用前取混合液1000mL，硫代乙酰胺液200mL，置80℃水浴上加热30s，冷却，分装。

17. 碘化钾试液（配2000mL）

粗称碘化钾330g，置3000mL烧杯中，加水2000mL溶解，即得（可长期保存）。

18. 酸性氯化亚锡（配300mL）

粗称氯化亚锡120g，加盐酸300mL使溶解（乳白状），静置过夜，即得（微黄色，透明）（保存三个月）。

19. 醋酸铅棉花

（1）醋酸铅试液：粗称醋酸铅20g，加新煮沸放冷的蒸馏水超声溶解，再滴加醋酸使溶液澄清，再加水至200mL（需新鲜配制）。

（2）取脱脂棉，浸入醋酸铅试液－水（1:1）的混合液，浸湿后，挤压除去过多的溶液，并使疏松，在100℃以下干燥，置玻璃瓶中密封保存（可长期保存）。注意：醋酸铅试液有毒，禁止用手，要用镊子夹取棉花。

20. 溴化汞试纸

（1）乙醇制溴化汞试液：粗称溴化汞5g，加乙醇100mL，微热使溶解。本品置具塞瓶中，暗处保存（需新鲜配制）。

（2）取国产定量滤纸（质地较疏松），剪成所需圆形，浸入乙醇制溴化汞试液中，1h后取出，在暗处晾干，即得（可长期保存）。

注意：溴化汞试液有毒，禁止用手，要用镊子夹取滤纸条。

21. 标准砷溶液（配1000mL）

称取三氧化二砷0.0132g，置100mL量瓶中，加20%氢氧化钠溶液5mL溶解后，用适量的稀硫酸（0.05mol/L）中和，再加稀硫酸10mL，用水稀释至刻度，摇匀，作为贮备液（100μg/mL）（可长期保存）。

临用前，精密量取贮备液10mL，置1000mL量瓶中，加稀硫酸10mL，用水稀释至刻度，摇匀，即得（1μg As^{3+}/mL）。

22. 三氯化铁试液

取三氯化铁45g，加水使溶解成500mL，即得。

23. 碳酸钠试液

取一水合碳酸钠625g或无水碳酸钠525g，加水使溶解成5000mL，即得。

24. 稀硫酸

取硫酸57mL，加水稀释至1000mL，即得。

25. 新制的稀硫酸铁铵溶液

硫酸铁铵指示液：称取硫酸铁铵8g，加水溶至100mL。

取盐酸9mL，加水至100mL。取10mL，加硫酸铁铵指示液20mL后，再加水适量使成1000mL。

26. 中性乙醇

取适量乙醇，加入酚酞指示液3滴，用氢氧化钠（0.1mol/L）滴定至淡红色。

27．比色用氯化钴液

取氯化钴 20g，加盐酸 10mL，加水溶解并稀释至 1000mL，即得。

28．重铬酸钾液

称取重铬酸钾 75g，加水至 1000mL。

29．硫酸铜液

称取硫酸铜 85g，加水至 1000mL。

30．0.01% 水杨酸溶液

精密称取水杨酸 0.1g，加水溶解后，加冰醋酸 1mL，摇匀，再加水使成 1000mL，摇匀。

31．氢氧化钠滴定液（0.1mol/L）

取氢氧化钠适量，加水摇匀使溶解成饱和溶液，冷却后，置聚乙烯塑料瓶中，静置数日，澄清后备用。

配制：取澄清的氢氧化钠饱和液 5.6mL，加新沸过的冷水使成 1000mL，摇匀。

标定：取在 105℃ 干燥至恒重的基准邻苯二甲酸氢钾约 6g，精密称定，加新沸过的冷水 50mL，振荡，使其尽量溶解，加酚酞指示剂 2 滴，用本液滴定，在接近终点时，应使邻苯二甲酸氢钾完全溶解，滴定至溶液显粉红色。每 1mL 氢氧化钠滴定液（1mol/L）相当于 204.2 mg 的邻苯二甲酸氢钾。根据本液的消耗量与邻苯二甲酸氢钾的取用量，计算本液的浓度，即得。

参 考 文 献

［1］ 中华人民共和国兽药典（二部）. 北京：中国农业出版社，2010.

［2］ 中华人民共和国药典（二部）. 北京：中国医药科技出版社，2010.

［3］ 张治锇. 抗生素药品检验. 北京：人民卫生出版社，1987.

［4］ 凌沛学. 药品检验技术. 北京：中国轻工业出版社，2007.

［5］ 白秀峰. 生物药物分析. 北京：中国医药科技出版社，2002.

［6］ 张冬青. 生物药物分析. 广州：华南理工大学出版社，2008.

［7］ 赵春杰. 药物分析. 北京：清华大学出版社，2012.

［8］ 刘长春. 生物产品分析与检验技术. 北京：科学出版社，2009.

［9］ 范建奇. 食品药品微生物检验技术. 杭州：浙江大学出版社，2013.

［10］ 苏德模. 最新药品微生物学检验分析实用技术. 北京：中国医药科技出版社，2012.

［11］ 俞松林. 生物药物检测技术. 北京：人民卫生出版社，2009.